国家卫生健康委员会"十三五"规划教材

科研人员核心能力提升导引丛书

供研究生及科研人员用

组织病理技术

Histopathological Techniques

第 **2** 版

主　编　步　宏

副主编　吴焕文

人民卫生出版社

·北　京·

图书在版编目（CIP）数据

组织病理技术 / 步宏主编 . —2 版 . —北京：人民卫生出版社，2021.12（2022.12 重印）
ISBN 978-7-117-31861-7

Ⅰ. ①组… Ⅱ. ①步… Ⅲ. ①病理组织学 – 教材
Ⅳ. ①R361

中国版本图书馆 CIP 数据核字（2021）第 156028 号

| 人卫智网 | www.ipmph.com | 医学教育、学术、考试、健康，购书智慧智能综合服务平台 |
| 人卫官网 | www.pmph.com | 人卫官方资讯发布平台 |

组织病理技术
Zuzhi Bingli Jishu
第 2 版

主　　编：步　宏
出版发行：人民卫生出版社（中继线 010-59780011）
地　　址：北京市朝阳区潘家园南里 19 号
邮　　编：100021
E - mail：pmph @ pmph.com
购书热线：010-59787592　010-59787584　010-65264830
印　　刷：北京华联印刷有限公司
经　　销：新华书店
开　　本：889×1194　1/16　印张：13
字　　数：367 千字
版　　次：2002 年 10 月第 1 版　2021 年 12 月第 2 版
印　　次：2022 年 12 月第 2 次印刷
标准书号：ISBN 978-7-117-31861-7
定　　价：88.00 元

打击盗版举报电话：010-59787491　E-mail：WQ @ pmph.com
质量问题联系电话：010-59787234　E-mail：zhiliang @ pmph.com

编　者 （按姓氏笔画排序）

丁　伟　浙江大学医学院附属第一医院

王　亮　中国医科大学

石慧娟　中山大学附属第一医院

刘月平　河北医科大学第四医院

步　宏　四川大学华西医院

吴焕文　中国医学科学院北京协和医院

况　东　华中科技大学同济医学院附属
　　　　同济医院

宋志刚　中国人民解放军总医院

范晓杰　河北医科大学第四医院

金铁峰　延边大学

赵　亮　南方医科大学

高　鹏　山东大学齐鲁医院

唐　源　四川大学华西医院

梁英杰　中山大学附属第一医院

雷　松　四川大学华西医院

薛晓伟　中国医学科学院北京协和医院

编写秘书　薛晓伟　中国医学科学院北京协和医院

主 编 简 介

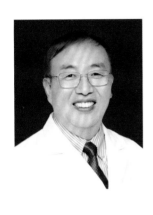

步宏 四川大学华西医院病理科教授、博士生导师、临床病理研究所所长。从事病理学临床诊断、教学和科研工作38年,长于乳腺病理、分子病理与数字病理和人工智能的研究。中华医学会病理学分会前任主任委员,中华医学会中国数字病理与人工智能协作组组长,中国临床肿瘤学会肿瘤病理专家委员会主任委员,中国抗癌协会常务理事、肿瘤病理专业委员会前任主任委员。国务院学位委员会学科评议组成员,国家自然科学基金委员会专家委员会委员。国家卫生健康委员会全国病理质控中心专家委员会副主任委员、国家卫生健康委员会全国肿瘤规范化诊疗专家委员会委员。《美国外科病理学杂志》(中文版)《中华病理学杂志》《临床与实验病理学杂志》《诊断病理学杂志》等期刊的主编、副主编。曾任四川大学副校长。

作为负责人和主研人员近年获国家科学技术部重点项目、国家自然科学基金重大项目、国家自然科学基金面上项目、教育部高等学校博士学科点专项科研基金等10余项资助,以第一作者和通讯作者已发表SCI收录论文100篇。国家卫生健康委员会《肿瘤病理规范化诊断标准》总牵头人,参与了我国主要肿瘤(肺癌、乳腺癌、肝癌等)诊治标准的制定。担任指导教师带领"云病理"团队获得中国"互联网+"大学生创新创业大赛金奖。已申请发明专利19项,授权9项。获国家级教学成果特等奖、宝钢优秀教师特等奖和省科技进步奖一等奖、二等奖多项。获"全国优秀博士学位论文指导教师""全国优秀科技工作者""全国模范教师"等荣誉称号。

副主编简介

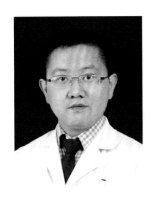

吴焕文　中国医学科学院北京协和医院病理科副主任、副主任医师、硕士生导师。现任中华医学会病理学分会工作秘书,中华医学会病理学分会分子病理学组副组长,中华医学会病理学分会乳腺疾病学组委员,中国抗癌协会肿瘤病理专业委员会分子病理学组副组长。北京医学会病理学分会分子病理学组副组长。主要工作及研究方向为分子病理及肿瘤病理。近年,作为负责人获国家自然科学基金面上项目、国家自然科学基金青年科学基金项目等多项资助,以第一作者和通讯作者发表SCI收录论文20余篇,作为执笔人撰写全国性分子病理专家共识/指南5部。

全国高等学校医学研究生"国家级"规划教材
第三轮修订说明

进入新世纪,为了推动研究生教育的改革与发展,加强研究型创新人才培养,人民卫生出版社启动了医学研究生规划教材的组织编写工作,在多次大规模调研、论证的基础上,先后于2002年和2008年分两批完成了第一轮50余种医学研究生规划教材的编写与出版工作。

2014年,全国高等学校第二轮医学研究生规划教材评审委员会及编写委员会在全面、系统分析第一轮研究生教材的基础上,对这套教材进行了系统规划,进一步确立了以"解决研究生科研和临床中实际遇到的问题"为立足点,以"回顾、现状、展望"为线索,以"培养和启发读者创新思维"为中心的教材编写原则,并成功推出了第二轮(共70种)研究生规划教材。

本套教材第三轮修订是在党的十九大精神引领下,对《国家中长期教育改革和发展规划纲要(2010—2020年)》《国务院办公厅关于深化医教协同进一步推进医学教育改革与发展的意见》,以及《教育部办公厅关于进一步规范和加强研究生培养管理的通知》等文件精神的进一步贯彻与落实,也是在总结前两轮教材经验与教训的基础上,再次大规模调研、论证后的继承与发展。修订过程仍坚持以"培养和启发读者创新思维"为中心的编写原则,通过"整合"和"新增"对教材体系做了进一步完善,对编写思路的贯彻与落实采取了进一步的强化措施。

全国高等学校第三轮医学研究生"国家级"规划教材包括五个系列。①科研公共学科:主要围绕研究生科研中所需要的基本理论知识,以及从最初的科研设计到最终的论文发表的各个环节可能遇到的问题展开;②常用统计软件与技术:介绍了SAS统计软件、SPSS统计软件、分子生物学实验技术、免疫学实验技术等常用的统计软件以及实验技术;③基础前沿与进展:主要包括了基础学科中进展相对活跃的学科;④临床基础与辅助学科:包括了专业学位研究生所需要进一步加强的相关学科内容;⑤临床学科:通过对疾病诊疗历史变迁的点评、当前诊疗中困惑、局限与不足的剖析,以及研究热点与发展趋势探讨,启发和培养临床诊疗中的创新思维。

该套教材中的科研公共学科、常用统计软件与技术学科适用于医学院校各专业的研究生及相应的科研工作者;基础前沿与进展学科主要适用于基础医学和临床医学的研究生及相应的科研工作者;临床基础与辅助学科和临床学科主要适用于专业学位研究生及相应学科的专科医师。

全国高等学校第三轮医学研究生"国家级"规划教材目录

1	医学哲学（第2版）	主 编	柯 杨	张大庆		
		副主编	赵明杰	段志光	边 林	唐文佩
2	医学科研方法学（第3版）	主 审	梁万年			
		主 编	刘 民	胡志斌		
		副主编	刘晓清	杨土保		
3	医学统计学（第5版）	主 审	孙振球	徐勇勇		
		主 编	颜 艳	王 彤		
		副主编	刘红波	马 骏		
4	医学实验动物学（第3版）	主 编	秦 川	谭 毅		
		副主编	孔 琪	郑志红	蔡卫斌	李洪涛
			王靖宇			
5	实验室生物安全（第3版）	主 编	叶冬青			
		副主编	孔 英	温旺荣		
6	医学科研课题设计、申报与实施（第3版）	主 审	龚非力	李卓娅		
		主 编	李宗芳	郑 芳		
		副主编	吕志跃	李煌元	张爱华	
7	医学实验技术原理与选择（第3版）	主 审	魏于全			
		主 编	向 荣			
		副主编	袁正宏	罗云萍		
8	统计方法在医学科研中的应用（第2版）	主 编	李晓松			
		副主编	李 康	潘发明		
9	医学科研论文撰写与发表（第3版）	主 审	张学军			
		主 编	吴忠均			
		副主编	马 伟	张晓明	杨家印	
10	IBM SPSS 统计软件应用	主 编	陈平雁	安胜利		
		副主编	欧春泉	陈莉雅	王建明	

11	SAS 统计软件应用（第 4 版）	主编	贺佳			
		副主编	尹平	石武祥		
12	医学分子生物学实验技术（第 4 版）	主审	药立波			
		主编	韩骅	高国全		
		副主编	李冬民	喻红		
13	医学免疫学实验技术（第 3 版）	主编	柳忠辉	吴雄文		
		副主编	王全兴	吴玉章	储以微	崔雪玲
14	组织病理技术（第 2 版）	主编	步宏			
		副主编	吴焕文			
15	组织和细胞培养技术（第 4 版）	主审	章静波			
		主编	刘玉琴			
16	组织化学与细胞化学技术（第 3 版）	主编	李和	周德山		
		副主编	周国民	肖岚	刘佳梅	孔力
17	医学分子生物学（第 3 版）	主审	周春燕	冯作化		
		主编	张晓伟	史岸冰		
		副主编	何凤田	刘戟		
18	医学免疫学（第 2 版）	主编	曹雪涛			
		副主编	于益芝	熊思东		
19	遗传和基因组医学	主编	张学			
		副主编	管敏鑫			
20	基础与临床药理学（第 3 版）	主编	杨宝峰			
		副主编	李俊	董志	杨宝学	郭秀丽
21	医学微生物学（第 2 版）	主编	徐志凯	郭晓奎		
		副主编	江丽芳	范雄林		
22	病理学（第 2 版）	主编	来茂德	梁智勇		
		副主编	李一雷	田新霞	周桥	
23	医学细胞生物学（第 4 版）	主审	杨恬			
		主编	安威	周天华		
		副主编	李丰	杨霞	王杨淦	
24	分子毒理学（第 2 版）	主编	蒋义国	尹立红		
		副主编	骆文静	张正东	夏大静	姚平
25	医学微生态学（第 2 版）	主编	李兰娟			
26	临床流行病学（第 5 版）	主编	黄悦勤			
		副主编	刘爱忠	孙业桓		
27	循证医学（第 2 版）	主审	李幼平			
		主编	孙鑫	杨克虎		

28	断层影像解剖学	主 编	刘树伟 张绍祥
		副主编	赵 斌 徐 飞
29	临床应用解剖学（第2版）	主 编	王海杰
		副主编	臧卫东 陈 尧
30	临床心理学（第2版）	主 审	张亚林
		主 编	李占江
		副主编	王建平 仇剑崟 王 伟 章军建
31	心身医学	主 审	Kurt Fritzsche 吴文源
		主 编	赵旭东
		副主编	孙新宇 林贤浩 魏 镜
32	医患沟通（第2版）	主 审	周 晋
		主 编	尹 梅 王锦帆
33	实验诊断学（第2版）	主 审	王兰兰
		主 编	尚 红
		副主编	王传新 徐英春 王 琳 郭晓临
34	核医学（第3版）	主 审	张永学
		主 编	李 方 兰晓莉
		副主编	李亚明 石洪成 张 宏
35	放射诊断学（第2版）	主 审	郭启勇
		主 编	金征宇 王振常
		副主编	王晓明 刘士远 卢光明 宋 彬
			李宏军 梁长虹
36	疾病学基础	主 编	陈国强 宋尔卫
		副主编	董 晨 王 韵 易 静 赵世民
			周天华
37	临床营养学	主 编	于健春
		副主编	李增宁 吴国豪 王新颖 陈 伟
38	临床药物治疗学	主 编	孙国平
		副主编	吴德沛 蔡广研 赵荣生 高 建
			孙秀兰
39	医学3D打印原理与技术	主 编	戴尅戎 卢秉恒
		副主编	王成焘 徐 弢 郝永强 范先群
			沈国芳 王金武
40	互联网＋医疗健康	主 审	张来武
		主 编	范先群
		副主编	李校堃 郑加麟 胡建中 颜 华
41	呼吸病学（第3版）	主 审	钟南山
		主 编	王 辰 陈荣昌
		副主编	代华平 陈宝元 宋元林

42	消化内科学（第 3 版）	主　审	樊代明	李兆申		
		主　编	钱家鸣	张澍田		
		副主编	田德安	房静远	李延青	杨　丽
43	心血管内科学（第 3 版）	主　审	胡大一			
		主　编	韩雅玲	马长生		
		副主编	王建安	方　全	华　伟	张抒扬
44	血液内科学（第 3 版）	主　编	黄晓军	黄　河	胡　豫	
		副主编	邵宗鸿	吴德沛	周道斌	
45	肾内科学（第 3 版）	主　审	谌贻璞			
		主　编	余学清	赵明辉		
		副主编	陈江华	李雪梅	蔡广研	刘章锁
46	内分泌内科学（第 3 版）	主　编	宁　光	邢小平		
		副主编	王卫庆	童南伟	陈　刚	
47	风湿免疫内科学（第 3 版）	主　审	陈顺乐			
		主　编	曾小峰	邹和建		
		副主编	古洁若	黄慈波		
48	急诊医学（第 3 版）	主　审	黄子通			
		主　编	于学忠	吕传柱		
		副主编	陈玉国	刘　志	曹　钰	
49	神经内科学（第 3 版）	主　编	刘　鸣	崔丽英	谢　鹏	
		副主编	王拥军	张杰文	王玉平	陈晓春
			吴　波			
50	精神病学（第 3 版）	主　编	陆　林	马　辛		
		副主编	施慎逊	许　毅	李　涛	
51	感染病学（第 3 版）	主　编	李兰娟	李　刚		
		副主编	王贵强	宁　琴	李用国	
52	肿瘤学（第 5 版）	主　编	徐瑞华	陈国强		
		副主编	林东昕	吕有勇	龚建平	
53	老年医学（第 3 版）	主　审	张　建	范　利	华　琦	
		主　编	刘晓红	陈　彪		
		副主编	齐海梅	胡亦新	岳冀蓉	
54	临床变态反应学	主　编	尹　佳			
		副主编	洪建国	何韶衡	李　楠	
55	危重症医学（第 3 版）	主　审	王　辰	席修明		
		主　编	杜　斌	隆　云		
		副主编	陈德昌	于凯江	詹庆元	许　媛

56	普通外科学（第 3 版）	主　编	赵玉沛
		副主编	吴文铭　陈规划　刘颖斌　胡三元
57	骨科学（第 3 版）	主　审	陈安民
		主　编	田　伟
		副主编	翁习生　邵增务　郭　卫　贺西京
58	泌尿外科学（第 3 版）	主　审	郭应禄
		主　编	金　杰　魏　强
		副主编	王行环　刘继红　王　忠
59	胸心外科学（第 2 版）	主　编	胡盛寿
		副主编	王　俊　庄　建　刘伦旭　董念国
60	神经外科学（第 4 版）	主　编	赵继宗
		副主编	王　硕　张建宁　毛　颖
61	血管淋巴管外科学（第 3 版）	主　编	汪忠镐
		副主编	王深明　陈　忠　谷涌泉　辛世杰
62	整形外科学	主　编	李青峰
63	小儿外科学（第 3 版）	主　审	王　果
		主　编	冯杰雄　郑　珊
		副主编	张潍平　夏慧敏
64	器官移植学（第 2 版）	主　审	陈　实
		主　编	刘永锋　郑树森
		副主编	陈忠华　朱继业　郭文治
65	临床肿瘤学（第 2 版）	主　编	赫　捷
		副主编	毛友生　沈　铿　马　骏　于金明
			吴一龙
66	麻醉学（第 2 版）	主　编	刘　进　熊利泽
		副主编	黄宇光　邓小明　李文志
67	妇产科学（第 3 版）	主　审	曹泽毅
		主　编	乔　杰　马　丁
		副主编	朱　兰　王建六　杨慧霞　漆洪波
			曹云霞
68	生殖医学	主　编	黄荷凤　陈子江
		副主编	刘嘉茵　王雁玲　孙　斐　李　蓉
69	儿科学（第 2 版）	主　编	桂永浩　申昆玲
		副主编	杜立中　罗小平
70	耳鼻咽喉头颈外科学（第 3 版）	主　审	韩德民
		主　编	孔维佳　吴　皓
		副主编	韩东一　倪　鑫　龚树生　李华伟

71	眼科学（第3版）	主 审	崔 浩	黎晓新		
		主 编	王宁利	杨培增		
		副主编	徐国兴	孙兴怀	王雨生	蒋 沁
			刘 平	马建民		
72	灾难医学（第2版）	主 审	王一镗			
		主 编	刘中民			
		副主编	田军章	周荣斌	王立祥	
73	康复医学（第2版）	主 编	岳寿伟	黄晓琳		
		副主编	毕 胜	杜 青		
74	皮肤性病学（第2版）	主 编	张建中	晋红中		
		副主编	高兴华	陆前进	陶 娟	
75	创伤、烧伤与再生医学（第2版）	主 审	王正国	盛志勇		
		主 编	付小兵			
		副主编	黄跃生	蒋建新	程 飚	陈振兵
76	运动创伤学	主 编	敖英芳			
		副主编	姜春岩	蒋 青	雷光华	唐康来
77	全科医学	主 审	祝墡珠			
		主 编	王永晨	方力争		
		副主编	方宁远	王留义		
78	罕见病学	主 编	张抒扬	赵玉沛		
		副主编	黄尚志	崔丽英	陈丽萌	
79	临床医学示范案例分析	主 编	胡翊群	李海潮		
		副主编	沈国芳	罗小平	余保平	吴国豪

全国高等学校第三轮医学研究生"国家级"规划教材评审委员会名单

前　言

　　时光荏苒,研究生教材《组织病理技术》第 1 版面世已 12 年。在过去的十年里,组织病理技术不断革新,新技术不断涌现,推动了医学与生物学的快速进展。为适应当前医药院校研究生教育的需求,我们邀请了来自国内 11 所大学 / 医院的 16 位专家,在本书第 1 版的基础上,共同编写了《组织病理技术》第 2 版。本书提供了各种传统及新兴组织病理与分子病理技术的原理、实验操作流程、应用领域和优缺点等信息。本书作为医学领域的专业基础课教材,供基础医学研究生和临床医学研究生选修,帮助研究生在进行组织与细胞形态学观察、分子机制实验时选择与应用相关实验技术,启发研究生结合自己的课题设计具体研究方法路线。也可以供从事组织学、病理学、细胞学等研究的医学和生物学工作者、临床医生和医学生使用。

　　本书以技术为重点,并从研究生的实际出发,兼顾到应用。本书收录的技术包括组织 / 细胞"原位"(*in situ*)检测与操作的传统组织病理技术,同时也涵盖了在病理诊断与疾病诊疗中应用日益广泛的常见分子病理检测技术。本书还涉及了新兴的组织病理技术操作、图像识别的自动化与智能化领域。本书包括的内容有:常规组织病理技术、特殊染色技术及酶组织化学技术、免疫组织化学技术、核酸分子原位杂交、显微镜技术、显微切割术、组织芯片技术、常用分子病理检测技术[聚合酶链反应、流式细胞术、Sanger(桑格)测序、下一代测序]等。在编写上,大多数章节均设立技术发展历程、原理、技术流程等内容,并指出各种技术的优缺点、应用领域以及发展展望,让研究生知道如何根据具体应用场景选择最合适的实验技术并了解相关技术的前沿发展与未来趋势。

　　由于编写时间紧迫,本书的疏漏与错误难以避免,欢迎读者对于本书的错误和不足提出宝贵意见,以便再版时改正。薛晓伟老师作为本书编写秘书,做了大量的事务性工作,中国人民解放军总医院第五医学中心刘毅教授参与了本书的图片绘制工作,在此一并表示衷心的感谢。

步　宏　吴焕文

2021 年 3 月

目　录

第一章 概述

病理学是研究疾病的病因、发病机制、形态结构改变以及由此引起的功能变化的一门基础医学与临床医学之间的桥梁学科。在临床医学实践中，病理学是许多疾病诊断的最可靠方法，为疾病治疗提供依据，因此也是临床医学的重要学科之一。传统的病理学通过对疾病过程中器官（大体）及组织学（显微镜下）形态变化的观察，为临床解决疾病的诊断问题。组织病理学是指通过显微镜下观察组织学形态改变来做出疾病诊断。1843 年，Virchow 开始用显微镜观察病变部位的细胞和组织的结构，并于 1858 年发表了著名的《细胞病理学》，开创了组织病理学时代。

时至今日，最基本、最重要的组织病理学研究手段和技术仍是常规组织病理学技术，通过组织（细胞）取材、固定、包埋、切片、苏木精 - 伊红（hematoxylin-eosin staining，HE）染色，制成 HE 染色切片，在普通光学显微镜下"原位"（in situ）观察组织和细胞形态。虽然 HE 染色是组织病理学诊断与研究中最基本也是应用最广泛的染色方法，但它并不能解决所有的问题，因此，还需用到一些特殊染色技术，以更好地显示组织和细胞中的特定组分与结构。20 世纪后期，人们将免疫学、遗传学等技术与组织和细胞形态观察有效结合，应用免疫组织化学、原位杂交、流式细胞等技术，使组织病理学技术进入新的发展阶段，实现了在组织和细胞"原位"检测某种靶分子（蛋白质、DNA、RNA 等），极大地推动了诊断病理学的发展。这些技术最大的优点在于基于良好的组织学或细胞学背景开展检测，在定性及定量的同时，可实现靶分子在组织和细胞内的精确定位；在这些技术上发展出来的双重和多重标记方法可在组织和细胞原位观察两个或多个分子的共定位情况；利用组织芯片技术可以将数十个甚至上千个不同个体的组织标本按预先设计的顺序排列在一张玻片上进行高通量、多样本的靶分子检测，省时省力且节省经费和试剂。近年来，自动化组织病理学技术及设备在病理学临床、教学及科研工作中得到更广泛的应用，使得各种组织处理以及染色过程由传统的人工操作逐渐过渡到完全自动化。这些技术和设备的应用不仅大大提高了组织病理技术的工作效率，也降低了病理技术人员的工作强度与工作风险，减少了人为因素对于病理技术的影响，有利于病理技术标准化以及质量控制的实施。

传统上，人们利用普通光学显微镜进行组织病理学观察。偏光显微镜（polarizing microscope）将普通光改变为偏振光以鉴别某一物质是单折射或双折射性（晶体的基本特性），在医学领域也有应用。例如，1922 年 Bennhold 发现淀粉样物质被刚果红染色以后，于偏光显微镜下呈苹果绿双折光。时至今日，组织病理活检发现刚果红染色后在偏光显微镜下呈苹果绿双折光的无定形物质沉积仍然是诊断淀粉样变性（amyloidosis）的金标准。20 世纪 30 年代，电子显微镜问世，大大提升了形态学观察的分辨率，使病理学从组织和细胞水平向亚细胞结构深入，由此产生了超微结构病理学，拓展了组织病理学的内涵。荧光显微镜主要应用于观察组织和细胞标本中的自发荧光物质或以荧光素染色或标记的分子和结构，研究这些分子和结构在细胞和组织内的数量和分布情况，是免疫组织/细胞荧光技术以及荧光原位杂交技术中必不可少的检测设备。标本中的荧光物质在紫外线激发下产生各种颜色的荧光。20 世纪 80 年代，第一台共聚焦显微镜问世。激光扫描共聚焦显微镜同时具备了普通显微镜和荧光显微镜的功能，且能够对样品中的任一点清晰成像，其图像的对比度较普通光学显微镜有明显改善。此外，激光扫描共聚焦显微镜突破了普通光学显微镜不能对细胞或组织内部进行定位检测的限制,实现了对细胞内部非侵入、光学断层扫描成像。由于它具有高灵敏度及能观察空间结构的独特优点,使人们对被检测样品的观察从表面、单层、静态平面进展到立体、断层扫描、动态的全面观察,已成为生命科学研究中不可缺少的工具。

近年来,随着信息技术飞速发展,数字病理技术已从组织切片数字化、病理图像采集、存贮、传输、共享发展到形态测量、定量分析及人工智能分析,为组织病理学技术带来了革命性的发展态势。病理图像人工智能分析的应用将大大减轻病理医师的工作负担,特别是大量的低水平重复工作(如细胞学筛查、淋巴结转移癌寻找)。就现阶段而言,虽然病理图像人工智能方面的探索取得了明显进步,但鲜见临床应用的实例,其广泛应用尚待时日。

前述组织病理学技术多为保留组织和细胞形态基础上的原位检测技术,这些技术可在组织和细胞原位进行形态学观察及靶分子检测,能真实地反映组织、细胞、分子在体内的定位与分布情况,但其存在明显的限制。近年来,分子病理学飞速发展,成为病理学的一个重要分支,与组织病理学相互促进、互为补充。然而,我们知道,高灵敏度以及高通量检测是分子病理检测的趋势和发展方向。高灵敏度检测往往需要对检测分子进行扩增,而高通量检测需要同时检测成千上万个分子,这些都受到组织和细胞原位狭小而固定的空间限制,在组织和细胞原位实现难度极大。因而,在越来越多的高灵敏度以及高通量分子病理检测技术中,我们需要将组织和细胞中的分子分离提取出来,进行扩增后检测或高通量检测。例如,聚合酶链式反应(PCR)、Sanger 测序、下一代测序(next generation sequencing, NGS)、基因芯片等技术。广义上来说,这些技术也是对组织病理学内涵的延伸。其中的 NGS 技术可在短时间内进行多个基因乃至整个基因组的测序,覆盖多个变异类型,还可以发现未知变异,是对传统分子检测技术的革命性创新。显微切割术将组织病理学原位检测技术的准确组织和细胞精准定位优势与上述分子病理检测技术的高敏感性、高通量优势相结合,优势互补,达到分子检测特异性和敏感性的高度统一。显微切割术能够对组织病理学上确定的细胞群(甚至精确到一个特定的细胞、特定的细胞器或特定的染色体)进行分离富集,再进行下一步分子病理学检测。在需研究的细胞只占样本中细胞的少数,以及需研究的细胞呈散在分布时,显微切割的重要性尤为明显,能够得到更精准、更可靠的检测结果。

总之,医学研究中经常会使用到各类组织病理学技术。因而,熟悉和掌握它们的基本技术原理、操作流程以及应用非常重要。需要指出的是,组织病理学技术的学习应重视理论和实践相结合,通过实践可以不断加深对理论的理解,更好地为医学临床、科研及教学工作服务。此外,组织病理学技术在不断地发展和革新。随着精准医学及大数据时代的到来,图像分析数字化和智能化,技术操作自动化,分子检测精准化、高通量化,是组织病理学技术发展的必然趋势,我们需要及时更新相关的理论与实践进展。

(步 宏 吴焕文)

参 考 文 献

[1] 刘彤华. 刘彤华诊断病理学. 4 版. 北京:人民卫生出版社, 2018.

[2] Suvarna SK, Layton C, Bancroft JD. Bancroft's Theory and Practice of Histological Techniques. 8th ed. Philadelphia: Churchill Livingstone Elsevier, 2018.

第二章　常规组织病理技术

病理学是一门研究疾病的病因、发病机制、病理改变（包括代谢、功能和形态结构的改变）和转归的医学基础学科，重点通过对疾病过程中各个器官、组织形态学变化的观察，为临床解决疾病的病理诊断问题。病理学实验研究的方法多种多样，尤其是近十多年来分子生物学技术以及其他新技术在病理领域的应用，进一步拓宽了病理工作者的视野，丰富了病理研究工作的内容，也提高了疾病诊断的准确性。但是，无论多少新技术、新方法涌现，病理工作最基本、最重要的技术仍然是常规组织病理技术，离开它，一切病理诊断或研究都将无从谈起。

本章将简要介绍常规的组织病理技术，包括组织（细胞）取材、固定、包埋、切片、苏木精–伊红染色方法。

第一节　组织与细胞的取材

病理标本检查包括大体和显微镜下观察两个方面，一张好的切片与组织固定（tissue fixation）、取材（dissection）、切片（sectioning）、染色（staining）等都有密切的关系：正确的取材以及取材的质量，不仅决定了诊断是否正确，同时也影响了切片质量的好坏；而良好的固定、切片、染色是精准病理诊断的基础。目前，由于免疫组织化学方法、分子病理诊断已普遍应用于疾病的诊断，而该方法所需的材料，不仅要求组织细胞的形态完整保存，而且要最大程度地保存组织或细胞的抗原性以及 DNA、RNA 的质量。这就对组织的固定和取材提出了更高的要求。任何固定不及时或处理不当的标本，都可能导致产生假阴性或假阳性结果，影响病理诊断的准确性。

一、组织取材

组织标本主要取之于人体活检标本、手术切除标本、动物标本以及尸体解剖标本等。组织取材的一般原则是：

1. 取材刀要锋利，在切割组织时要避免取材刀来回拖拉，夹取组织时动作应轻柔，不宜过度用力，以免挫伤或挤压组织，引起组织结构的变形。

2. 切取的组织块厚薄要均匀，一般厚度为 0.2~0.3cm（不要超过 0.4cm），大小以 1.5cm×2.0cm 为宜。取材组织的大小与厚薄不能把一次性包埋盒的空间全部占满，包埋盒的四周与上下都应该留有空隙，有利于固定液和脱水液的流动。过厚的组织、新鲜组织或固定不好的组织，容易与一次性脱水包埋盒壁粘连，导致固定液不能渗透、组织固定不良、脱水不彻底，最终石蜡难以浸透到组织中去而无法起到支撑作用，难以切片。新鲜标本最好是剖开固定 24 小时后再取材。

3. 取材时取材刀、取材板一定要清洗干净，不仅是每一例标本之间要清洗干净，即便是同一例标本不同性质的组织，也需要清洗干净，否则也可能引起污染。同一例标本，如果先取肿瘤组织，刀上粘有肿瘤细胞，再取正常（良性）组织时由于刀与疏松结缔组织相互挤压，有可能会导致肿瘤细胞团嵌入疏松结缔组织的间隙或脉管等管腔内（经过全封闭脱水机内真空压力作用下，表面的污染组织被抽到疏松结缔组织的深部）造成污染。因此，在取肿瘤组织后，要把取材刀、取材板清洗干净后再取其他组织；也可以先取正常、切缘等组织，最后再取肿瘤组织。当然这种污染也不排除在脱水过程中由于压力和试剂流动的作用，肿瘤组织上细胞脱落，吸入疏松结缔组织间隙或管腔内造成。取材后组织用自来水冲洗数秒也可以在一定程度上减少污染。

4. 对于腔道器官及囊壁组织等应剪成细条，较长时可将其缠绕成同心圆状；管腔则需以管腔长度为厚度、管腔直径为横切面取材。

5. 脂肪、肺、纤维性肿瘤、平滑肌瘤等试剂不易渗入的组织厚度以 0.1~0.2cm 为宜。

6. 淋巴结取材时应尽量剔除周围的脂肪组织，直径大于 0.3cm 的淋巴结应该修去两侧球冠。

7. 如组织内有缝线、缝合针或骨组织，都必须除去或避开。如碰到不可避免的骨组织或钙化组织，应向技术组说明清楚，并进行脱钙处理。

8. 组织块上如有血液、黏液、粪便等污物，应先用水冲洗干净后再取材。

9. 肿瘤标本的取材，应选择肿瘤主体部分、肿瘤邻近组织及其肿瘤两端的切缘分别取材，并应注意切取肿瘤组织与正常组织的交界处。

10. 发现固定不佳的大体标本，应该查找原因，如固定液量少、固定液浓度不对、容器太小、固定液选择不适当（如乙醇），或错将其他非固定性液体当作固定液等，应立即与送检单位或送检医师联系，说明此类标本如果发生变质，可能导致最终无法诊断，以避免医疗纠纷和以后类似错误再次发生。在双方沟通确认、记录完毕后，才能将标本剖开切成薄片，更换固定液，固定至第二天再取材。

11. 较小的组织要用纸（或纱布等）包裹，以免脱水过程中丢失，包裹纸不要太大（以 5cm×6cm 为宜），也不能双层，以免在处理过程中脱水试剂难以渗透，影响脱水的质量。

12. 新鲜组织若需保存，应将所取组织用锡箔纸包好，放入液氮速冻，然后置于 -80℃ 冰箱中。

13. 取材完毕后，剩余标本应加足固定液，按顺序排放，做好标记，保存到报告发出后 2 周，由专业公司回收作焚烧处理。

二、细胞取材及制片

细胞标本（cytology specimen）的收集及制片方法有印片法、直接涂片法、液基细胞法、穿刺法、沉淀法和活细胞标本的制备等：

1. **印片法** 常用于活检和手术标本，优点是操作简单，细胞抗原保存好。

2. **直接涂片法** 痰、穿刺、纤支镜刷片、宫颈刮片等样本直接涂在玻片上。

3. **液基细胞法** 将宫颈刮片、纤支镜刷片、痰、尿、胸腹水、心包液、灌洗液等放入液基细胞固定液内，用机器制片。

4. **穿刺法** 常用于淋巴结、软组织、肝、肾和肺等的穿刺标本。穿刺液少时，可直接涂在载片上；穿刺液多或细胞丰富时，可放入液基细胞固定液内，用机器制片。

5. **沉淀法** 主要用于胸水、腹水、尿液和脑脊液等体液多而细胞少的标本，一般需离心后将细胞沉淀制成细胞涂片。

6. **活细胞标本的制备** 多用于科研。标本主要来源于建株的培养细胞、短期培养细胞和外周血等。细胞可直接培养在盖玻片上（细胞爬片），也可培养于培养瓶或培养板内，制成细胞悬液，收集细胞后再进行涂片。

第二节　固定及常用固定剂

将组织浸入某些化学试剂，使细胞内的物质能尽量保持其生活状态时的形态结构和位置，这一过程称为"固定"。组织固定在病理工作中具有重要意义，凡需病理检验的各种组织都需经过固定。由于组织固定不当或不良对标本所造成的影响是无法纠正和弥补的，因此应特别加以注意。

一、固定的作用

1. 保持组织、细胞与生活时相似的结构和形态，防止离体组织自溶和细菌繁殖导致的组织腐败。

2. 保持定位细胞内特殊的成分，如细胞内的一些蛋白质经过固定，可沉淀或凝固定位在细胞内的原有部位。

3. 便于区别不同组织成分：固定可使组织细胞中各种成分沉淀凝固并易着色；同时固定后组织细胞内的不同物质可产生不同的折光率，对染料产生不同的亲和力，因而经染色后容易加以区别。

4. 有利于切片：固定剂兼有组织硬化作用，

能使细胞从半液体状（胶体）变为半固体状（凝胶），因此，固定后的组织硬度增加，易于切片。

5. 保存抗原及 DNA、RNA，特别是准备用于做免疫组织化学染色和分子病理检测的标本，及时而恰当的固定尤其重要。

二、影响固定的因素

1. **固定必须及时** 组织离体后 60 分钟内必须立即固定（特殊标本需在 30 分钟内）。

2. **固定液的选择** 固定液的选择非常重要，应该根据制作要求选择合适的固定液。最常用的固定液是 3.6%~3.8% 甲醛液或 3.6%~3.8% 中性缓冲甲醛液。

3. **固定液的量** 固定液的量必须大于组织体积的 4~10 倍。

4. **固定液的浓度** 固定液的浓度必须准确，过高或过低都会影响组织的形态和固定效果。

5. **固定液的质量** 要注意固定液的有效期。发现固定液变质，如甲醛液体产生白色沉淀，应立即更换。

6. **固定的温度** 标本加入固定液后放置在室内的温度或放置在组织脱水机内的温度。温度过高，会加快组织的过度收缩，并破坏细胞内的抗原；对于取材较厚的组织，组织温度的升高超过了固定液渗透的速度，容易引起组织的自溶。所谓室温，一般指室内温度为 20~25℃，脱水机内固定液温度一般设置为 35~37℃。

7. **固定的时间** 新鲜标本，应该剖开放入 3.6%~3.8% 甲醛固定液内固定 12~24 小时后再取材。大标本取材后在室温下需再固定 3~6 小时，小标本取材后应该在室温下再固定 2~4 小时。如果是新鲜小标本取材，必须再固定 4~8 小时。如果室内温度过低，固定时间还需延长。需要做免疫组织化学的标本，从标本离体至组织脱水开始，总固定时间一般不要超过 48 小时，也不要少于 24 小时（厚度 2~3mm）。但如果要做分子病理，特别是 DNA 片段需要 400bp 长度以上的组织，如淋巴瘤基因重排，总固定时间不要超过 24 小时，温度控制在室温（20~25℃）。

三、固定方法

最常用的固定方法为浸泡固定法。

此外还有：

1. **蒸气固定法** 常用于固定组织中的可溶性物质。

2. **注射、灌注固定法** 用于某些组织块体积过大或固定剂难以进入其内部的标本，或需要对整个脏器或动物进行固定时。

3. **滴加法** 多用于细胞涂片的固定。

4. **微波固定法** 微波固定的组织具有核膜清晰、染色质均匀、组织结构收缩小等优点，用于快速病理诊断。

四、固定液

用于固定组织的化学试剂称为固定液或固定剂。固定剂的种类很多，由单一化学物质组成者称为单纯固定液或单纯固定剂；由多种化学物质混合组成者称为混合固定液或复合固定剂。最常用的组织固定液是甲醛。各种固定液有其各自的优缺点，可根据实验的需要进行选择。

下面介绍一些常用固定液及其配制方法。

（一）单纯固定液

1. **甲醛（formaldehyde）** 是一种约有 36%~38% 重量溶于水的气体，易挥发。市售的为 36%~38% 的甲醛水溶液，不仅价格便宜，而且组织穿透力强，固定均匀，组织收缩少，可长期保存标本。对脂类和类脂体、神经及髓鞘均有良好的固定效果，也可固定高尔基体、线粒体和糖类，适合多种特殊染色。甲醛是一种交联性组织固定剂，主要通过使蛋白质分子发生交联而产生固定作用，它虽不能使白蛋白和核蛋白沉淀，但能与蛋白质中许多氨基酸如赖氨酸、精氨酸、组氨酸、半胱氨酸、色氨酸等反应。一般作为固定液使用的是福尔马林，配制方法为 10ml 原液加 90ml 的水，此液中甲醛的实际浓度为 3.6%~3.8%。

2. **乙醇** 又称酒精，具有硬化、固定、脱水等作用，组织渗透力较弱。作为固定剂使用时以 80%~95% 的浓度为好。乙醇能沉淀白蛋白、球蛋白和核蛋白，但核蛋白被沉淀后能溶于水，所以用乙醇作为固定剂不利于染色体的固定，以致核染色不良，同时也造成核抗原的减弱和丢失。浆、膜抗原的保存，比用 3.6%~3.8% 中性缓冲甲醛固定的组织要过表达，容易出现假阳性。如果需证明尿酸结晶和保存糖类，可用 100% 乙醇固定；70%

乙醇可较久地保存组织。

95% 乙醇常用于细胞涂片固定,组织标本固定一般不采用,只有在没有甲醛的情况下才能临时使用,等送到有甲醛的科室后应立即更换。

目前多数环保固定液本质就是醇性固定液,无论免疫组化还是分子病理检测,与用乙醇固定的结果几乎完全相同。

3. 乙酸(CH₃COOH) 又称醋酸,由于该液体在气温 16.6℃以下时会结成冰状固体,所以又称冰醋酸。乙酸能沉淀核蛋白,使未分裂细胞核的染色质沉淀成块状,可以清楚地显示细胞核的结构。乙酸渗透性强,固定快,可以使组织膨胀,因此最好与其他液体配合使用。(如甲醛乙酸液:10ml 甲醛,5ml 乙酸,85ml 水,对于 HE 切片固定效果好,细胞结构清晰,染色对比鲜明)。但乙酸不能沉淀白蛋白,也不能固定脂肪、糖和类脂。

4. 重铬酸钾(K₂Cr₂O₇) 橙红色板状结晶,与可燃物接触可能着火。比重 2.676,熔点 398℃,有毒性。常用 1%~3% 水溶液作固定,其特点为:穿透力极强,组织收缩小;可使蛋白质变为不溶性,不能使蛋白质沉淀(但在溶液中加入乙酸后,也能使蛋白质沉淀);对线粒体、高尔基体的固定效果较好。重铬酸钾固定液的缺点是可使染色质溶解。经重铬酸钾固定的组织必须用流水冲洗 12 小时以上。

5. 戊二醛(C₅H₈O₂) 带有刺激性气味的无色透明油状液体。戊二醛对糖蛋白、糖原、微管、内质网和细胞基质等都有较好的固定作用,穿透力比锇酸强,能保存某些酶的活力,长时间的固定也不会使组织变脆;但不能保存脂肪,对细胞膜的显示较差,也无电子染色作用。所以戊二醛(2.5% 水溶液)只能作电镜组织处理的前固定,固定时间需在 2 小时以上。

6. 锇酸(OsO₄) 白色或淡黄色晶体,有剧毒,强氧化剂,在使用时要注意对眼睛、呼吸器官、皮肤的保护。锇酸对蛋白质、脂肪、脂蛋白固定良好,有较强的电子染色作用,组织样本图像反差好,所以锇酸(1% 水溶液)常作电镜组织处理的后固定。固定时间视环境温度而有所不同,室温高于 20℃时为 1 小时,低于 20℃时为 1.5~2.0 小时(属笔者个人经验)。固定液需在临用前几天配制,以确保其充分溶解。

(二)混合固定液

1. 3.6%~3.8% 中性缓冲甲醛液(10% 中性缓冲福尔马林液) 能完好地保存组织的形态,并使蛋白质、核酸等大分子在细胞内原位凝固沉淀,防止这些物质的崩解和弥漫流失,对大多数抗原和肿瘤基因保存较好,是免疫组织化学和分子病理最常用的固定液,固定时间以 24~36 小时为宜。

配方:甲醛 100ml,蒸馏水 900ml,磷酸二氢钠(NaH₂PO₄·H₂O)4g,磷酸氢二钠(Na₂HPO₄)6.5g,用 1mol/L NaOH 调整 pH 至 7.0~7.2。

2. Bouin 液 Bouin 液是骨髓、睾丸等组织的良好固定液,适用于结缔组织染色,尤其是 Masson 三色染色时更为理想。由于固定液偏酸,pH 为 1.7 左右,对抗原有一定的损害,不适宜标本的长期保存。固定时间 8~24 小时(8 小时以内对免疫组化影响较小)。经苦味酸或 Bouin 液固定后的组织流水冲洗后用 75% 乙醇浸泡 2 小时以上。

配方:饱和苦味酸水溶液 75ml,甲醛 20ml,乙酸 5ml。

3. B-5 固定液(乙酸钠-升汞-甲醛固定液) 渗透力较强,多用于固定淋巴组织。固定液配方:无水乙酸钠 1.25g,升汞 6g,甲醛 10ml(用时加入),蒸馏水 90ml。如果在此配方中不加甲醛,即为 B-4 固定液。凡使用 B-5 等具有汞成分的固定液固定的组织,在染色前必须用 0.5% 碘酒(70% 乙醇加入碘)进行脱汞处理。

4. Carnoy 液 对染色体固定较好,能很好地显示 DNA 和 RNA。固定速度快,一般 3mm 厚的组织块固定 1 小时左右,较厚的组织最好也不要超过 4 小时。

固定液配方:乙酸 10ml,氯仿 30ml,无水乙醇 60ml。

5. Helly 液 又称 Zenker 甲醛液。对细胞质的固定较好,特别是对细胞质内的特殊颗粒、胰岛以及心肌闰盘的保存都有良好的效果。因其含有汞成分,故在染色前应先用 0.5% 碘酒(70% 乙醇加入碘)进行脱汞处理。

固定液配方:重铬酸钾 2.5g,升汞 5g,蒸馏水 100ml,甲醛 5ml。

6. **Kanovsky 液**　对细胞抗原性、微细结构的保存较单纯使用戊二醛效果要好,常用于免疫电镜标本的前固定。一般采用先灌注再浸泡的固定方法。固定时间 10~30 分钟,然后用缓冲液漂洗,最后用蔗糖液浸泡,恒温冷冻切片。

固定液配方:25% 戊二醛 10ml,40% 甲醛 5ml,0.2mol/L 二甲砷酸钠缓冲液 49ml,无水氯化钙 50mg,蒸馏水 33.5ml(最后加入)。pH 为 7.3。

7. **Rossman 液**　常用于糖原的固定。组织固定 12~24 小时后,用 95% 乙醇洗,无水乙醇脱水。

固定液配方:无水乙醇苦味酸饱和液 90ml,甲醛 10ml。

8. **Zenker 液**　对免疫球蛋白、病毒包涵体(如内氏小体)的固定效果较好,细胞核和细胞质染色比较清晰,常用于三色、磷钨酸 – 苏木精等特殊染色的固定。不适合含血量较多的标本。固定时间 12~36 小时,加热可加快固定作用。

固定液配方:储存液由重铬酸钾 2.5g、升汞 5g、蒸馏水 100ml 组成,用时再加入乙酸 5ml。配法:将重铬酸钾和升汞加入蒸馏水,加温至 40~50℃溶解,冷却后过滤,保存于棕色玻璃磨砂瓶内。此液不能用金属容器盛放,组织固定后也不能用金属镊子夹取。如果此配方中的乙酸用甲醛代替即为 Helly 液。用 Zenker 液固定后的组织必须用流水冲洗 12 小时去除重铬酸钾(也可用 0.5% 亚硫酸钠溶液或 1% 的氨水溶液洗涤),在脱水前要先用 0.5% 碘酒(70% 乙醇加入碘)进行脱汞处理。

9. **3.6%~4% 多聚甲醛液**　常用于免疫组织化学组织的固定。

固定液配方:4g 多聚甲醛,溶于 100ml 蒸馏水,加温至 60℃,搅拌溶解。多聚甲醛不容易溶解,也可将液体放于密封瓶中,放入 60℃温箱过夜溶解。

第三节　组织的脱水、透明、浸蜡和包埋

组织固定后还需经过脱水、透明、浸蜡等过程才能制成蜡块,进行石蜡切片。

一、水洗

标本固定后,组织内残留大量的甲醛,容易造成切片染色时脱片和染色不鲜艳,这对需做免疫组织化学检测和分子病理检测的组织尤为重要;同时甲醛还不利于组织块内抗原、基因的长期保存,残留的甲醛会继续与组织发生交联,导致抗原决定簇被缓慢持续封闭。因此,固定后的组织应该用流水冲洗,使用自动脱水机者可在固定液后面加一道水,时间 10~15 分钟,并注意经常更换。特别是用了中性缓冲甲醛后,由于磷酸盐不溶于乙醇,如果不水洗,磷酸盐会在乙醇内析出形成泡沫和沉淀。

二、脱水

脱水(dehydration)是指用某些溶媒置换组织内水分的过程。

脱水就是利用脱水剂将组织内的水分置换出来,严格意义上讲是取代反应。由于极性在水分子之间可由氢键的相互作用而发生缔合现象,成为缔合分子。而乙醇的分子和水分子极为相似,同样具 H–O 极性键,虽然氧原子的另一个键联结的是烃基,但整个分子也是极性分子。因此,在乙醇分子之间同样也存在着缔合现象。如果把乙醇和水混在一起,由于它们的分子结构相似,分子相互之间都能发生缔合作用,因此,乙醇和水不但可以相溶,而且可以任意比例相互混溶。所以,乙醇脱水作用从理论上讲是分子内外的脱水反应,也可以认为是乙醇与组织内的水进行混合,从而达到组织内外乙醇浓度的平衡。所谓的脱水时间其实就是乙醇渗透、混合达到平衡的时间,这需要组织块不停地与组织周围的乙醇进行浓度交换,从而达到组织内外乙醇浓度完全一致。

脱水剂必须能与水以任意比例混合。常用的脱水剂有乙醇、丙酮(acetone)及叔丁醇(tert-butanol)等,以乙醇为常用,丙酮因组织收缩作用强而较少作为脱水剂应用。乙醇是目前最常使用的脱水剂,根据乙醇的理化性质,如果标本固定不充分,乙醇就会起到固定的作用,因此要求脱水从低浓度乙醇向高浓度乙醇过渡,低浓度的乙醇渗透力强,逐步提高脱水剂浓度,有利于减

小细胞的收缩、组织内水分的置换。脱水是否彻底,直接关系到组织能否充分与二甲苯交换以及石蜡的渗透。脱水不充分,组织内就会含有水分,而二甲苯不溶于水,只能置换组织中的无水乙醇,不能将组织中的水分置换出来,也就是常说的不能完全渗透到组织中去,最终导致石蜡无法进入组织。轻度脱水不足可造成组织发脆、发硬、细胞打滚,这种现象并不是因为脱水时间长(或称脱水过度)引起的,而是组织内含有少量水分,在浸蜡时蜡内的二甲苯使组织内的水分析出、而析出的水又阻止蜡的渗透,造成组织干烤,特别是组织较小或较薄时。同时,也可能是使用了高浓度乙醇固定或在组织固定不佳情况下用高浓度乙醇脱水,导致蛋白质凝固,组织收缩,脱水不佳;当组织固定充分后,经过梯度脱水的组织长时间浸泡在高浓度乙醇里,并不会引起组织发脆、发硬。而中度以上脱水不足会使石蜡无法渗入组织内,导致组织发软,甚至无法切出完整的切片。

脱水时间的长短,与组织的固定程度、组织厚度、组织的性质、室温、脱水剂的新旧、组织块之间的排列密度、组织块的数量、包裹纸的厚薄及层次等都有着密切的关系。

固定不佳、脱水不干净不仅影响 HE 切片的质量,还可能会导致抗原的丢失(可能与组织内水解、氧化有关,也可能与浸蜡时蜡不能浸透,温度升高组织干烤有关)。

三、透明

为了使石蜡浸入组织块内,必须经过一种既能与脱水剂混合,又能与石蜡相溶的溶剂,通过这种媒介作用,使石蜡浸入组织中去。在这个过程中,因组织内的水分被脱水剂置换出,透明剂进入组织,置换出脱水剂,取代了原来的水分,其折光指数接近于细胞蛋白的折光指数,使组织块变得透亮,因此这个过程称为透明(transparent),能够起到透明作用的溶液就称为透明剂。目前二甲苯是效果最好的透明剂。根据化学品安全说明书或化学品安全技术说明书(MSDS)介绍二甲苯属低毒溶液,其代谢产物从人体排出的速度很快,在停止接触18小时内几乎全部排出体外,但长期大剂量接触可导致一部分人头晕、头痛、恶心、皮肤干燥、皲裂,还有极少数人会过敏或白细胞降低,完善的通风设备还是很有必要。

在固定、脱水充分的情况下,二甲苯作用时间长,透明充分,有利于石蜡的渗透,使切片更好切。对于细胞较丰富的组织(如肝、甲状腺、直肠腺瘤等),充分的脱水、透明、浸蜡就会使组织恢复其原有的组织特性,在蜡块较冰的情况下,就会表现为脆,这与冷冻切片时冷冻温度过低时如肝、甲状腺、直肠腺瘤等组织冻到 -20℃ 以上时组织变脆性质一样。

二甲苯还是一种很好的溶脂剂,瞬间可以使脱水充分的脂肪彻底溶解,而乙醇对脂肪仅仅只是脱水、干燥和脆裂作用。在日常工作中,脂肪脱水较为困难,渗透较慢,对于较厚或油脂较多的脂肪组织,常规脱水时间乙醇只能对表面的脂肪进行脱水、置换,无法将全部水分和脂肪置换出来,而二甲苯不溶于水,因此也不能溶解带水的脂肪。因此可以把第二道无水乙醇以及第一道二甲苯用无水乙醇和二甲苯等量混合的混合液替代,发挥无水乙醇和二甲苯的协同作用做到边脱水边溶脂,具有较好的脱水、脱脂效果。

四、浸蜡

组织透明后,在熔化的石蜡内浸泡的过程称为浸蜡。一般浸蜡用三道,第一道石蜡 60 分钟,第二道石蜡 60 分钟,第三道石蜡 180~240 分钟。浸蜡用的石蜡熔点在 56~60℃ 左右,与包埋蜡熔点相近或相同即可。浸蜡温度控制在 58~62℃,浸蜡温度越高,组织收缩越快,固定脱水不好的更容易发硬。浸蜡用的石蜡应该定量更换,倒去第一道石蜡,后面的向前面移,以减少过多的二甲苯(由透明的组织中带入)。值得注意的是,不同品牌的石蜡,对二甲苯的耐受性不同,浸蜡达到一定数量后蜡块切片就开始出现皱褶,需要更换浸蜡石蜡,不同品牌的石蜡处理组织的数量不同。同时不同品牌的石蜡,石蜡的质量和加工工艺不一样,会直接影响切片展片的温度和切片平整度以及 DNA、RNA 的提取质量。因此,选择合适的浸蜡石蜡非常重要。浸蜡使用的蜡的品牌和熔点可以和包埋使用的蜡的品牌和熔点相同,也可以比包埋蜡的熔点低 2℃,但浸蜡的蜡的熔点过低,对较硬的组织略有好处,而其他组织可能容易产生皱褶。

如果脱水液中的乙醇内含有一定量的水分，那么此乙醇与二甲苯就无法混合，二甲苯在高温下能把较小或较薄组织内的水分析出，此时由于组织没有充分透明，析出的水也阻止了蜡的渗透，因此造成这些组织在高温下干烤，导致组织发硬，细胞核发灰、染不上色。这也是大小标本放在一起脱水，小标本容易发硬发脆的原因，不是小标本脱过了，而是小标本内含有极少量的水。随着浸蜡温度的升高，组织的收缩和硬度增加，温度与硬度成正比。因此，尽可能将浸蜡温度控制在58~62℃以内。浸蜡时间长本身并不会引起组织发硬、发脆，但在脱水不彻底或脱水液浓度降低的情况下，组织内含有少量水分，过长的浸蜡时间也会使组织内水分析出而发硬。

遇到双休日、长假、休息日，长时间的固定对少量抗原保存不利，也容易引起 DNA 的片段化。因此，按正常时间固定后，可以把组织按照梯度长时间停留在 75%、85%、95%、100% 等浓度的乙醇中，这样虽然不会引起组织发脆，但我们发现也会导致 DNA 片段化，这可能是脱水乙醇中有带过去的甲醛的原因。因此，可以按照正常时间脱水，将组织浸在 58~60℃ 的蜡中 2 天，不会影响免疫组化、FISH 检测，同时还能保证了 DNA 的质量。

浸蜡所用的石蜡应尽可能要过滤，以防止在浸蜡过程中杂质渗入组织内，造成切片破碎、划痕增多和切片刀刀口受损。

硬脂酸可以软化组织，特别适用于比较韧、硬的组织，第一道浸蜡可用硬脂酸石蜡 1 : 3（1 份硬脂酸，3 份石蜡）代替（用硬脂酸处理的组织不必经过二甲苯透明），但经过硬脂酸处理的切片容易脱片（特别是免疫组化或分子病理需要高温处理切片时），因此第二道、第三道石蜡要勤换，要把组织中的硬脂酸用干净的石蜡置换出来，一般不建议使用此法。

五、组织处理步骤（小动物与人均可使用）

1. 手工处理步骤

（1）3.6%~3.8% 中性缓冲甲醛　3~6 小时

（2）流水冲洗　10~15 分钟

（3）75% 乙醇　1.5 小时

（4）85% 乙醇　1 小时

（5）95% 乙醇Ⅰ　1 小时

（6）95% 乙醇Ⅱ　过夜

（7）无水乙醇　1 小时

（8）无水乙醇 + 二甲苯　1 小时

（9）无水乙醇 + 二甲苯　1 小时

（10）二甲苯　30 分钟

（11）石蜡Ⅰ　62℃　30 分钟

（12）石蜡Ⅱ　62℃　2~3 小时

2. 全封闭脱水机处理步骤（大标本推荐模式）

（1）3.6%~3.8% 中性缓冲甲醛　37℃　2~4 小时

（2）水浸洗　10~15 分钟

（3）75% 乙醇　37℃　1~1.5 小时

（4）85% 乙醇　37℃　1~1.5 小时

（5）95% 乙醇Ⅰ　37℃　1~1.5 小时

（6）95% 乙醇Ⅱ　37℃　1.5 小时

（7）无水乙醇　37℃　1 小时

（8）无水乙醇 + 二甲苯　37℃　1.5 小时

（9）无水乙醇 + 二甲苯　37℃　1~1.5 小时

（10）二甲苯　37℃　45 分钟

（11）石蜡Ⅰ　62℃　1 小时

（12）石蜡Ⅱ　62℃　1 小时

（13）石蜡Ⅲ　62℃　2~4 小时

3. 全封闭脱水机处理步骤（大标本传统模式）

（1）3.6%~3.8% 中性缓冲甲醛固定　37℃　3~4 小时

（2）水浸洗　10~15 分钟

（3）75% 乙醇　37℃　1.5 小时

（4）85% 乙醇　37℃　1.5 小时

（5）95% 乙醇Ⅰ　37℃　1~1.5 小时

（6）95% 乙醇Ⅱ　37℃　1~1.5 小时

（7）无水乙醇Ⅰ　37℃　1 小时

（8）无水乙醇Ⅱ　37℃　1 小时

（9）二甲苯Ⅰ　37℃　45 分钟

（10）二甲苯Ⅱ　37℃　45 分钟

（11）石蜡Ⅰ　62℃　1 小时

（12）石蜡Ⅱ　62℃　1 小时

（13）石蜡Ⅲ　62℃　2~4 小时

4. 全封闭脱水机处理步骤（小标本模式）

（1）3.6%~3.8% 中性缓冲甲醛　37℃　3~4 小时

（2）水浸洗　10 分钟

（3）75% 乙醇　37℃　1 小时

（4）85% 乙醇　37℃　1 小时

（5）95% 乙醇Ⅰ　37℃　1 小时

（6）95% 乙醇Ⅱ　37℃　1 小时

（7）无水乙醇Ⅰ　37℃　1 小时

（8）无水乙醇Ⅱ　37℃　1 小时

（9）二甲苯Ⅰ　37℃　30 分钟

（10）二甲苯Ⅱ　37℃　45 分钟

（11）石蜡Ⅰ　62℃　1 小时

（12）石蜡Ⅱ　62℃　1 小时

（13）石蜡Ⅲ　62℃　2 小时

5. 全封闭脱水机处理步骤（大、小标本双休日推荐模式）

（1）3.6%~3.8% 中性缓冲甲醛　37℃　4~6 小时

（2）水浸洗　10~15 分钟

（3）75% 乙醇　2 小时

（4）85% 乙醇　3 小时

（5）95% 乙醇Ⅰ　3 小时

（6）95% 乙醇Ⅱ　3 小时

（7）无水乙醇　3 小时

（8）无水乙醇 + 二甲苯　2 小时

（9）无水乙醇 + 二甲苯　2 小时

（10）二甲苯　1 小时

（11）石蜡Ⅰ　62℃　1 小时

（12）石蜡Ⅱ　62℃　1 小时

（13）石蜡Ⅲ　62℃至工作日

6. 全封闭脱水机处理步骤（大、小标本双休日传统模式 1）

（1）3.6%~3.8% 中性缓冲甲醛　37℃　4~6 小时

（2）水浸洗　10~15 分钟

（3）75% 乙醇　12 小时

（4）85% 乙醇　12 小时

（5）95% 乙醇Ⅰ　12 小时

（6）95% 乙醇Ⅱ　6 小时

（7）无水乙醇Ⅰ　2 小时

（8）无水乙醇Ⅱ　2 小时

（9）二甲苯Ⅰ　45~60 分钟

（10）二甲苯Ⅱ　45~60 分钟

（11）石蜡Ⅰ　62℃　1 小时

（12）石蜡Ⅱ　62℃　2 小时

（13）石蜡Ⅲ　62℃　3 小时

7. 全封闭脱水机处理步骤（大、小标本双休日传统模式 2）

（1）3.6%~3.8% 中性缓冲甲醛　37℃　4~6 小时

（2）水浸洗　10~15 分钟

（3）75% 乙醇　2 小时

（4）85% 乙醇　3 小时

（5）95% 乙醇Ⅰ　3 小时

（6）95% 乙醇Ⅱ　3 小时

（7）无水乙醇Ⅰ　3 小时

（8）无水乙醇Ⅱ　2 小时

（9）二甲苯Ⅰ　1 小时

（10）二甲苯Ⅱ　1 小时

（11）石蜡Ⅰ　62℃　1 小时

（12）石蜡Ⅱ　62℃　1 小时

（13）石蜡Ⅲ　62℃至工作日

六、包埋

用包埋剂支撑组织的过程称包埋，常用的包埋剂有石蜡、火棉胶、冷冻包埋剂（OCT）、明胶、水、树脂（塑料）。根据包埋剂的不同，分别有石蜡切片、冷冻切片、火棉胶切片、树脂切片等，它们各有特点，可以根据需要选用，在日常工作中使用最多的是石蜡包埋技术和冷冻包埋技术，下面我们介绍石蜡包埋法。

（一）石蜡的选择

石蜡包埋用的石蜡熔点一般选择 58~60℃，不提倡冬天使用低熔点蜡而夏天使用高熔点蜡的做法，因为用低熔点蜡包埋的蜡块，到了夏天，如果档案室内没有空调，蜡块就会粘在一起或变形，不利于资料的长期保存；低熔点蜡还可能造成组织弥散。同时，即使在冬天，切片的蜡块也需要一定的硬度，不存在低熔点蜡比高熔点蜡好切的现象。

包埋石蜡的要求除了色泽纯白，固态石蜡呈半透明状外，还要求有：

（1）有较好的韧性：熔化的石蜡包埋后，放在冷台上快速冷冻时不易发生开裂。

（2）合适的硬度：合适的硬度下的石蜡切片如丝状，切片完整而透亮，过程顺滑而流畅。过硬则易产生碎片，消耗刀片。过软则切片不易展开。

（3）黏度：经过冷冻的蜡块，在切片时要具有一定的黏度，保证切片的连片性。

（4）较高的内聚力：石蜡的内聚力可以保证在高温摊片时切片不膨大，不扩散。

如果包埋用的蜡含有少量杂质和灰尘，容易造成污染和刀口受损，所以最好过滤后使用，也可采用石蜡溶解后静置于温箱中，倒出上清液使用。石蜡过滤：在60~62℃的温箱内放置较大的容器（如搪瓷杯），容器上放漏斗，漏斗上放滤纸，滤纸上放固体石蜡，一般12~18小时后石蜡即熔化并滤入容器内。

在日常工作中，我们为了提高切片石蜡的韧性，可以采用反复熔化石蜡的方法；为了提高石蜡硬度，可以采用热模包埋，在包好后放在冷台上快速冷却（或投入冷水中冷却）等方法来解决。但需要注意的是：冷凝温度过低（温差太大）过快会使蜡块出现裂痕，特别是石蜡的黏性和韧性不够时。

包埋石蜡应当在高于其熔点5~8℃的温度下进行熔化，这样其中的添加剂才能溶解入液体。如果温度太低，其中一些较重的添加剂，比如聚合物就会沉在底部，然后最先流出。以在温箱内熔化的石蜡倒入包埋机最为合适，使石蜡在倒的过程中充分搅匀。包埋机温度设为68~70℃较为合适，较高的温度可以提高蜡块的密度和硬度。但持续数星期的高温（大约70~85℃），会使石蜡变质，颜色转变为草黄色或黄色，并可能有异味产生。包埋用的蜡如果含有杂质和灰尘，容易造成污染和刀口受损，所以最好过滤后使用，也可将石蜡熔解后静置于温箱中，倒出上清液使用。包埋时要注意包埋蜡的温度和组织本身的温度两者是否合适，包埋组织过冷可能会造成组织与周围石蜡脱裂的现象。用过冷的包埋模包埋会引起组织的包埋面内陷。

由于不少切片石蜡添加了DMSO（二甲基亚砜），来提高石蜡的渗透速度。这种物质可能会影响DNA的提取质量，因此对于分子病理检测，选择合适的石蜡（用于浸蜡和包埋）非常重要。

（二）包埋

（1）包埋的关键：一是安全医疗，二是组织的方位，三是组织的平整。

1）安全医疗：要求我们规范化包埋，时刻注意防止组织丢失、污染和调错。镊子需要使用无齿镊，以防镊子齿缝里夹带组织碎屑。

2）组织的方位：组织的包埋关系到诊断的准确性，如囊壁、管腔组织等组织必须竖直包埋。包埋时如果是成堆组织，一般采用组织的最大面包埋，如果组织是平切的，应该按照医生取材的要求，把朝下的面作为包埋面。小块多颗组织，应尽量放在一起，并保证在一个平面上。对于一些需要切出层次的标本如：胃黏膜活检标本，不能按一般的规律取最大包埋面，应采取窄长的面竖包；如果是"U"字形或"V"字形的，也应该按"U"字或"V"字的形状竖包，这样才能切到组织的全层。组织尽可能放在包埋模的中间，放正，并根据肌肉、纤维走向选择包埋方向，一般与切片刀平行，但较硬的组织可以斜着包，减少切片时的阻力。

3）组织的平整：组织包埋不平整，会导致切片不完整，造成漏诊或误诊。因此，对组织拱起部分，应采用无齿镊轻压，使整块组织平贴于包埋模底部；像胃、肠切缘等组织，脱水后常会扭曲，不在一个平面上，应该先用双手将之扭正，然后再包。用热模包埋的必须注意，一定要将热模移至冷台上等包埋模下面结一层薄蜡后再包埋，否则不能将组织固定在模底，导致组织包不平。包埋时第二次注蜡要注意不能对组织直冲，容易将组织冲散。如果包埋模太冷且第一次注蜡少，很容易使蜡块组织面内陷；如果包埋模温度上升，模底石蜡熔化，需放在冷台上等模底蜡凝结后压平组织；如果包埋模石蜡凝结过厚，不仅不能包平整，而且切片时非常废刀，需要修去大量多余的石蜡，因此，需要用热镊子将蜡熔化了再放组织。

用热模包埋的蜡块要比用冷模包埋的组织更平整，条件是放上组织后需要将包埋模放在冷却台上冷凝，待底部石蜡开始凝固时，将组织压平，因此包埋速度要比用冷模包埋略慢。但蜡块的密度要比用冷模包的高,因此,各单位可根据包埋后组织的平整度、石蜡的特性和切片时的连片决定选择合适的包埋方式。

(2)蜡的量:包埋时注入蜡的量不能过多、也不能过少,加入时刚与包埋盒的边缘齐平即可。蜡量过多会溢出,导致包埋盒四周都是蜡;蜡量过少,切片时组织块容易松动,造成跳片甚至组织块与包埋盒分离。

(3)注意事项:包埋时还应注意观察组织内有无缝合线、缝合针、纸絮,如有一定要去除后再包埋。

(三)实验室安全

(1)不能使用明火。传统的包埋方法,都是采用乙醇灯加热镊子的方法,以保持石蜡的熔解状态以及去除镊子上的残留组织碎屑,但此方法容易引起火灾,也会有烟雾产生。因此,最好能购买包埋机进行包埋,包埋机上镊子孔的温度,足以去除镊子上的余蜡和碎屑;三个镊子孔可以放置三把无齿镊,按序交替使用。

(2)包埋的石蜡温度不能过高,过高的温度不仅会产生气味,而且会使石蜡变质。

(3)由于在包埋过程中,会产生石蜡和二甲苯的气味。因此,需要在通风的环境下完成,尽可能安装生物安全排毒(通风)柜,以确保员工的健康。

第四节 组织脱钙

所谓脱钙,就是用化学或物理的方法去除组织内的磷酸钙或碳酸钙。脱钙用的溶液很多,有无机酸(硝酸、盐酸、硫酸)、有机酸(甲酸、乙酸)、螯合物 EDTA(乙二胺四乙酸),也可采用物理方法电解。硝酸脱钙速度很快,经常容易脱钙过度,导致细胞核不容易上色,对抗原也影响较大;EDTA 脱钙后染色效果较好,但脱钙时间较长,在常规病理中很少应用;电解方法很慢,基本不被使用。而盐酸甲酸脱钙液速度适中,时间容易控制,对免疫组织化学影响也相对较小。几种常用脱钙方法如下:

1. 蜡块切面脱钙法 切片过程中发现蜡块有钙化或脱钙不彻底,可将蜡块组织面修出后直接放入 10% 或 30% 盐酸甲醛液 0.5~1 小时(也

可用 10% 硝酸 30 分钟),流水冲洗 1 分钟,然后直接切片。注意只要脱到能切几张切片就可以了,不要过度,否则钙质完全脱去后会造成组织软化直至无法切片。这种方法也可用于不脱钙切片的骨髓、骨组织切片。其 HE 染色对比鲜明,免疫组织化学染色对比清晰,背景非特异性着色低,着色效果好;同时,DNA 浓度与质量均明显提高。

2. 钙化、疏松骨组织可用甲酸盐酸脱钙液或 10% 盐酸甲醛液脱钙 6~24 小时,用针检查脱钙效果,容易刺穿后终止,流水冲洗 1~2 分钟,放入 80% 乙醇(或 10% 中性福尔马林)内浸泡 2 小时,放入常规流程固定脱水。较硬的角质层、瘢痕等组织也可用 10% 盐酸甲醛液(或 10% 乙酸)软化。

3. 致密骨组织锯成薄片,用 30% 盐酸甲醛液(30ml 盐酸、10ml 甲醛、60ml 水)脱钙数小时至数日,用针检查脱钙效果,容易刺穿后终止,流水冲洗 3~4 小时,放入常规流程固定脱水。

4. 骨髓组织 骨髓最好的固定液是 Bouin 液,固定 6~12 小时,经 3.6%~3.8% 中性缓冲甲醛或 75% 乙醇浸泡去酸 2~4 小时后,直接脱水包埋,如果在切片时有骨质较硬时,可将修出面的蜡块放入 10% 盐酸甲醛液(10ml 盐酸、10ml 甲醛、80ml 水)内浸泡 20~30 分钟,流水冲洗 1 分钟,直接切片(见蜡块切面脱钙法),HE 切片核染色质清晰,胞浆鲜艳 Bouin,免疫组织化学染色表达也较好。如果 Bouin 液固定时间较长或用 10% 盐酸液处理时间超过半小时以上,对免疫组化影响较大,比如 CD5、CD10 表达会减弱,特别是核表达的抗原,如 c-MYC、cyclin D1(周期蛋白 D1)、TTF1(甲状腺转录因子 1)、Ki-67 等。

5. 微波脱钙 将脱钙液(如 10% 盐酸甲醛液、盐酸甲酸液)和骨组织放入特制微波炉内,温度控制在 50℃左右,比日常脱钙速度提高 8~10 倍,效果非常好。

6. 超声波脱钙 比日常脱钙速度提高 1~2 倍。

第五节 切 片

一、石蜡切片

常用的石蜡切片机有平拉式和轮转式两种,

平拉式切片机切片大、平,缺点是不能连片,国内大多数病理科都选择轮转式切片机。

(一)切片

切片的第一步是固定蜡块。在固定蜡块时应该注意蜡块上下两边的余蜡,一般把两侧有余蜡的面与切片刀平行,这样切片时容易连片;同时还要观察组织包埋的方向和组织的层次,纤维、肌肉等的走向应与切片刀平行,切片时不能与切片刀垂直。皮肤表皮、肿块的包膜、胃肠道的浆膜等较难切的部分应放在上面,切片时与切片刀平行或斜切,这样可以减少组织掠夺和断裂的现象。蜡块与切片刀接触面积越小,压强越大、阻力越小,切片越容易,可能会省刀、减少刀痕的产生,因此,蜡块竖夹比横夹稳定性会更好,跳片现象明显减少。

切片的第二步是粗切(也叫修片、粗修),粗切的厚度为 $8\sim20\mu m$,质地较硬的组织或较小的组织应再薄一些;修片的厚度一般以修出的蜡片能成片、不卷为合适的厚度。粗切时一定要等切片刀把整个蜡切到底后,粗修轮才能转动,以免粗切轮转的太快,造成蜡块啃刀或撞刀,啃刀会切坏蜡块,撞刀会损坏刀架。同时注意要粗切至组织全部暴露后,再进行细切。细切时要注意蜡块的切面,将蜡块表面的白点(修片时组织与蜡小块小块啃出,修片厚度越大,越容易啃出这样的空洞;细胞丰富、浸蜡时二甲苯带过去多等也容易出现这种白点)切至没有后,才能正式开始切片。切片时要求用力均匀、柔和。对切片机的摇速和手势能直接影响切片的厚度,所以切片的技术就表现在对切片机力量、速度的控制。切片机摇得快,切片就薄;切片机摇得慢,切片就厚;快慢不均,会导致切片厚薄不均。切片厚度一般为 $3\sim4\mu m$,肾穿组织 $1\sim2\mu m$,淋巴等小圆细胞肿瘤 $2\sim3\mu m$,肝穿、皮肤、脑组织可切 $4\sim5\mu m$,脂肪可切 $6\sim7\mu m$。切片的要求是完整、薄、均匀。切下的片膜大小和形状应与组织块一致,切片若不完整,可能会将重要的病变遗漏,导致漏诊和误诊。操作切片机时应用力均匀,避免用力过重。

免疫组化切片需连续切片,一般厚度为 $3\sim4\mu m$,使用防脱片,以防止染色时脱片。特殊染色切片要根据染色的切片厚度要求,不能太薄,一般厚度为 $4\sim5\mu m$ 为好,玻片一定要干净,不能使用防脱片,以防背景着色。

(二)展片、捞片和烤片

1. 展片(flatting) 把切片放在温水中,将皱褶去除、展平的过程。展片用的水温应在 $42\sim55\,℃$ 之间,展片水温的高低主要与蜡内添加剂相关,不同品牌的石蜡熔点相同,但展片水温不同。过高的水温会造成组织、细胞散开(包埋蜡中如有二甲苯,也会造成石蜡迅速熔解的现象);水温过低,则切片皱褶无法摊平、去除。因此,切片先放在冷水展开,再捞起放入热水展平,则皱褶明显减少。

2. 捞片(fetching) 选择展平、无皱褶、无气泡、无缺损的切片转移到玻片上。捞片时要求载玻片干净,载玻片入水时要用直角或锐角的角度,然后缓慢将那些完整、无皱褶、靠近载玻片的切片捞起,从而减少玻片上的水分残留。切片黏附的位置应该是整张玻片减去标签位置后剩余部分的中间,同时组织的长轴应与载玻片的长轴平行。展片用的水一定要保持干净,以防止污染。

3. 烤片(baking) 就是用加温的方法,使切片的组织牢固地粘在载玻片上。烤片一般在 $62\sim80\,℃$ 的温箱内放置 $0.5\sim2$ 小时,烤片的原则以切片上的水烤干为止,烤片时间短或切片表面水没有烤干,会导致着色不均匀或脱片;烤片温度过高、时间过长会导致切片蛋白质变性,着色不佳。免疫组织化学烤片一般在 $62\sim70\,℃$ 的温箱内放置 $2\sim4$ 小时,过长的烤片时间会减弱抗原的活性。

二、冷冻切片

除石蜡切片外,病理上还常需用冷冻切片(frozen sectioning),如手术中的快速病理诊断、某些特殊染色(如显示脂滴的苏丹Ⅲ染色、酶组织化学染色)及某些免疫组织化学染色或核酸原位杂交等。冷冻切片可用于新鲜组织、固定组织和低温冰箱冷藏的组织块等,其方法主要有恒温冷冻切片和半导体制冷冷冻切片,现在基本上都是使用恒温冷冻切片机。切片方法为调节恒温冷冻切片机的温度至 $-20\,℃$ 左右,将组织直接置于包埋托上,滴加 OCT 包埋剂或甲基纤维素(可用普通胶水、化学糨糊等代替），待其遇冷固化后直接进行切片。冷冻切片的厚度为 6~8μm，切出的切片贴附于载玻片上，立即固定后即可进行染色。冷冻切片亦可用锡箔纸包好后置于冰箱中保存，一般在 4℃ 可保存一周左右；–20℃ 可保存 1~3 个月，–80℃ 可保存 6~12 个月。

冷冻切片最突出的优点是能够较完好地保存酶类及各种抗原活性，尤其是对热或有机溶剂耐受能力弱的酶及细胞表面抗原。不足之处在于冷冻过程中组织细胞内容易形成"冰晶"，影响细胞形态及抗原定位，严重时甚至损伤细胞结构。通常可采取"骤冷"、速冻的方法加以解决。组织速冻的方法很多，常用方法为液氮法和冷锤快压法。

1. **液氮法** 将组织块平放于有少量底胶（OCT）的样本托上或标本盒等适当容器内，缓慢放入液氮内，组织块接触液氮开始汽化沸腾，组织即由底部向表面迅速冷冻形成冻块，等冷冻至 2/3 时取出切片。如冷冻组织用于保存，则组织冷冻后用锡箔纸包好，编号存入液氮罐或 –80℃ 低温冰箱内，可保存数月至数年。如短期内应用，可保存于 –30℃ 冰箱。

2. **冷锤快压法** 在样本托上放极少量专用包埋剂 OCT 或羧甲基纤维素，放上组织，压上冷锤速冻。

冷冻切片操作步骤：

1. 穿好隔离衣，戴好手套和帽子。

2. 检查机器运行状态，设置合适的冷冻切片机腔温：–20℃ 至 –18℃。

3. 准备好固定液、载玻片、染色液和脱水液。

4. 预先打开速冻台功能，可以加快组织的冷冻速度。

5. 在样本托上放极少量专用包埋剂 OCT 或羧甲基纤维素（可用普通胶水、化学糨糊等代替），为了防止组织与样本托切片时分离，可用力将 OCT 涂抹在样本托上，将 OCT 涂入样本托的底纹内，然后放上组织，再放上标记姓名、冷冻号、二维码的小标签；小组织，一定要先垫上胶，等2/3 冻住时再放上组织，保证组织在同一个平面。如果有微小肿块，取材医生一定要与技术员交代清楚，严格控制修片厚度和深度。如果是脂肪夹杂的淋巴结，一定要把脂肪去干净，如果是多颗，摆放时尽可能放在一起，靠得越近越好切；囊壁组织可以卷起来竖着包埋。

6. 待冷冻台温度降到 –45℃ 至 –50℃ 左右放上加了组织的样本托快速冷冻，待组织还有 1.5mm 厚度没冻住时压上冷锤速冻（有条件的可以放入液氮中冷却，也可以在快速制冷仪中冷却），对于不太容易产生冰晶又比较硬的组织如子宫肌瘤，不压冷锤。根据不同组织调节不同的样本头温度，一般标本为 –18℃ 至 –20℃。如果是脑、肝、甲状腺、肾上腺、脾脏、内膜等容易发脆的组织，可设 –14℃ 至 –16℃；带有脂肪的组织可设为 –35℃ 至 –25℃，甚至更低。

7. 粗切（一般选择 15~20 微米，最好切 5~10 次修全），修出切面后细切几张，用毛笔刷去刀上组织片。

8. 放下抗卷板，开始切片（也可以不用抗卷板，用笔拉住切片的一端，边切边拉），切片厚度一般为 5~6 微米，脂肪可以切 10~20 微米，切出的片子用载玻片贴附后立即放入甲醇乙酸固定液（甲醇 95ml+ 乙酸 5ml）或其他醇性固定液［如纯甲醇液、AAF（甲醛 – 冰乙酸 – 乙醇）液］中固定，固定时间为 10~20 秒。

9. 将整张切片没入 75% 乙醇中浸泡 1 分钟（给整张载玻片灭菌），更换手套。

10. 直接放入苏木精（室温）2~3 分钟。

11. 水洗。

12. 0.5%~1% 盐酸乙醇分化 1~2 秒。

13. 水洗。

14. 温水蓝化数秒。

15. 伊红 1~2 秒。

16. 梯度乙醇快速脱水，二甲苯透明，中性树胶封固。

17. 核对姓名和冷冻号，贴上标签。

第六节 常用的病理染色技术及其应用

未经染色的组织切片和细胞涂片，即使显微镜有足够的分辨率和放大倍数，也无法直接在光学显微镜下进行观察。为了提高标本各部分在光学显微镜下的分辨率，达到有效地观察组织细胞结构的目的,必须进行适当的染色。

苏木精－伊红染色(hematoxylin-eosin staining, HE 染色)能较好地显示组织结构和细胞形态,可用于观察、描述正常和病变组织的形态学,而且 HE 切片可较长时间保存,因而是生物学和医学领域(包括诊断、教学和科研)中最基本、应用最广泛的染色方法,称为常规染色方法。

一、苏木精液的配制

1. Harris 苏木精液

(1)配方:苏木精 1g,无水乙醇 10ml,蒸馏水 200ml,十二水硫酸铝钾 20g,氧化汞 0.5g。

(2)配制:先将苏木精溶于无水乙醇中待用,然后把硫酸铝钾放入蒸馏水中加热溶解,再加入苏木精煮沸 2 分钟。用玻棒蘸极少量的氧化汞(红色、黄色氧化汞均可)加入,以防止氧化过程中液体剧烈沸腾外溢(选用比配制容积大一倍的烧杯,大口容器比三角烧瓶更不容易使液体外溢),快速搅拌后再加入少许氧化汞,边搅拌边加,一定要注意刚开始时氧化汞的量只能加极少量,待加到液体不再剧烈沸腾了,再增加氧化汞的量,直至加完。加入氧化汞所需的时间、氧化汞的溶解程度以及电炉的功率是此配方的关键,也是每个人配出来的试剂染色效果各不相同的原因。

加热结束后应立即移至冰水中冷却(其目的是防止在高温下氧化剂继续反应,作用过快而导致苏木精过度氧化),然后静置一夜、过滤,以 3% 的比例加入乙酸。

此液可放置 3~6 个月。由于氧化汞与苏木精的结合很容易产生氧化膜,因此,出现氧化膜后需要过滤后才能使用,确保切片无污染;根据细胞浆非特异性染色情况决定是否需要添加乙酸及乙酸的量。当染色到一定量(500ml 染 2 000~2 500 张切片)或细胞核开始发灰时,则不能再使用。

为了减缓苏木精的氧化速度,可在苏木精配方内加入稳定剂——甘油,以减少氧化膜的产生,缺点是会使肠黏膜等产生共染现象,黏液、细胞浆染成蓝色。

2. 改良 Gill 苏木精液

(1)配方:苏木精 5g,无水乙醇 400ml,十八水硫酸铝 40g,蒸馏水 1 000ml,碘酸钠 0.4~0.5g,乙酸 20~50ml。

(2)配制:先将苏木精溶于无水乙醇,硫酸铝溶于蒸馏水,然后将两液混合(如果在室温低于 20~25℃时,可以选择混合后加温至 50~60℃,但加温配制容易产生少量硫酸铝结晶),然后加入碘酸钠,使用前加入乙酸,放置一个月后再使用效果更好。

3. Ehrlich 苏木精液

(1)配方:苏木精 2g,无水乙醇 100ml,甘油 100ml,乙酸 10ml,十二水硫酸铝钾 2~3g,蒸馏水 100ml。

(2)配制:先将苏木精溶于无水乙醇,加甘油和乙酸待用,然后把硫酸铝钾溶于蒸馏水,再注入苏木精液,用玻璃棒搅匀,轻盖瓶口(可用棉花),置于日光下。经常开启瓶口并摇匀,2~3 个月后,变为褐色即可使用。

4. Mayer 改良苏木精液

(1)配方:苏木精 2g,无水乙醇 40ml,十二水硫酸铝钾 100g,蒸馏水 600ml,碘酸钠 0.4g,乙酸 15~20ml。

(2)配制:稍加热使硫酸铝钾溶于蒸馏水中,同时将苏木精溶于无水乙醇,再将二液混合,加入碘酸钠,充分溶解。

此液也是进行性苏木精液,注意事项与 Gill 改良苏木精液相同。

5. 改良 Lillie-Mayer 苏木精染液

(1)配方:苏木精 5g,无水乙醇 50ml,十二水硫酸铝钾 50g,蒸馏水 650ml,碘酸钠 0.5g,丙三醇 300ml,冰乙酸 20ml。

(2)配制:苏木精溶入无水乙醇,硫酸铝钾溶入蒸馏水(可适当加热促进溶解,溶解后需降温至室温),将苏木精无水乙醇与硫酸铝钾溶液混匀,加入碘酸钠,充分搅拌至碘酸钠彻底溶解,最后加入甘油和冰乙酸,充分搅拌至甘油溶解。配制的染液放置一周后使用更佳,因苏木精进一步氧化成熟,染色能力增强,但肠黏膜等会产生共染现象,黏液、细胞浆染成蓝色。

二、伊红染色液的配制

1. 0.5% 水溶性伊红染液

配方:伊红 Y(水溶性)1g,蒸馏水 200ml,冰乙酸 1~5 滴。

2. 酸化水溶性伊红染液

（1）配方：伊红 Y（水溶性）2.5g，蒸馏水 500ml。

（2）配制：将伊红 Y 溶于蒸馏水中，然后加浓盐酸 10ml，充分搅拌，静置过夜后过滤。过滤后的沉淀用蒸馏水冲洗两次，再过滤，将沉淀物连同滤纸一起放入温箱内干燥，加 95% 乙醇 1 000ml 配成饱和液。使用前再用 95% 乙醇以 1:2~1:1 倍稀释，加入少量乙酸直到染液至半透明状。此方法的化学反应是四溴荧光素钠 +HCl 生成四溴荧光素 +NaCl，实际上就是把水溶性伊红制成醇溶性伊红。

3. 0.25% 醇溶性伊红染液

（1）配方：伊红 Y（醇溶性）2.5g，95% 乙醇 1 000ml，乙酸 0.5ml（10 滴）。

（2）配制：一般 100ml 只需 1 滴乙酸，也就是 30~50μl，起到促染作用。

（3）注意事项：伊红的染色速度与 pH 值相关，pH 值越小，染色速度越快。当伊红染液 pH 值在 3.5 时，染色时间只需几秒；当伊红染液 pH 值在 6.5 时，染色时间需要 2~3 分钟甚至更长。由于细胞胞浆的等电点 pH 为 4.7~5.0，细胞核染色质的等电点 pH 值为 3.3~3.6，所以当伊红 pH 小于 3.6 时，尽管染色时间快，也会出现共染现象（机器自动染色更明显），导致核颜色发紫，对比不鲜明，并且切片长时间存放容易褪色。随着 pH 值的增加，pH 值超过 5.0 后，伊红的结合能力下降，染色时间延长，染液结合牢度减弱，在乙醇脱水过程中容易出现快速褪色和着色不均等现象。因此，恰当的 pH 值很重要，以色彩鲜艳、对比鲜明、结合牢固为原则，在配制醇溶性伊红时最好使用 pH 计，根据酸碱度，用乙酸或 1 mol/L 氢氧化钠调节，伊红的 pH 值调整至 3.7~4.6 为佳。

三、染色步骤

1. 二甲苯脱蜡 2×5min。
2. 无水乙醇洗去二甲苯 1~2min。
3. 95%、75% 乙醇各 1min，自来水洗 1min。
4. 苏木精染色 5~15min，自来水洗 1min。
5. 1% 盐酸乙醇分化 5~20s，自来水洗 1min。
6. 稀氨水（1%）返蓝 30s，自来水洗 10min。
7. 伊红染色 5~30s，自来水洗 10s。
8. 85% 乙醇 30s。
9. 95% 乙醇 2×1min。
10. 无水乙醇 2×2min。
11. 二甲苯 3×2min。
12. 中性树胶或加拿大树胶封片。

结果：细胞核呈蓝色；细胞浆、肌肉、结缔组织、红细胞和嗜伊红颗粒呈不同程度的红色。钙盐和各种微生物也可染成蓝色或紫蓝色。

四、注意事项

1. 脱蜡必须干净（保证二甲苯和乙醇的洁净度），脱蜡不干净，会导致切片着色不均，点状或片状不着色，核质对比不清。

2. 苏木精染色时间的快慢由苏木精的 pH 值、成熟度和室温所决定。一方面，当室温低于 20℃时，着色能力迅速随温度的降低而下降。因此，必须延长苏木精的染色时间或给苏木精加热；另一方面，当室温低于 20℃时，苏木精的成熟能力也在下降。因此，要提前 2~3 个星期配制苏木精，给与苏木精充分的氧化时间，避免由于氧化不足而导致不容易上色的现象。

3. 苏木精染色完成后必须用 1% 盐酸乙醇分化，这样可以去除过深的核着色及胞浆上多余的苏木精浮色，使切片对比更鲜明。

4. 苏木精染色完成水洗后，应该用显微镜观察细胞核颜色的深浅，以决定分化时间的长短。

5. 盐酸乙醇分化水洗后，也应该用显微镜观察细胞核颜色的深浅是否适当，以决定是否还需要盐酸乙醇分化或苏木精重染。

6. 蓝化后流水冲洗，除去切片上残留的碱性物质，确保切片长期保存不褪色。

（丁　伟）

参 考 文 献

［1］李甘地．组织病理技术．北京：人民卫生出版社，2002.

［2］丁伟，王德田．简明病理学技术．杭州：浙江科学技术出版社，2014.

［3］丁伟，周立新，唐巍，等．组织脱水过程中的脱脂方法．中华病理学杂志，2019，48（3）：248-250.

［4］来茂德．病理学高级教程．北京：人民军医出版社，2013.

［5］丁伟，严丽萍，姚洪田．量化管理在病理染片过程中的应用．临床与实验病理学杂志，2002，18（2）：142.

［6］丁伟．影响冰冻切片质量因素的探讨．诊断病理学杂志，1995，2（4）：238.

［7］刘介眉．病理组织染色的理论方法和应用．北京：人民卫生出版社，1983.

［8］凌启波．实用病理特殊染色和组化技术．广州：广东高等教育出版社，1989.

［9］麦兆煌．病理组织标本制作技术．北京：人民卫生出版社，1962.

［10］王伯沄，李玉松，黄高昇，等．病理学技术．北京：人民卫生出版社，2000.

第三章　特殊染色技术及酶组织化学技术

第一节　特殊染色技术和基本原理

一、特殊染色技术

HE 染色是病理学技术中最基本和最常用的染色技术,能满足绝大部分送检标本常规显微镜下观察的要求,但并不能解决诊断中的所有问题,尤其涉及到病因学、组织发生学及发病机制的研究时更显不足,组织细胞中很多物质在临床病理诊断和研究中需要观察,而在 HE 染色中往往观察不到或难以观察到。因此,日常病理工作中还常需用到一些特殊染色技术。虽然现在很多特殊染色技术已被免疫组织化学技术所代替,但不少特殊染色技术因所需时间较短,操作简单,试剂价格相对低廉,在许多基层单位也可开展,因此在常规病理工作中仍有一定的位置和实际应用价值,是临床病理诊断和研究中重要的辅助染色技术。

二、特殊染色技术的基本原理

特殊染色技术中,大部分组织细胞中的待检测物质是直接通过与染料结合而被染上颜色,如在淀粉样物质染色中,淀粉样物质通过与染料刚果红结合而被染色呈红色,一般黏液与染料阿尔新蓝结合被染色呈蓝色;也有些待检测物质是经过生物化学反应或化学反应形成有色的不溶性的沉淀物而呈色,如网状纤维染色,网状纤维与银氨液中的 $[Ag(NH_3)_2]^+OH^-$ 结合,$[Ag(NH_3)_2]^+OH^-$ 被甲醛还原成银沉淀而呈黑色,还原反应如下:$[Ag(NH_3)_2]^+OH^- + HCHO \rightarrow 2Ag \downarrow + HCOOH + 4NH_3 + H_2O$,待检测物质呈色后可在显微镜下被清楚观察到。

第二节　常用的特殊染色方法及其应用

一、结缔组织染色

结缔组织含有三种纤维,即胶原纤维、网状纤维和弹性纤维。这三种纤维广泛分布于人体和动物身体各处,具有支持、营养、防御保护和创伤修复等功能。这三种纤维在 HE 染色时常不易区分,但通过特殊染色可以鉴别。

(一)胶原纤维染色

胶原纤维(collagen fiber)是结缔组织三种纤维中分布最广、含量最多的一种纤维,在皮肤、巩膜和肌腱中最为丰富。胶原纤维主要是由成纤维细胞产生的一种胶原蛋白铰链而成。胶原纤维分子中含有碱性氨基酸,能够与酸性染料进行结合反应。

Masson 三色染色法

【试剂配制】

（1）铁苏木精液:1% 苏木精无水乙醇液 10ml,1.2% 三氯化铁 10ml,盐酸 0.1ml。

（2）丽春红酸性品红液:酸性复红 0.3g,丽春红 0.7g,蒸馏水 99ml,冰醋酸 1ml。

（3）磷钼酸液:磷钼酸 1g,蒸馏水 100ml。

（4）苯胺蓝液:苯胺蓝 2g,蒸馏水 98ml,冰醋酸 2ml。

（5）冰醋酸液:冰醋酸 1ml,蒸馏水 99ml。

【染色步骤】

（1）石蜡切片常规脱蜡至水。

（2）铁苏木精液染色 5~10min。

（3）1% 盐酸酒精分化。

（4）流水冲洗 10min。

（5）丽春红酸性品红液染 10min。

（6）蒸馏水洗。

（7）磷钼酸液洗 10min。

（8）苯胺蓝液染 5min。

（9）冰醋酸水洗 2min。

（10）常规酒精脱水，二甲苯透明，中性树胶封固。

【结果】

胶原纤维蓝色，肌纤维红色，细胞核蓝褐色（图 3-1）。

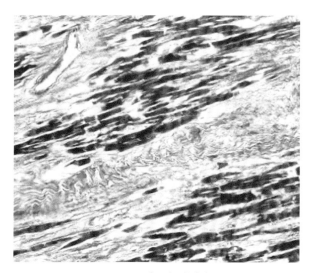

图 3-1　胶原纤维染色

【注意事项】

（1）组织最理想是用 Bouin 液固定，有利于染色。

（2）用 Weigert 铁苏木精染细胞核，着色深不易褪色。

（3）丽春红酸性品红液经磷钼酸分化时须在显微镜下控制至肌纤维清晰为止。

（4）用亮绿代替苯胺蓝染胶原纤维成绿色。

【应用】

胶原纤维染色在病理形态学上主要用于帮助判断梭形细胞肿瘤的来源，对纤维性、肌源性或神经性肿瘤进行鉴别诊断；也可用于显示组织或器官的损伤、修复与纤维化情况，如早期肝硬化、心肌瘢痕灶及其他纤维组织增加或减少性病变等。

（二）网状纤维染色

网状纤维（reticular fiber）是结缔组织内的一种交错排列的纤细纤维，交织呈致密网状，故得名。网状纤维是构成组织的网状支架，在 HE 染色时不易辨别，若用银氨溶液浸染能使纤维变成黑色，故又称嗜银纤维。其染色的基本原理为网状纤维表面的糖蛋白与银化合物结合，再经过甲醛还原成为金属银沉淀于纤维内。网状纤维染色可显示网状纤维及基底膜物质，其中网状纤维主要由 III 型胶原纤维组成，在机体结缔组织中广泛存在。而基底膜主要由 IV 型胶原及层黏连蛋白组成。

Gomori 银染色法

【试剂配制】

（1）硝酸银液：硝酸银 10g，蒸馏水 100ml。

（2）氢氧化钾液：氢氧化钾 10g，蒸馏水 100ml。

（3）高锰酸钾液：高锰酸钾 0.25g，蒸馏水 100ml。

（4）草酸液：草酸 2g，蒸馏水 100ml。

（5）硫酸铁铵液：硫酸铁铵 2g，蒸馏水 100ml。

（6）Gomori 银氨液：取硝酸银液 5ml，滴加氨水至溶液清亮为止。再加入 5ml 氢氧化钾液，此时该液变为黑色，再滴加氨水至清亮为止，用蒸馏水补足至 50ml。

【染色步骤】

（1）石蜡切片常规脱蜡至水。

（2）高锰酸钾液氧化 5min，自来水洗 1min。

（3）草酸液漂白 2min，水洗 2min。

（4）硫酸铁铵液媒染 5min，水洗 1min，蒸馏水洗 2 次。

（5）Gomori 银氨液 3min，蒸馏水洗 2 次。

（6）10% 甲醛液还原 5min，蒸馏水浸洗 2 次。

（7）常规酒精脱水，二甲苯透明，中性树胶封固。

【结果】

网状纤维呈黑色，细胞核呈棕黑色至黑色（图 3-2）。

【注意事项】

（1）配制试剂所需器皿要洗干净，所用的蒸馏水要纯。

（2）配制银氨液时加氨水要适量，不能过多，也不能过少。配好的银氨液遇光或受空气作用后易解离析出银盐，故需避光保存。银氨液一般宜新鲜配制，置于 4℃冰箱中可保存数天。

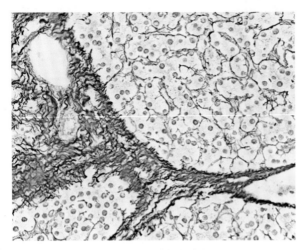

图 3-2 网状纤维染色

（3）避免染色时间过长出现银颗粒沉淀。

【应用】

网状纤维染色的应用包括：

（1）在肿瘤病理诊断中具有鉴别诊断作用：

1）区分癌与肉瘤：可见网状纤维包绕癌巢，巢内癌细胞间则没有；而在大多数肉瘤，单个瘤细胞间可见较丰富的网状纤维。

2）区分某些间叶组织肿瘤：典型的纤维肉瘤病例，网状纤维丰富且完全包绕单个瘤细胞；典型的恶性外周神经鞘膜瘤，网状纤维则与梭形细胞平行分布，并不包绕瘤细胞。

（2）观察肝脏病变处的网状支架塌陷、破坏或增生等改变。

（三）弹性纤维染色

弹性纤维（elastic fiber）广泛分布于身体各处，特别在肺泡、动脉壁、支气管和皮肤等处最为丰富。其主要成分为含有丰富二硫键（R-S-S-R）的糖蛋白，故又称为弹力蛋白。

醛品红染色法

【试剂配制】

（1）鲁氏（Lugol）碘液：碘片 1g，碘化钾 2g，蒸馏水 100ml。

（2）5% 硫代硫酸钠水溶液：硫代硫酸钠 5g，蒸馏水加至 100ml。

（3）醛品红液：碱性品红 0.5g，70% 酒精 100ml，浓盐酸 1ml，三聚乙醛 1ml。将碱性品红溶于 70% 酒精，再加浓盐酸和三聚乙醛，室温静置 2~3 天（室温低时需 3~4 天），成熟（变为深紫色）后过滤，4℃冰箱内保存备用。

（4）橙黄 G 染液：橙黄 G 2g，蒸馏水 100ml，磷钨酸 5g。

【染色步骤】

（1）石蜡切片常规脱蜡至水。

（2）Lugol 碘处理 5min，稍水洗。

（3）5% 硫代硫酸钠水溶液处理 5min，流水冲洗 5min。

（4）70% 酒精稍洗。

（5）醛品红染 10min。

（6）70% 酒精浸洗 2 次，每次约 30s，至切片不再脱色为止，稍水洗。

（7）橙黄 G 染液染约 1s，稍水洗。

（8）常规酒精脱水，二甲苯透明，中性树胶封固。

【结果】

弹性纤维呈深紫色，底色为不同程度的黄色（图 3-3）。

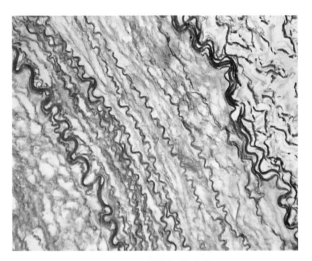

图 3-3 弹性纤维染色

【注意事项】

（1）醛品红液放 4℃冰箱内保存，可保存 6 个月，用前需恢复至室温，醛品红液保存时间过长，则染色时间亦要加长。

（2）橙黄 G 液要淡染，避免掩盖弹性纤维的颜色。

【应用】

弹性纤维染色常用于观察皮肤组织的弹性纤维增生、卷曲、变性、崩解等变化以诊断多种皮肤组织病变；观察病变中弹性纤维是否增生与破坏，如肺气肿等的弹性纤维断裂、变性或萎缩、高血压病时小动脉管壁弹性纤维的异常增生、动脉粥样硬化症动脉管壁弹性纤维的崩解、断裂与缺失，以及各种实验动物组织中的血管壁损害和增生情况。此外，弹性纤维染色对弹性纤维瘤的诊断有决定作用。

二、糖类染色

糖类（carbohydrate）广泛存在于动植物中，通常分为三大类：①单糖和双糖；②多糖（polysaccharide）；③黏多糖（mucopolysaccharide）。其中多糖又分为淀粉、纤维素和糖原。前两者主要存在于植物界。

糖类染色被广泛地应用于人体和实验动物组织的病理诊断与研究。

（一）糖原染色

糖原是单纯的多糖，正常情况下，在动物和人体的肝细胞、心肌和骨骼肌含量最多，存在于胞浆内。糖原易溶于水，在酶的作用下很容易分解为葡萄糖，而葡萄糖更易溶于水。根据糖原的这一特性，组织中的糖原必须在其新鲜时用特殊固定液固定才能保存下来。

过碘酸 – 无色品红（PAS）染色法

【试剂配制】

（1）0.5% 高碘酸液：高碘酸 0.5g，蒸馏水 100ml。4℃冰箱中保存待用。

（2）席夫试剂（Schiff reagent）：碱性复红 1g，蒸馏水 200ml，1mol/L 盐酸 20ml，偏重亚硫酸钠 2g，活性炭 2g。先将 200ml 蒸馏水煮沸，加入 1g 碱性复红，再煮沸 1 分钟，冷却到 50℃时加入 20ml 1mol/L 盐酸，35℃时加入 2g 重亚硫酸钠。溶液呈淡红色或黄色，加入活性炭后一段时间变为无色液体（也称为无色品红），过滤，4℃冰箱中保存待用。

（3）0.5% 偏重亚硫酸钠液：偏重亚硫酸钠 0.5g，蒸馏水 100ml。

（4）Mayer 苏木精液：苏木精 0.1g，蒸馏水 100ml，碘酸钠 20mg，硫酸铝铵 5g，柠檬酸 100mg，水合氯醛 5g。先将蒸馏水加温至 50℃溶解苏木精，再加入碘酸钠、硫酸铝铵、柠檬酸与水合氯醛，放 4℃冰箱保存。

【染色步骤】

（1）用 Carnoy 固定液或无水乙醇固定组织。

（2）石蜡切片 2 张，常规脱蜡至水，蒸馏水洗。

（3）其中 1 张片用 1% 淀粉酶 37℃消化 60min，或唾液 37℃消化 30min。

（4）0.5% 高碘酸氧化 20min，蒸馏水稍洗。

（5）席夫试剂（Schiff reagent）于暗处染色 10~20min。

（6）0.5% 偏重亚硫酸钠液洗 2 次，每次 2min，流水冲洗 5min。

（7）用 Mayer 苏木精液染核 2~3min。

（8）自来水洗至细胞核变蓝为止。

（9）常规酒精脱水，二甲苯透明，中性树胶封固。

【结果】

糖原呈红色（消化后为阴性，不消化为阳性），细胞核呈蓝色（图 3-4）。

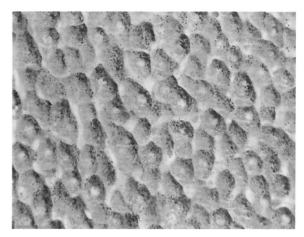

图 3-4　糖原染色

【注意事项】

（1）做糖原染色的组织不能用水溶性固定液固定，有专门的糖原固定液，否则糖原会被水溶解。

（2）组织切片中因固定原因可出现糖原颗粒趋于细胞一端的情况。

（3）配制席夫试剂的偏重亚硫酸钠质量必须纯，不能用陈旧的试剂。

（4）席夫试剂（Schiff reagent）在室温进行染色，温度越高，染色时间越短。

（5）对照片用唾液或 1% 淀粉酶消化后染色，结果为阴性。

【应用】

PAS 染色在明确细胞内空泡的性质、糖原贮积病的诊断以及某些肿瘤的鉴别诊断（如鉴别肝细胞癌与胆管癌、骨尤因肉瘤、横纹肌肉瘤、脊索瘤等）方面具有重要作用。因其可显示中性黏液物质，故对低分化腺癌的诊断有帮助。因其可清楚地显示基底膜，因此在肾小球肾炎的诊断与分类中广泛应用。此外，PAS 染色对显示腺泡状软组织肉瘤瘤细胞胞浆内结晶物、浆细胞胞浆内的拉塞尔（Russell）小体和核内的 Dutcher 小体以及真菌与寄生虫均极有帮助。

（二）黏液染色

动物和人体中的各种腺体及许多组织、细胞都能制造或分泌黏液物质。由于物质中含酸基的不同，黏液物质又分为中性黏液物质（neutral mucosubstances）酸性黏液物质（acid mucosubstances）和混合性黏液物质（mixed mucosubstances）。中性黏液物质（又叫中性黏多糖，neutral mucopolysaccharide）含有氨基己糖和游离的己糖基，不含任何酸根，多见于胃黏膜的表面上皮、十二指肠腺、颌下腺及前列腺上皮细胞等。酸性黏液物质（又叫酸性黏多糖，acid mucopolysaccharide）中含有氨基己糖及各种酸根，可分为硫酸化（含硫酸根）和非硫酸化（不含硫酸根）两类，前者又可再分为强硫酸化黏液物质（结缔组织黏液物质），主要见于皮肤、动脉和肺、软骨、角膜和肥大细胞；弱硫酸化黏液物质（上皮性黏液物质），多见于小肠、结肠、气管和支气管的杯状细胞和腺体。非硫酸化黏液物质，多见于眼球、脐带、支气管及肠道杯状细胞、唾液腺的黏液细胞等。

1. 阿尔新蓝 AB（pH2.5）染色法

【试剂配制】

（1）阿尔新蓝液（pH2.5）：阿尔新蓝 8GX（alcian blue 8GX）1g，蒸馏水 97ml，冰醋酸 3ml，麝香草酚 50mg。

（2）核固红液：核固红 0.1g，蒸馏水 100ml，硫酸铝 5g，麝香草酚 50mg。

【染色步骤】

（1）石蜡切片常规脱蜡至水，蒸馏水洗 1min。

（2）阿尔新蓝液染 30min，蒸馏水洗。

（3）核固红液染色 10min，自来水稍洗。

（4）常规酒精脱水，二甲苯透明，中性树胶封固。

【结果】

一般黏液蓝色，即含羧基黏液和弱硫酸化黏液物质呈蓝色，强硫酸化黏液物质淡染或不着染，胞核红色（图 3-5）。

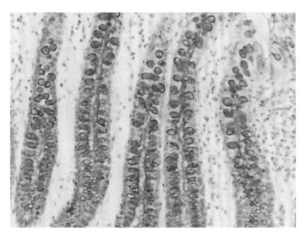

图 3-5 黏液染色

【注意事项】

（1）阿尔新蓝液的 pH 应为 2.5，放 4℃冰箱保存。

（2）核固红液配制时蒸馏水要加热至 50℃，可更好溶解核固红。

2. 阿尔新蓝 - 过碘酸 - 无色品红（AB-PAS）染色法

【试剂配制】

（1）阿尔新蓝液（pH 2.5）：阿尔新蓝 8GX（alcian blue 8GX）1g，蒸馏水 97ml，冰醋酸 3ml，麝香草酚 50mg。

（2）0.5% 高碘酸液：高碘酸 0.5g，蒸馏水 100ml。4℃冰箱中保存待用。

（3）席夫试剂（Schiff reagent）：碱性复红 1g，蒸馏水 200ml，1mol/L 盐酸 20ml，偏重亚硫酸钠 2g，活性炭 2g。先将 200ml 蒸馏水煮沸，加入 1g 碱性复红，再煮沸 1 分钟，冷却到 50℃时加入 20ml 1mol/L 盐酸，35℃时加入 2g 重亚硫酸钠。溶液呈淡红色或黄色，加入活性炭后一段时间变为无色液体（也称为无色品红），过滤，4℃冰箱中保存待用。

（4）0.5% 偏重亚硫酸钠液：偏重亚硫酸钠 0.5g，蒸馏水 100ml。

（5）Mayer 苏木精液：苏木精 0.1g，蒸馏水

100ml,碘酸钠 20mg,硫酸铝铵 5g,柠檬酸 100mg,水合氯醛 5g。先将蒸馏水加温至 50℃溶解苏木精,再加入碘酸钠、硫酸铝铵、柠檬酸与水合氯醛,放 4℃冰箱保存。

【染色步骤】

（1）石蜡切片常规脱蜡至水。蒸馏水洗 1min。

（2）阿尔新蓝液染 30min,蒸馏水洗。

（3）过碘酸氧化 10min,自来水冲洗,蒸馏水稍洗。

（4）席夫试剂（Schiff reagent）于暗处染色 10~20min。

（5）0.5% 偏重亚硫酸钠液洗 2 次,每次 2min,流水冲洗 5min。

（6）用 Mayer 苏木精液染核 2~3min。

（7）自来水洗至细胞核变蓝为止。

（8）常规酒精脱水,二甲苯透明,中性树胶封固。

【结果】

中性黏液物质呈红色,酸性黏液物质呈蓝色,细胞核淡蓝色。

【注意事项】

（1）席夫试剂不能染色过深,否则遮盖阿尔新蓝液的染色。

（2）Mayer 苏木精染细胞核要浅染,也可省去细胞核染色。

【应用】

黏液物质染色主要用于黏液性肿瘤的鉴别和证明肿瘤内是否含有黏液,如鉴别黏液瘤、黏液肉瘤、脂肪肉瘤、胃低分化腺癌、黏液腺癌、软骨黏液样纤维瘤、黏液表皮样癌、结缔组织疾病及慢性胃炎的肠上皮化生（分泌酸性黏液物质）等,还可用于显示黏液性水肿、黏液变性等病理性改变。

黏液物质染色法有多种,阿尔新蓝和 PAS 联合应用可显示中性、轻度酸性及高度酸性黏液物质,是最好的广谱黏液（pan-mucin）染色法。如欲特异地显示酸性黏液物质,则可选用阿尔新蓝（pH 1.0）法、胶体铁或高铁二胺 – 阿尔新蓝法。

三、脂质染色

脂类（lipid）包括脂肪和类脂,根据其性质分为中性脂肪、脂肪酸、胆固醇、磷脂及其他类脂质。中性脂类包括甘油三酯、胆固醇、类固醇及糖脂等。酸性脂类包括脂肪酸和磷脂等。各种脂肪与类脂质在体内都是混合存在的。体脂主要为中性脂肪。类脂的功能为与蛋白质、糖类结合构成细胞的组成成分。脂质理想的固定剂是甲醛钙（钙离子的存在有利于磷脂结构的保存）或中性缓冲甲醛,因为脂质的共同物理性质为不溶于水而易溶于乙醇、乙醚、四氯化碳等有机溶剂。因此,选择固定剂时应避免用有机溶剂。脂肪染色切片要用冷冻切片。

苏丹Ⅲ染色法

【试剂配制】

（1）苏丹Ⅲ液:苏丹Ⅲ0.5g,70% 酒精 50ml,丙酮 50ml。70% 乙醇和丙酮混合后溶解苏丹Ⅳ,放置 1 天后可用,4℃冰箱保存。

（2）Mayer 苏木精液:苏木精 0.1g,蒸馏水 100ml,碘酸钠 20mg,硫酸铝铵 5g,柠檬酸 100mg,水合氯醛 5g。先将蒸馏水加温至 50℃溶解苏木精,再加入碘酸钠、硫酸铝铵、柠檬酸与水合氯醛,放 4℃冰箱保存。

【染色步骤】

（1）冷冻切片厚 6~8μm。

（2）70% 酒精稍浸洗。

（3）苏丹Ⅲ液浸染 1min。

（4）70% 酒精稍洗,蒸馏水浸洗 1min。

（5）Mayer 苏木精染胞核 2min,自来水洗 10min。

（6）用滤纸把组织周围水分抹干。

（7）甘油明胶封固。

【结果】

中性脂肪橙红色,细胞核蓝色（图 3-6）。

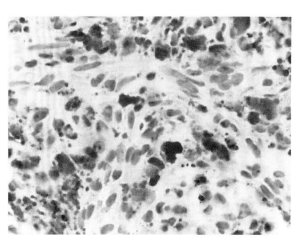

图 3-6 脂质染色

【注意事项】

（1）苏丹Ⅲ液会出现沉淀，可用上清液染色。

（2）不能用酒精、二甲苯等试剂进行脱水透明，这些试剂会溶解脂肪。

（3）也可用苏丹Ⅱ，苏丹Ⅳ等苏丹染料，只是红色的结果颜色有少许差异。

【应用】

脂肪染色的应用主要为显示脂质的异常沉积，可鉴别细胞内空泡的性质（水样变性、糖原或脂肪空泡），对于肾透明细胞癌与肾上腺肿瘤、卵巢纤维瘤及卵泡膜细胞瘤、皮脂腺癌与鳞状细胞癌的鉴别诊断有意义。此外，亦可用于显示动脉粥样硬化斑块内的胆固醇沉积、脂肪栓塞、先天性类脂质沉积病（如戈谢病、尼曼 - 皮克病等）时网状内皮系统的类脂沉着等。但脂肪染色对于脂肪肉瘤的诊断无明显价值，因为许多脂肪肉瘤几乎不含可着色的脂肪，而一些非脂肪组织的肿瘤内却含有相当数量的脂肪。

四、色素与病理性沉着物染色

组织含有色素或沉着物需鉴别，如黑色素、含铁血黄素、胆色素、脂褐素、碳尘和淀粉样物质等。特殊染色有助于鉴别诊断。

1. 黑色素染色法：硫酸亚铁染色法

黑色素由黑色素母细胞合成，它以酪氨酸为原料，在酪氨酸酶的氧化作用下，经一系列变化形成黑色素。在正常情况下，皮肤的表皮、毛囊、眼的虹膜、睫状体、脉络膜、软脑膜、黑质、蓝斑、交感神经节和脊神经节的节细胞均可有黑色素沉着。黑色素在 HE 染色切片中呈大小不一的颗粒状，棕黄色或棕黑色。

【试剂配制】

（1）2.5% 硫酸亚铁液：硫酸亚铁 2.5g，蒸馏水 100ml。

（2）铁氰化钾液：铁氰化钾 1g，蒸馏水 99ml，冰醋酸 1ml。

（3）1% 冰醋酸：冰醋酸 1ml，蒸馏水 99ml。

（4）核固红液：核固红 0.1g，蒸馏水 100ml，硫酸铝 5g，麝香草酚 50mg。

【染色步骤】

（1）石蜡切片厚 4μm，常规脱蜡至水，蒸馏水再洗一次。

（2）2.5% 硫酸亚铁液处理 1 小时，蒸馏水洗 3 次，每次约 3~5min。

（3）铁氰化钾液处理 30min。

（4）1% 冰醋酸稍洗 2~3s，蒸馏水稍洗。

（5）核固红液染色 10min，蒸馏水稍洗。

（6）常规酒精脱水，二甲苯透明，中性树胶封固。

【结果】

黑色素绿色至墨绿色，细胞核红色。

【注意事项】

（1）硫酸亚铁液和铁氰化钾液均需每次新配。

（2）组织在含有含铁血黄素时，如存有微量亚铁离子时，也可产生阳性反应，必要时需做含铁血黄素对照。

（3）核固红液配制时蒸馏水要加热至 50℃，可更好溶解核固红。

【应用】

黑色素染色可应用于黑色素瘤的诊断、某些含有黑色素的肿瘤的诊断、色素沉着或脱失性皮肤病的诊断，以及与其他色素性沉积物的鉴别诊断。

2. 含铁血黄素染色：亚铁氰化钾染色法

含铁血黄素（hemosiderin）是一种血红蛋白源性色素，以三价铁为主。在 HE 染色切片中，为金黄或棕黄色、大小不等、形状不一的颗粒，分布于细胞内或细胞外。组织中大量出现含铁血黄素属于病理现象，见于陈旧性出血灶、肺淤血、脾淤血等长期慢性淤血性疾病，亦可见于其他病变。

【试剂配制】

（1）亚铁氰化钾染色液：2% 亚铁氰化钾 50ml，2% 盐酸 50ml。

（2）核固红液：核固红 0.1g，蒸馏水 100ml，硫酸铝 5g，麝香草酚 50mg。

【染色步骤】

（1）石蜡切片常规脱蜡至水，蒸馏水洗 1min。

（2）亚铁氰化钾染色液染 15~20min。

（3）流水冲洗 2min。

（4）核固红液复染胞核 5~10min。

（5）稍水洗。

（6）常规酒精脱水，二甲苯透明，中性树胶封固。

【结果】

含铁血黄素呈蓝色，胞核呈红色（图 3-7）。

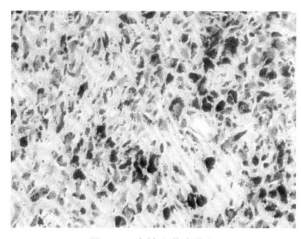

图 3-7 含铁血黄素染色

【注意事项】

（1）组织应采用中性甲醛液固定，避免用酸性固定液。

（2）盐酸等试剂纯度要高，避免其他离子影响染色反应，导致结果不可靠。

（3）染色操作避免使用铁制工具，外来铁离子会引起假阳性。

（4）核固红液配制时蒸馏水加热至50℃，可更好溶解核固红。

【应用】

含铁血黄素染色可用于显示和证明组织内局部的各种出血性病变，尤其是陈旧性出血灶，以及需证实含铁血黄素沉积的病变，从而与其他色素性沉积物进行鉴别。

3. 淀粉样物质染色：刚果红染色法

淀粉样物质在化学上属于糖蛋白，其蛋白部分与球蛋白相似。淀粉样蛋白的化学成分90%为淀粉样原纤维蛋白，10%为糖蛋白。淀粉样物质分布较为广泛，几乎可见于机体任何部位。淀粉样物质分为两个主要类型：原发性淀粉样变和继发性淀粉样变，以后者为常见，常与慢性炎症、全身消耗性疾病等有关。

【试剂配制】

（1）甲醇刚果红液：刚果红0.5g，甲醇70ml，甘油30ml。

（2）碱性酒精分化液：氢氧化钾0.2g，80%酒精100ml。

（3）Mayer苏木精液：苏木精0.1g，蒸馏水100ml，碘酸钠20mg，硫酸铝铵5g，柠檬酸100mg，水合氯醛5g。先将蒸馏水加温至50℃溶解苏木精，再加入碘酸钠、硫酸铝铵、柠檬酸与水合氯醛，放4℃冰箱保存。

【染色步骤】

（1）石蜡切片厚4μm，常规脱蜡至水。

（2）甲醇刚果红液染10min。

（3）碱性酒精分化，约2~5s，显微镜下控制至分化合适为度，流水冲洗5min。

（4）Mayer苏木精浅染胞核，流水冲洗10min。

（5）常规酒精脱水，二甲苯透明，中性树胶封固。

【结果】

淀粉样物质红色，胞核蓝色（图3-8）。在偏光镜下淀粉样蛋白呈现黄绿色的双折光（图3-9）。

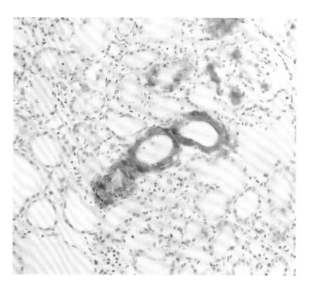

图 3-8 刚果红染色

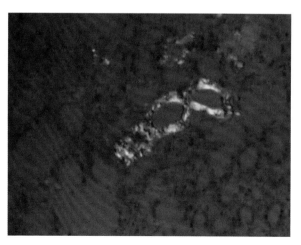

图 3-9 淀粉样蛋白在偏光镜下所见

【注意事项】

（1）要掌握好分化时间，需要在显微镜下控制，避免分化过度或不足。

（2）刚果红液用甲醇和甘油配制，滴染时注意染液扩散和挥发。

【应用】

淀粉样物质染色的应用包括：

（1）在多器官发生的全身性淀粉样变性时，可显示区分变性程度；

（2）用于全身消耗性疾病中，淀粉样变的观察；

（3）某些肿瘤的诊断与鉴别，如甲状腺髓样癌、胰岛细胞瘤、小细胞肺癌等，证明间质中存在淀粉样物质，是重要的诊断依据；

（4）显示皮肤组织、血管壁等淀粉样变，以及与其他变性的鉴别。

五、真菌染色

真菌又称霉菌，广泛分布于自然界，种类繁多，多数对人体是有益的，少数可导致人类疾病，称为病源性真菌。病源性真菌在人体内有些只引起浅表组织的疾病，如皮肤丝菌病头癣、肢癣等，有些则可侵入机体深部组织或造成系统性真菌感染，产生严重的内源性真菌病，如念珠菌病。

六胺银染色法

【试剂配制】

（1）8% 铬酸液：铬酸 8g，蒸馏水 100ml。

（2）0.5% 偏重亚硫酸钠液：偏重亚硫酸钠 0.5g，蒸馏水 100ml。

（3）5% 硝酸银液：硝酸银 5g，蒸馏水 100ml。

（4）3% 六次甲基四胺液：六次甲基四胺 3g，蒸馏水 100ml。

（5）六胺银贮备液：5% 硝酸银液 5ml，3% 六次甲基四胺液 100ml。将 5% 硝酸银慢慢加到 3% 六次甲基四胺内，开始形成白色沉淀，再慢慢变清。4℃冰箱保存。

（6）5% 四硼酸钠液：四硼酸钠 5g，蒸馏水 100ml。

（7）六胺银工作液：六胺银贮备液 15ml，蒸馏水 20ml，5% 四硼酸钠 2ml。

（8）0.1% 氯化金液：氯化金 0.1g，蒸馏水 100ml。

（9）5% 硫代硫酸钠液：硫代硫酸钠 5g，蒸馏水 100ml。

（10）Mayer 苏木精液：苏木精 0.1g，蒸馏水 100ml，碘酸钠 20mg，硫酸铝铵 5g，柠檬酸 100mg，水合氯醛 5g。先将蒸馏水加温至 50℃溶解苏木精，再加入碘酸钠、硫酸铝铵、柠檬酸与水合氯醛，放 4℃冰箱保存。

【染色步骤】

（1）石蜡切片常规脱蜡至水。

（2）8% 铬酸氧化 20min，流水稍洗。

（3）0.5% 偏重亚硫酸钠处理 1min，流水冲洗 5min，再用蒸馏水浸洗 2 次。

（4）58~60℃ 的六胺银工作液内染色 30~60min。染色时每隔 10min 取出观察结果，蒸馏水洗。

（5）0.1% 氯化金调色 1min，蒸馏水稍洗。

（6）5% 硫代硫酸钠处理 2min，流水冲洗 5min。

（7）Mayer 苏木精复染细胞核 5min，流水冲洗 10min 或伊红液复染，流水冲洗 1min。

（8）常规酒精脱水。二甲苯透明，中性树胶封固。

【结果】

真菌黑色，细胞核蓝色（苏木精复染），背景红色（伊红复染）（图 3-10）。

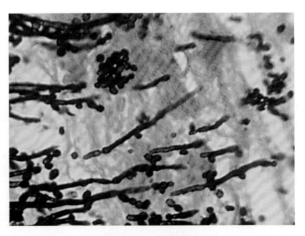

图 3-10　真菌染色

【注意事项】

（1）染色缸用前要洗干净，试剂纯度要高。

（2）六胺银染色需要在显微镜下观察控制染色。

（3）背景复染除了用苏木精,还可用橙黄G,背景橘黄色,用伊红复染,背景红色。

【应用】

真菌染色可用于新型隐球菌和酿母菌病、球孢子菌病和土壤丝菌病、组织胞浆菌病和球孢子菌病、毛霉菌病和曲菌病、皮肤真菌病等。

六、神经组织染色

神经纤维是由神经元发出的轴索及包裹在外面的髓鞘构成。神经纤维根据有无髓鞘可分为有髓神经纤维和无髓神经纤维。

1. 神经纤维染色:甘氨酸银染法

神经纤维的细微结构和某些特殊成分,需用特殊染色方法显示。银染色法可观察到神经元胞质中的神经纤维,为许多交错成网的细丝。

【试剂配制】

（1）1%硝酸液:硝酸银1g,蒸馏水100ml。

（2）酸性甲醛液:甲醛液25ml,蒸馏水75ml,1%硝酸液0.2ml。

（3）5%甘氨酸液:甘氨酸5g,蒸馏水100ml。

（4）甘氨酸银液:硝酸银15g,硝酸钾10g,蒸馏水100ml,5%甘氨酸液1ml。

（5）还原液:焦性没食子酸1g,蒸馏水45ml,无水酒精55ml,1%硝酸液0.2ml。

（6）苯胺油乙醇液:50%乙醇100ml,苯胺油2滴。

（7）5%硫代硫酸钠液:硫代硫酸钠5g,蒸馏水100ml。

【染色步骤】

（1）石蜡切片常规脱蜡至水。

（2）酸性甲醛液处理5min,蒸馏水洗3次,每次2min。

（3）甘氨酸银液作用15~20min,切片用滤纸抹干多余银液。

（4）用预热至45℃的还原液作用约2min。

（5）50%乙醇洗切片约10秒,再用蒸馏水洗,然后在显微镜下观察切片。

（6）滴入苯胺油乙醇液处理1min,流水稍冲洗。

（7）5%硫代硫酸钠处理2min,流水冲洗5min。

（8）常规酒精脱水,二甲苯透明,中性树胶封固。

【结果】

神经轴突等黑色,背景棕黄色。

【注意事项】

（1）组织固定1天或更长时间更利于染色。

（2）用两缸还原液进行还原效果更好。

（3）染色缸用前要洗干净,试剂纯度要高,避免非特异性染色。

（4）银液将背景染成棕黄色,因此不需要进行复染。

【应用】

常应用于神经组织疾病的诊断和研究中,如一些中毒性外周神经疾病等,可观察神经损害程度,也可用于诊断和鉴别某些神经系统肿瘤。

2. 髓鞘染色:砂罗铬花青法(改良Page)

髓鞘即有髓神经纤维外面包裹的一层节段性的鞘膜。髓鞘由髓磷脂所构成,约含60%的脂质和40%的蛋白质。脂质包括脂肪、卵磷脂、脑磷脂及胆固醇等。在每一节髓鞘的表面都有一个施万细胞,脑和脊髓的神经大多属于有髓神经纤维。

【试剂配制】

（1）10%硫酸铁铵液:硫酸铁铵10g,蒸馏水100ml。

（2）砂罗铬花青液:砂罗铬花青R 0.2g,蒸馏水96ml,10%硫酸铁铵4ml,浓硫酸0.5ml。

（3）0.5%氯化钙液:氯化钙0.5g,蒸馏水100ml。

（4）荧光桃红液:荧光桃红B 0.5g,0.5%氯化钙100ml。

【染色步骤】

（1）石蜡切片厚5μm,常规脱蜡至水。

（2）砂罗铬花青液染15~20min,流水冲洗1min。

（3）10%硫酸铁铵分化20s到3min,需在显微镜下观察控制。

（4）流水冲洗10min。

（5）荧光桃红染液复染3~5s,稍水洗。

（6）常规酒精脱水,二甲苯透明,中性树胶封固。

【结果】

髓鞘蓝色,红细胞深蓝色,神经细胞胞质、细胞核蓝色(图3-11)。

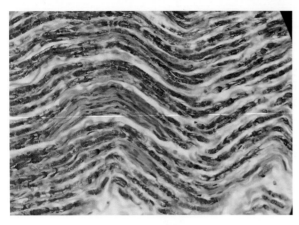

图 3-11　髓鞘染色

【注意事项】

（1）10% 硫酸铁铵液分化要在显微镜下观察，分化至胶原纤维和肌纤维接近无色或淡灰色，髓鞘呈蓝色为止。

（2）可用 HE 染色的伊红液代替荧光桃红液。

【应用】

髓鞘染色可用于显示神经组织疾病中髓鞘变性、脱失和轴突变性累及的区域、范围以及程度。如多发性硬化、急性出血性白质脑炎、脑脊髓炎、肿瘤性脑病、多发性神经炎等。

第三节　酶组织化学反应的主要方法和基本原理

一、酶组织化学反应的主要方法和基本原理

酶（enzyme）存在于细胞的各个部位，人和动物体内的各种化学反应（包括新陈代谢反应）都必须由酶来催化。组织细胞内的各种酶均不具有使其本身直接可见性的特性，常需用某些方法在一定条件下将组织细胞中的酶作用于特定的底物，以底物分解产物作为反应物质，在原作用部位进行捕捉反应，从而使其具有可见性。这种通过酶的作用形成反应产物，经捕捉反应来显示细胞和组织结构中的各种酶，并对其进行定性、定位、定量的方法称为酶组织化学反应。酶组织化学反应的主要方法主要分为：

1. 金属沉淀反应法　酶的分解产物可与大多数金属结合，金、银、铜、铁、铅、钴及其化合物均具有颜色。因此，在酶反应时使其与金属结合，利用其呈色反应，显示出酶反应的部位，间接地证明某种酶的存在。该法主要用于显示磷酸酶，如显示碱性磷酸酶的 Gomori 钙钴法和显示酸性磷酸酶的硝酸铅法。

2. 偶联偶氮法　此法又称偶氮色素法，其基本原理是使用某种人工合成底物，在酶作用下产生分解产物与重氮盐结合，引起偶联偶氮反应，形成不溶性偶氮色素，以此对酶进行定位。

常用的合成底物是萘酚系列化合物，其中萘酚 AS 的衍生物应用效果良好，如萘酚 AS-BI、萘酚 AS-D、萘酚 AS-TR 等。重氮盐种类不同，其偶氮颜色也有差异，可显示蓝、紫、红、褐、黑、棕色等。重氮盐有程度不同的酶活性抑制作用。

偶氮色素法有两种。①同时偶联法：酶在分解底物时生成无色的初级反应物，后者立即与重氮盐偶联，生成有颜色的偶氮色素。②后偶联法：为了防止重氮盐对酶的抑制作用，先使酶与底物作用，产生分解产物沉着，然后再与重氮盐形成偶氮色素。

偶联法是显示各种酶类最重要的方法，目前偶氮色素法有了不少改进，已被广泛应用。

二、酶组织化学反应的影响因素

酶组织化学反应中酶的活性是最重要的。因此，在制备标本及免疫组织化学实验中必须做到既要最大限度地保存酶的活性，又要保存好组织细胞的形态结构，以保证酶在组织细胞中的准确定位。在酶组织化学反应中，以下因素都可以影响酶的活性：

1. 温度　酶反应的最适温度为 37℃。温度较低时酶反应速度减慢；而温度增高虽可使酶反应速度加快，但温度超过 60℃时，大部分酶会因蛋白变性而丧失活性。

2. pH 值　各种酶均有其适宜的 pH 值范围，在此范围内酶的活性最强，所催化的酶反应速度最大。大部分酶的适宜 pH 在 7.0 左右，强酸和强碱均使酶失活。

3. 激活剂　能使酶活性增强的物质称为激活剂，多为一些金属离子或氧化还原剂等，如镁离子为碱性磷酸酶的激活剂，钙离子则为酯酶的激

活剂。

4. 抑制剂　能使酶活性降低的物质称为抑制剂,也是一些金属离子或氧化还原剂等。胆碱酯酶的特异抑制剂为毒扁豆碱,丙二酸钠是琥珀酸脱氢酶的抑制剂。其他如固定剂、脱水剂等有机溶剂对酶的活性也有影响。

进行酶组织化学染色时要注意:

1. 大多数酶反应要求新鲜组织冷冻切片,少数可用低温石蜡切片,以保存酶活性。

2. 试剂配制所用器皿必须清洁,以防污染及出现假阳性。所配制试剂的浓度必须准确,底物称量要准确,最好用双蒸水。所用的试剂必须是分析纯(AP),并对所检测的物质或酶反应无影响。

3. 孵育液的 pH 值必须准确,以保证酶反应在其最适宜的 pH 值范围内进行。

4. 酶反应的温度和时间必须控制好,以保证酶的最大活性及充分的酶反应环境。

5. 必须设立阳性或阴性对照,阴性对照可采用去除底物、加热或加特异性抑制剂等。

第四节　常用的酶组织化学染色方法及其应用

一、碱性磷酸酶染色

碱性磷酸酶(alkaline phosphatase)广泛分布于机体组织,多见于有活跃转运功能的细胞膜上,如小动脉和毛细血管的内皮细胞、肝毛细胆管膜、肾近曲小管刷状缘及小肠上皮纹状缘等。显示碱性磷酸酶的方法很多,主要有钙钴法和同时偶联法。前者容易出现假阳性,后者方法较灵敏,而且在正常组织内不存在萘酚,因此不会出现假阳性。

Gomori 改良钙钴染色法

【试剂配制】

(1)孵育液:2%β- 甘油磷酸钠 25ml,2% 巴比妥钠 25ml,2% 氯化钙 45ml,2% 硫酸镁 2ml,蒸馏水 3ml。混合后,调 pH 值至 9.4。

(2)2% 硝酸钴液:硝酸钴 2g,蒸馏水 100ml。

(3)1% 硫化铵液:硫化铵 1ml,蒸馏水 99ml。

【染色步骤】

(1)新鲜组织冷冻切片 4~6μm。

(2)冷丙酮固定 10min,蒸馏水稍洗。

(3)孵育液孵育 10~30min,37℃,蒸馏水洗2 次,1min/ 次。

(4)2% 硝酸钴液作用 5min,蒸馏水洗 2 次,1min/ 次。

(5)1% 硫化铵液处理 1min,蒸馏水冲洗 5min。

(6)常规酒精脱水,二甲苯透明,中性树胶封固。

【结果】

碱性磷酸酶棕黑色。

【注意事项】

(1)对照:用蒸馏水代替孵育液中的 β- 甘油磷酸钠,或切片在孵育前用 90℃ 的热水中处理10 分钟,结果为阴性。

(2)染色可用于石蜡切片,但酶有可能减少。

(3)1% 硫化铵液需新鲜配制。

【应用】

骨的尤因肉瘤中碱性磷酸酶呈强阳性;急性单核细胞白血病、套细胞淋巴瘤、骨肉瘤、滑膜肉瘤、类白血病反应等均可呈阳性反应。

二、酸性磷酸酶染色

酸性磷酸酶(acid phosphatase,ACP),又称酸性磷酸单酯酶。该酶在酸性环境下催化水解醇和磷酸单酯生成磷酸和醇,最适 pH 为 4.8~5.2。酸性磷酸酶抑制剂因组织差异而不同,前列腺来源者被酒石酸和氟化物抑制,但不被 0.5% 甲醛液抑制;红细胞来源者被甲醛液、氟化物轻抑制,但不被酒石酸抑制;而肝源性者以上三种抑制剂均可抑制之。红细胞性酸性磷酸酶则不被酒石酸抑制,而被氟化物轻抑制,可被甲醛液抑制。

酸性磷酸酶广泛分布于机体组织,主要位于溶酶体内,是溶酶体的标志酶,在吞噬细胞内含量丰富。正常组织以前列腺含量较高,此外,肝、脾、肾、肾上腺及空肠上皮刷状缘等部位均有该酶存在。

显示酸性磷酸酶的方法很多,主要有硝酸铅法和同时偶联法。

萘酚 AS-TR 磷酸酯染色法

【试剂配制】

(1)副品红盐酸液:副品红 1g,2mol/L 盐酸

25ml，放置到 2 天后过滤，4℃冰箱保存。

（2）4% 亚硝酸钠液：亚硝酸钠 4g，蒸馏水 100ml。

（3）巴比妥醋酸盐缓冲液（pH 7.60）：A 液（醋酸钠 1.943g，巴比妥钠 2.945g，蒸馏水加至 100ml）5ml，B 液（盐酸 0.84ml，蒸馏水加至 100ml）4ml，蒸馏水 14ml。

（4）六偶氮副品红液：副品红盐酸液 6 滴，4% 亚硝酸钠液 6 滴两者慢慢混合，静置 2min 后再加入巴比妥醋酸盐缓冲液（pH 7.60）30ml，调 pH 值至 5.0~5.1。

（5）萘酚 AS-TR 磷酸酯液：萘酚 AS-TR 磷酸酯 10mg，二甲基甲酰胺 1ml。

（6）孵育液：萘酚 AS-TR 磷酸酯液 1ml，六偶氮副品红液 30ml。

（7）Mayer 苏木精液：苏木精 0.1g，蒸馏水 100ml，碘酸钠 20mg，硫酸铝铵 5g，柠檬酸 100mg，水合氯醛 5g。先将蒸馏水加温至 50℃溶解苏木精，再加入碘酸钠、硫酸铝铵、柠檬酸与水合氯醛，放 4℃冰箱保存。

【染色步骤】

（1）新鲜组织冷冻切片 4~6μm，冷丙酮固定 10min。

（2）孵育液孵育 30~90min，37℃，流水冲洗 1min。

（3）Mayer 苏木精染核 3~5min，流水冲洗 10min。

（4）常规酒精脱水，二甲苯透明，中性树胶封固。

【结果】

酸性磷酸酶红色，细胞核蓝色。

【注意事项】

（1）对照：在孵育液加入 0.01mol/L 酒石酸钠，或切片在孵育前用 90℃的热水中处理 10 分钟，结果为阴性。

（2）染色可用于石蜡切片，但酶有可能减少。

（3）不同组织孵育时间不同，需要在孵育切片期间拿出在显微镜下观察结果。

【应用】

在前列腺癌和转移性前列腺癌中酸性磷酸酶呈强阳性；霍奇金淋巴瘤、胃癌、肺癌和乳腺癌也可为强阳性。在组织退变、核酸和蛋白质代谢活动增加时，酸性磷酸酶的活性增强。

三、腺苷三磷酸酶染色

腺苷三磷酸酶（adenosine triphosphatase，ATP），又称 ATP 酶，它水解底物三磷酸腺苷生成二磷酸腺苷和磷酸，同时产生能量。甲醛对其有抑制灭活作用，故不宜用甲醛固定。根据 ATP 酶对激活剂和抑制剂的反应以及酶定位的不同，主要分三类：

1. 膜 ATP 酶　又称 Na^+/K^+ 激活 ATP 酶，可被 Na^+、K^+ 和 Mg^{2+} 激活，最适 pH 值为 7.2~7.5，抑制剂为 Ca^{2+} 和苦毒毛旋花子苷等。该酶常存在于细胞膜，特别是分泌功能活跃的细胞膜，如肝毛细胆管、肾近曲小管刷状缘等，为参与主动转运的离子泵的重要成分。

2. 肌球蛋白 ATP 酶　可被 Ca^{2+} 激活，被 Mg^{2+} 抑制，最适 pH 值为 9.0。此酶定位骨骼肌，其功能是分解 ATP，为肌细胞收缩供能。根据其活性高低可将骨骼肌分为 I 型肌（又称红肌，酶活性高，染色深）和 II 型肌（又称白肌，酶活性低，染色淡）。

3. 线粒体 ATP 酶　为 Mg^{2+} 激活的 ATP 酶。此酶在心肌最丰富，肝脏次之。心肌细胞线粒体 ATP 酶由 Mg^{2+} 激活，被 Ca^{2+} 抑制，肝细胞线粒体 ATP 酶同时由 Mg^{2+} 和 Ca^{2+} 激活。抑制剂为对-氯汞苯甲酸和氟化物。

酶组织化学技术对肌肉活检标本的病理诊断是极其必要的：在不同的 pH 孵育下显示 ATP 酶可以识别 I 型与 II 型肌纤维，其分布方式与数量的变化在诊断神经性疾病、肌源性营养不良及强直性营养不良具有重要作用。有时肌肉酶组织化学在评价内分泌性疾病上具有一定作用。如在库欣综合征等及外源性皮质激素过多时，可出现选择性 II 型肌纤维萎缩。溶酶体的酶组织化学在炎性肌病的诊断中也有帮助。

钙激活染色法

【试剂配制】

（1）碱性前孵育液（pH 10.4）：0.1mol/L 巴比妥钠液 10ml，0.18mol/L 氯化钙液 10ml，蒸馏水 30ml，用 0.1mol/L 氢氧化钠调至 pH 10.4。

（2）酸性前孵育液（pH 4.6）：0.2mol/L 醋酸盐缓冲液（pH 4.6）。

（3）底物孵育液（pH 9.4）：0.1mol/L 巴比妥钠液 2ml，0.18mol/L 氯化钙液 1ml，蒸馏水 7ml，三磷酸腺苷二钠盐 25mg，配好后用 0.1mol/L 氢氧化钠调节 pH 至 9.4。

（4）2% 氯化钴液：氯化钴 2g，蒸馏水 100ml。

（5）1% 氯化钙液：氯化钙 1g，蒸馏水 100ml。

（6）0.01mol/L 巴比妥钠液：巴比妥钠 0.206g，蒸馏水 100ml。

（7）1% 硫化铵液：硫化铵 1ml，蒸馏水 99ml。

【染色步骤】

（1）新鲜组织冷冻切片 4~6μm，冷丙酮固定 2min。

（2）一张切片用碱性前孵育液（pH 10.4）室温孵育 15min。

（3）另一张切片用酸性前孵育液（pH 4.6）室温孵育 5min，再用碱性前孵育液（pH 10.4）洗 30 秒。

（4）两张切片用底物孵育液室温孵育 30~45min。

（5）1% 氯化钙液浸洗 3 次，每次 1min。

（6）2% 氧化钴液作用 3min，0.01mol/L 巴比妥钠液充分洗 4~5 次，流水冲洗。

（7）1% 硫化铵液处理 1min，流水冲洗 10min。

（8）常规酒精脱水，二甲苯透明，中性树胶封固。

【结果】

ATP 酶棕黑色。骨骼肌 I 型肌深黑色，II 型肌淡黑色（图 3-12）。

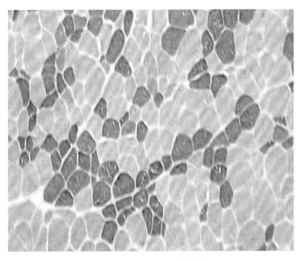

图 3-12　ATP 酶染色

【注意事项】

（1）孵育液 pH 值必须准确，切片孵育前后不可用水冲洗。

（2）显示肌肉 ATP 酶的新鲜组织必须速冻后切片，避免冰晶形成。

（3）1% 硫化铵液需新鲜配制。

【应用】

钙激活染色法主要应用于红白肌纤维的区分，对神经性肌萎缩和肌源性肌萎缩的诊断有一定价值。

四、琥珀酸脱氢酶染色

琥珀酸脱氢酶（succinate dehydrogenase，SDH，ECI.3.99.1）属于琥珀酸氧化酶系统，是三羧酸循环中一个非常重要的酶。SDH 存在于所有有氧呼吸的细胞，其中以心肌细胞、肾小管上皮细胞及肝细胞的含量最为丰富。SDH 定位于线粒体内膜，与线粒体内膜紧密结合，因此常将此酶作为线粒体的标志酶。其最适 pH 为 7.6，抑制剂有汞、硒、丙二酸钠及氟化物等。SDH 对固定剂非常敏感，因此必须用新鲜组织冷冻切片。

硝基蓝四唑染色法

【试剂配制】

（1）0.1mol/L 磷酸盐缓冲液（pH 7.6）：A 液（磷酸氢二钠 2H$_2$O 3.561g，蒸馏水加至 100ml）87ml，B 液（磷酸二氢钠·2H$_2$O 3.121g，蒸馏水加至 100ml）13ml，蒸馏水 100ml。

（2）0.1mol/L 琥珀酸钠液：琥珀酸钠 2.7g，蒸馏水加至 100ml。

（3）孵育液：硝基蓝四唑 50mg，0.1mol/L 磷酸盐缓冲液（pH 7.6）50ml，0.1mol/L 琥珀酸钠 50ml。

（4）10% 甲醛钙液：浓甲醛 10ml，蒸馏水 90ml，无水氯化钙 1g。

【染色步骤】

（1）新鲜组织冷冻切片 4~6μm，-18℃冷丙酮固定 10min。

（2）孵育液室温染色 10~30min 至切片蓝色不再加深为止。

（3）蒸馏水稍浸洗 2 次，每次 3~5 秒。

（4）10% 甲醛钙固定 10min，流水冲洗 3~5min。

（5）常规酒精脱水，二甲苯透明，中性树胶封固。

【结果】

琥珀酸脱氢酶蓝紫色，颗粒状。

【注意事项】

（1）硝基蓝四唑在磷酸盐缓冲液不易溶解，可用 10ml 二甲基亚砜溶解。

（2）对照：用蒸馏水代替 0.1mol/L 琥珀酸钠，结果应为阴性。也可在孵育液内加入 0.05mol/L 丙二酸钠，结果应为阴性。

【应用】

心肌内的缺血或早期心肌梗死，琥珀酸脱氢酶消失；琥珀酸脱氢酶染色也可区分两型肌纤维，Ⅰ型肌纤维着色深，Ⅱ型肌纤维着色淡。此外，为了评价肌纤维的健康状况，可用琥珀酸脱氢酶作为标志酶检查线粒体功能。

五、胆碱酯酶染色

胆碱酯酶属于特异性酯酶，分为：①乙酰胆碱酯酶，又称真性胆碱酯酶，是由胆碱能神经释放出的一种神经介质，正常的神经冲动常引起乙酰胆碱过量积聚，而乙酰胆碱酯酶则起生理性调节作用，主要存在于神经元胞质内和运动终板处；②胆碱酯酶，又称假性胆碱酯酶，属神经系统中的羧基酯酶，其生理功能尚不明确，主要存在于血浆、胰腺和唾液腺内。

亚铁氰化铜染色法

【试剂配制】

（1）0.1mol/L 醋酸盐缓冲液（pH 5.5）：A 液（冰醋酸 0.58ml，蒸馏水加至 100ml）10ml，B 液（醋酸钠·3H$_2$O，1.36g，蒸馏水加至 100ml）90ml，调节 pH 至 5.5。

（2）0.1mol/L 柠檬酸钠液：柠檬酸钠 294mg，蒸馏水 10ml。

（3）30mmol/L 硫酸铜液：硫酸铜 75mg，蒸馏水 10ml。

（4）5mmol/L 铁氰化钾液：铁氰化钾 16.5mg；蒸馏水加至 10ml。

（5）孵育液：碘化乙酰硫代胆碱 5mg，蒸馏水 1ml，0.1mol/L 醋酸盐缓冲液（pH 5.5）6.5ml，0.1mol/L 柠檬酸钠 0.5ml，30mmol/L 硫酸铜液

1ml，5mmol/L 铁氰化钾液。

（6）Mayer 苏木精液：苏木精 0.1g，蒸馏水 100ml，碘酸钠 20mg，硫酸铝铵 5g，柠檬酸 100mg，水合氯醛 5g。先将蒸馏水加温至 50℃溶解苏木精，再加入碘酸钠、硫酸铝铵、柠檬酸与水合氯醛，放 4℃冰箱保存。

【染色步骤】

（1）新鲜组织冷冻切片 4~8μm，自然风干。

（2）孵育液孵育 1~2 小时，37℃，可显微镜下观察染色至适宜为止，流水冲洗 3~5min。

（3）Mayer 苏木精染核 3~5min，流水冲洗 10min。

（4）常规酒精脱水，二甲苯透明，中性树胶封固。

【结果】

乙酰胆碱酯酶棕至深棕色，细胞核蓝色（图 3-13）。

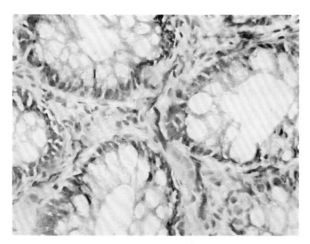

图 3-13 胆碱酯酶染色

【注意事项】

（1）孵育液为淡绿色透明液体，如出现混浊则不能使用。

（2）对照：在孵育液中加入 1×10^{-5}mol/L 的毒扁豆碱，结果为阴性。

（3）要显示胆碱酯酶，在配制孵育液时用碘化丁酰硫代胆碱 6mg 代替碘化乙酰硫代胆碱 5mg 作为底物即可。

【应用】

乙酰胆碱酯酶染色主要用于先天性巨结肠的诊断。

六、γ-谷氨酰转肽酶染色

γ-谷氨酰基转肽酶（γ-glutamyl transpeptidase, γ-GTP）又称谷胱甘肽酶（EC2. 3.2.1）。该酶是细胞的一种膜结合酶，属于转移酶类，与组织中氨基酸和肽的调节、分泌、吸收、转运和合成有关，具有使γ-谷氨酰基的肽进行转移的重要作用，能从还原型谷胱甘肽（GSH）上分解出γ-谷氨酰基，并使后者与氨基酸或肽结合，形成新的γ-谷氨酸肽。γ-GTP的最适 pH 值为 8.8，抑制剂主要为 Cu^{2+} 和氯化镍，定位于细胞膜外表面，成人正常组织中可见于肾小管、胰腺细胞、肝胆管上皮、睾丸曲细精管上皮、附睾上皮及小肠上皮等。

Lojda 萘酰胺染色法

【试剂配制】

（1）1mol/L 氢氧化钠液：氢氧化钠 0.4g，蒸馏水加至 10ml。

（2）底物溶液：γ-L-谷氨酰-α-萘酰胺 24mg，二甲基甲酰胺 0.3ml，1mol/L 氢氧化钠液 0.3ml，蒸馏水 9.4ml。

（3）2mol/L 盐酸液：盐酸 1.66ml，蒸馏水加至 10ml，4℃冰箱保存备用。

（4）4% 副品红盐酸液：副品红 1g，2mol/L 盐酸液 25ml，4℃冰箱保存备用。

（5）4% 亚硝酸钠液：亚硝酸钠 0.4g，蒸馏水 10ml，临用前配制。

（6）0.1mol/L 醋酸盐缓冲液（pH 6.5）：A 液（醋酸钠·3H₂O 1.36g，蒸馏水加至 100ml）50ml，慢慢加入 B 液（冰醋酸 0.58ml，蒸馏水加至 100ml）至 pH5.5。

（7）六偶氮副品红液：4% 副品红盐酸液 0.5ml，4% 亚硝酸钠液 0.5ml，0.1mol/L 醋酸盐缓冲液（pH 6.5）17ml。副品红盐酸液与亚硝酸钠液充分混合后放置 2min，再加入醋酸盐缓冲液，用 1mol/L 氢氧化钠液调 pH 至 6.5。

（8）孵育液：底物溶液 3ml，六偶氮副品红液 27ml，甘氨酰替甘氨酸 15mg。

（9）2% 硫酸铜液：硫酸铜 2g，蒸馏水 100ml。

（10）Mayer 苏木精液：苏木精 0.1g，蒸馏水 100ml，碘酸钠 20mg，硫酸铝铵 5g，柠檬酸 100mg，水合氯醛 5g。先将蒸馏水加温至 50℃溶解苏木精，再加入碘酸钠、硫酸铝铵、柠檬酸与水合氯醛，

放 4℃冰箱保存。

【染色步骤】

（1）新鲜组织冷冻切片 4~6μm，自然风干后冷内酮固定 10min。

（2）孵育液染色 15~45min，室温，蒸馏水稍洗。

（3）2% 硫酸铜液处理 5min，蒸馏水稍洗。

（4）10% 甲醛液固定 1 小时，流水冲洗 5~10min。

（5）Mayer 苏木精液浅染胞核，流水冲洗至细胞核蓝色。

（6）常规酒精脱水，二甲苯透明，中性树胶封固。

【结果】

γ-谷氨酰转肽酶棕黄色或棕色（图 3-14）。

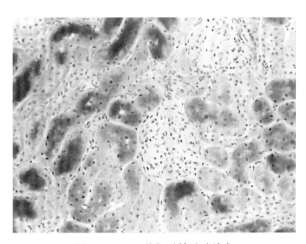

图 3-14 γ-谷氨酰转肽酶染色

【注意事项】

（1）4% 亚硝酸钠液要新鲜配制。

（2）对照：用蒸馏水代替底物溶液，或在孵育液内加入 0.001mol/L 的硫酸铜，结果均为阴性。

（3）组织中 γ-谷氨酰转肽酶活性较低时，可在孵育液加入甘氨酰替甘氨酸激活剂，可增强酶反应的强度。

【应用】

正常肝细胞 γ-GTP 为阴性，但在变异肝细胞灶和肝癌细胞中该酶大量出现。因此，该酶可作为肝癌癌前病变和肝细胞癌的标志酶，其在原发灶及转移灶均为阳性。

（梁英杰　石慧娟）

参 考 文 献

［1］凌启波. 实用病理特殊染色和组化技术. 广州：广东高等教育出版社，1989：243-315.

［2］责长恩，李叔庚. 实用酶组织化学. 长沙：湖南科学技术出版社，1996.

［3］王伯沄，李玉松，黄高昇，等. 病理学技术. 北京：人民卫生出版社，2000：201-240.

［4］Rosai J. Gross Techniques in Surgical Pathology//Rosai J. Ackerman's Surgical Pathology. 8th ed. London：Mosby-Year Book Inc，1996：13-28.

［5］Rosai J. Special Techniques in Surgical Pathology// Rosai J. Ackerman's Surgical Pathology. 8th ed. London：Mosby-Year Book Inc，1996：28-36.

［6］梁英杰，凌启波，张威. 临床病理学技术. 北京：人民卫生出版社，2011.

第四章 免疫组织化学技术

第一节 免疫组织化学技术概述

免疫组织化学（immunohistochemistry）是利用抗原与抗体间的特异性结合原理和特殊的标记技术，对组织和细胞内的特定抗原或抗体进行定位、定性或定量检测的一门技术。

免疫组织化学具有特异性强和灵敏度高的特点，最大优点是能将形态学改变与功能和代谢结合起来，一方面保持了传统形态学（包括光学显微镜和电子显微镜水平）对组织和细胞的观察客观、仔细的优点；另一方面克服了传统免疫学反应只能定性和定量，而不能定位的缺点。免疫组织化学定位的精确度目前可达到亚微结构水平。随着免疫组化技术和图像分析技术的发展，免疫组化已进入多标记和定量研究的阶段。这使得该技术成为生物学和医学各个领域中日益广泛应用的研究和诊断的方法。免疫组织化学

技术在鉴别疾病和预测治疗反应方面具有重要价值，在基础科学研究中也有重要的应用。尤其是在肿瘤病理学中已经成为常规的辅助诊断方法，免疫组化本身也从技术发展成为一门科学。目前，在手工染色方法（图4-1）的基础上，全自动免疫组织化学染色技术也已经得到了广泛的应用。

一、免疫组织化学的发展简史

早在1941年，Coons等首次成功地应用荧光素标记抗体，检测肺炎双球菌在肺组织内的分布，从此开创了组织化学的新篇章。进入20世纪60年代和70年代，免疫组织化学的发展非常迅速。1968年，日本学者中根一穗创建了酶标记抗体技术。1974年，Sternberger在此基础上改良并建立了辣根过氧化物酶–抗过氧化物酶技术。1975年Koehler和Milstein发明了单克隆抗体并以此获得诺贝尔奖。1981年，许世明（Hsu）等建立

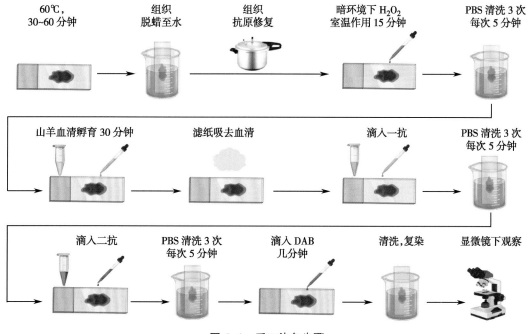

图 4-1 手工染色步骤

了亲和组织化学的基本方法——抗生物素蛋白 – 生物素 – 过氧化物酶复合物法（ABC 法）。随后，免疫金 – 银染色法、免疫电镜技术和原位分子杂交免疫组织化学等相继问世，使免疫组织化学技术得到日益广泛的应用。Envision 二步法、催化放大系统（CSA）等方法的建立，使免疫染色更简便，灵敏度更高。近年来，随着抗原热修复技术的应用以及非生物素检测系统的推陈更新，免疫组织化学染色技术、免疫组化双染技术、荧光免疫组化技术等方法的迅速发展，开启了免疫组化技术的新篇章。

二、抗原

（一）抗原的概念及性质

抗原（antigen, Ag）是指在适当的条件下，能刺激机体的免疫系统发生免疫应答，产生抗原受体（antigen receptor），如 B 细胞抗原受体（B cell receptor, BCR）或 T 细胞抗原受体（T cell receptor, TCR），并能与相应抗体或 TCR 在体内或体外特异性结合的物质。抗原分子一般具备两种特性：免疫原性（immunogenicity），即能诱导机体产生抗体或致敏淋巴细胞的特性；抗原性（antigenicity），又称免疫反应性，即抗原能特异性地与其诱导机体产生抗体或致敏淋巴细胞的特异性结合的能力。同时具有上述两种能力的物质称为完全抗原，简称抗原，如蛋白质、多肽、病原微生物等。只具有免疫原性，不能单独诱导抗体产生的物质称半抗原（hapten），如二硝基苯。半抗原与大分子载体（carrier）结合后可获得免疫原性。大多数多糖和类脂均属于半抗原。

抗原的免疫原性是由抗原分子表面的一些特殊的化学活性基团区域，称为抗原决定簇（antigenic determinant）决定的，是抗原与抗体或 TCR 特异结合的基本单位，也称为表位（epitope）。表位的性质、数量和空间构象决定抗原的特异性。大多数抗原都含有数个抗原决定簇。从种族进化来讲抗原决定簇具有相当的保守性，不同种属动物间的同一种抗原物质可能具有完全或部分相同的抗原决定簇。因此只要从一种动物身上提取某一抗原并制备成抗体，就可以用来对多种动物中相同的抗原进行检测。

抗原的抗原性决定抗原只与相应的抗体结合，如甲胎蛋白只与甲胎蛋白抗体结合，而不与白蛋白抗体等结合。抗原物质的化学组成虽然很复杂，但其特异性由抗原决定簇的性质、数目和空间构型所决定。不同抗原物质的抗原决定簇数目不等。有些半抗原只有一个抗原决定簇，属于单价抗原。完全抗原分子表面上常有许多相同或不同的抗原决定簇，属于多价抗原，如牛血清蛋白有 18 个决定簇，甲状腺球蛋白 40 个决定簇。每一种抗原决定簇均可刺激机体产生一种特异性的抗体。因此，针对某一特异性的抗原，可能会有一种甚至一种以上的特异性抗体与之相对应。以神经元中的神经丝蛋白（neurofilament protein）为例，它由大、中、小三种不同的亚基组成，分别都有不同的抗原决定簇，当 3 个亚基组装在一起时又会形成共同的抗原决定簇。应用单克隆技术已经能够制备出数种针对这些不同决定簇的单克隆抗体，均可以用来标记神经元。

（二）抗原的种类

除根据免疫原性与抗原性将抗原分为完全抗原（简称抗原）和半抗原外，其他抗原分类方法还有多种。根据抗原与机体的亲缘关系，分为异种抗原（xenoantigen）、同种异型抗原（allogenic, Ag）和自身抗原（autoantigen）；根据抗原的化学性质，分为蛋白质抗原、多糖抗原、核酸抗原和低分子量物质抗原（如某些小分子多肽类激素）氨基酸（如谷氨酸、甘氨酸、γ– 氨基丁酸等）；根据抗原物理状态，分为颗粒性抗原和可溶性抗原等；根据诱导抗体产生时是否需要辅助性 T 细胞（Th 细胞），分为胸腺依赖性抗原（thymus dependent antigen, TD–Ag）（如细菌、病毒、异物血清等）和非胸腺依赖性抗原（thymus independent antigen, TI–Ag）（如细菌脂多糖、细菌荚膜多糖及细菌多聚鞭毛素等）。

（三）特殊类型抗原

超抗原（superantigen, SAg）是一种特殊的抗原类物质，其在极低浓度下（1~10ng/ml）即可激活大量 T 细胞克隆，并产生超强的免疫复合反应。其作用特点：①无需抗原提呈细胞（APC）加工处理即可刺激淋巴细胞活化；②以完整的蛋白形式发挥作用，刺激 T 细胞活化增殖。

佐剂（adjuvant）本身并非抗原类物质，但其具有辅佐抗原增强免疫应答反应的能力。由于佐剂效应并无特异性，属于非特异性免疫增强剂。其种类包括：无机佐剂；有机佐剂；合成佐剂；细胞因子佐剂。作用机制：①改变抗原的物理状态；②增强抗原的提呈能力。

三、抗体

（一）抗体的概念

抗体（antibody，Ab），又称免疫球蛋白（immunoglobulin，Ig），为机体受抗原刺激后，由B淋巴细胞，特别是浆细胞分泌产生的一种能与相应抗原发生反应的球蛋白。目前已知人类免疫球蛋白共有五类，即IgG、IgA、IgM、IgD和IgE。

（二）抗体的结构

抗体的基本分子结构相似：由两条相同的重链（heavy chain，H链）和两条相同的轻链（light chain，L链）通过链间二硫键连接成的四肽链组成，呈"Y"形。H链的羧基端通过二硫键连接构成"Y"的体部，氨基端通过二硫键与L链结合构成"Y"的分支部。在多肽链的氨基端，L链的1/2及H链的1/4区域内的氨基酸排列顺序可变，称可变区（variable region，V区），决定抗体的特异性，是识别并与抗原决定簇结合的部位。其余部分为恒定区（constant region，C区），其氨基酸排列顺序，在同一种属动物Ig同一型L链和同一类H链中都比较稳定（图4-2）。

（三）抗体的分类

1. 按作用对象　分为抗毒素抗体、抗菌抗体、抗病毒抗体和亲细胞抗体。

2. 按与抗原结合后是否出现可见反应　可将其分为：在介质参与下出现可见结合反应的完全抗体，即通常所说的抗体，以及不出现可见反应但能阻抗抗原与其相应的完全抗体结合的不完全抗体。

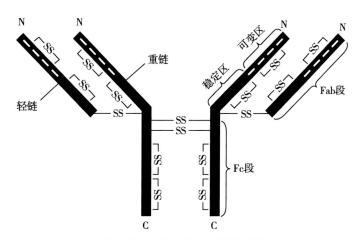

图4-2　抗体的结构分子示意图

3. 按抗体的来源　可将其分为天然抗体和免疫抗体。

4. 根据制备方法的不同　可将抗体分为三类：

（1）多克隆抗体（polyclonal antibody，PcAb）：又叫血清抗体，指机体接受抗原的主动或被动免疫后，从血清中分离提纯的抗体（图4-3）。

（2）单克隆抗体（monoclonal antibody，McAb）：由一个瘤细胞及其后代产生的，它只针对一个抗原决定簇，所有的抗体分子在结构上是完全一致的，是最纯的抗体。成本较高，但它的高度特异性和稳定性是PcAb所无法比拟的（图4-3）。

（3）基因工程抗体：采用DNA重组技术所生产的抗体，包括嵌合抗体、重构型抗体、单链抗体和单区抗体等。

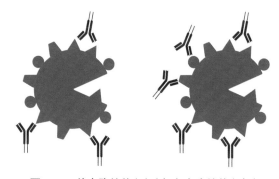

图4-3　单克隆抗体（左）与多克隆抗体（右）

（四）五类免疫球蛋白的特性

五类免疫球蛋白都有结合抗原的特性，但其生物学特性又各具特点见表4-1。

（五）抗体的生物学作用

1. 特异性结合抗原作用　抗体最显著的生物学特性是能与相应的抗原发生特异性结合。

表 4-1　五类免疫球蛋白生物学特性

性状	IgG	IgA	IgM	IgD	IgE
重链类型	γ 链	α 链	μ 链	δ 链	ε 链
占血清 Ig 总量比例	75%~85%	10%~15%	5%~10%	0.05%	0.03%
外分泌液存在	−	+	±	−	−
结合补体	+	−	+	−	−
通过胎盘	+	−	−	−	−
毒素 / 病毒反应	+	+	+	+	−
黏膜局部免疫	−	+	±	−	−

2. 活化补体作用　IgG、IgM 可通过经典途径激活补体。补体 CIq 与游离的 Ig 分子结合非常微弱,而与免疫复合物中的 IgG 或 IgM 结合很强。

3. 与 Fc 受体结合　抗体与 Ig 的 Fc 结合后表现出不同的生物学作用:①调理吞噬作用;②发挥抗体依赖性细胞介导的细胞毒作用;③介导 I 型变态反应。

四、抗体的标记

Ag-Ab 产生特异性结合后,其 Ag-Ab 复合物是不可见的。为了使得反应的结果可见,必须将抗体加以标记并利用标记物与其他物质的反应将阳性的结果放大后转换成可见的发光或显色。从理论上讲,标记物应具有以下的特点:①能与抗体形成比较牢固的共价键结合;②不影响抗体与抗原的结合;③放大的效益高;④发光或显色反应要在抗原 – 抗体结合的原位并且鲜明,有良好的对比。传统的成熟的标记物有:异硫氰酸荧光素、四甲基异硫氨酸罗丹明、得克萨斯红、辣根过氧化物酶、碱性磷酸酶、铁蛋白、胶体金、葡萄球菌 A 蛋白、生物素和放射性核素等。新兴的标签抗体正在成为开展基因蛋白表达、信号转导和基因功能研究的常用工具。

（一）荧光标记物和荧光抗体

1. 异硫氰酸荧光素　Coons 等用荧光素标记抗体,创立了免疫荧光技术后,人们又合成了异硫氰酸荧光素(fluorescein isothiocyanate, FITC)。它能与抗体形成较稳定的结合物,从而使免疫荧光术得到迅速发展。FITC 是一种分子量为

389Da 的黄色结晶粉末。FITC 的最大吸收光谱为 490~495nm。最大发射光谱为 520~530nm,为明亮的黄绿色荧光。通过 FITC 的硫碳胺键与 Ig 中赖氨酸的 ε– 氨基在碱性条件下结合,ε– 氨基碳酰胺化形成硫碳氨基键,构成 FTTC–Ig 结合物。一个 IgG 分子含有 86 个赖氨酸残基,最多能结合 15~20 个 FITC 分子,一般可结合 2~8 个(图 4-4)。

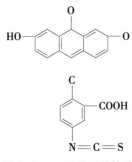

图 4-4　FITC 分子结构式

2. 四甲基异硫氨酸罗丹明　四甲基异硫氨酸罗丹明(tetramethyl rhodamine isothiocyanate, TMRITC)是一种紫红色的粉末。最大吸收光谱为 550nm,最大发射光谱为 620nm,为橙红色荧光。与 FITC 的黄绿色荧光对比十分鲜明。多用于双重标记荧光染色(图 4-5)。

3. 荧光标记抗体的使用范围和优缺点　在免疫组织化学技术发展的早期,免疫荧光得到较多地使用。免疫酶标记抗体出现后,免疫荧光的应用有所减少。由于免疫荧光有其独特的能对活细胞进行染色的优点,在组织培养细胞、肾炎、皮肤免疫性疾病的研究和诊断,病原体及自身抗体的检测等方面,使用至今。在 McAb 出现后,

荧光标记的 McAb 在流式细胞术（flow cytometry，FCM）、荧光激活细胞分选仪（fluorescence-activated cell sorter，FACS）以及激光扫描共聚焦显微镜（laser scanning confocal microscopy，LSCM）等结合了现代激光、计算机、扫描电视的高技术和原位杂交等技术中，得到越来越广泛的应用。免疫荧光技术和免疫酶技术的比较见表 4-2。

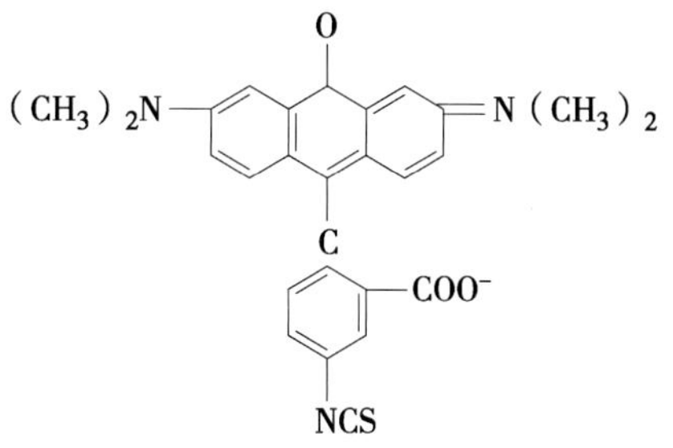

图 4-5 TMRITC 分子结构式

表 4-2 免疫荧光技术和免疫酶技术的比较

技术特征	免疫荧光技术	免疫酶技术
组织学形态	差	好
背景染色	+	±
是否需要冷冻切片	是	不必
可否用于石蜡切片	否	可以
染色后切片保存时间	1 周左右	几年以上
可否用于电镜	否	可以
可否用于活细胞染色	可以	否
是否需要荧光显微镜	是	否

（二）酶标记物和酶标抗体

1966 年，Nakane 等首次用过氧化物酶代替荧光素对抗体进行标记，对组织抗原定位，开创了免疫过氧化物酶（immunoperoxidase，IPO）技术。1970 年，Sternberger 在此基础上发展出 PAP（过氧化物酶 – 抗过氧化物酶）技术，使免疫过氧化物酶技术进入实用。理想的标记酶应当是：

1. 酶的活性高并且稳定；
2. 终产物稳定，不扩散，有良好的定位；
3. 酶与抗体结合不影响 Ag-Ab 的特异性反应；
4. 在组织与体液中不存在内源性的酶及其底物。

实际上没有一种酶能满足理想的条件。效果好又应用最多的是辣根过氧化物酶和碱性磷酸酶。

1. **辣根过氧化物酶（horseradish peroxidase，HRP）** HRP 为一种稳定性好的标记酶，在 pH 3.5~12 范围内稳定，60℃加热 15 分钟不失活。分子量仅为 40 000Da，故穿透性较强。其活性较高，溶解度大，等电点为 7.20 是非常理想的标记酶。HRP 的抑制剂有叠氮钠（NaCN$_3$）重铬酸钾、氧化物和氟化物等。HRP 的底物为 H$_2$O$_2$。催化反应式为：

$$HRP+H_2O_2 \Longrightarrow HRP \cdot H_2O_2$$
$$HRP \cdot H_2O_2+DH_2 \longrightarrow HRP+D+2H_2O_2$$

2. **碱性磷酸酶（alkaline phosphatase，AP）** AP 为分子量 80 000Da 的水解酶，最佳反应 pH 值 8.9，活化剂为 Mg^{2+}、Mn^{2+}。抑制剂有 Zn^{2+}、Be^{2+}、PO$_4^{2-}$、ASO$_4^{2-}$、CN$^-$、EDTA 等。在碱性环境下，AP 可催化下列水解反应：

$$磷酸萘脂 +H_2O \longrightarrow \alpha- 萘酚 + 磷酸盐$$
$$\alpha- 萘酚 + 偶氮染料 \longrightarrow 有色沉淀\downarrow$$

3. **其他标记酶与非酶性标记物** 除 HRP 和 AP 之外，在免疫组化中试用过的标记酶还有葡萄糖氧化酶（glucose oxidase）13-D- 半乳糖苷酶等，但均未能得到广泛地使用。除荧光素和酶以外，胶体金、铁蛋白、藻红蛋白等标记物也被应用。尤其是在免疫电镜中，胶体金与铁蛋白是两种主要的标记物。藻红蛋白是新发现的一种从植物叶绿素中提取的蛋白。在受到与 FITC 相同的激发光照射时，发出亮红色的荧光，可以与 FITC 同时用于双重标记。

（三）亲和组织化学标记物

随着免疫组化技术的发展和新的亲和物质的发现，如生物素与亲和素、激素与受体、植物凝集素与糖类、葡萄球菌 A 蛋白与 IgG 的 Fc 片段等，免疫组化技术从 Ag-Ab 的特异反应发展到更为广泛的利用亲和物质对特异结合反应进行标记、放大信号及显色的阶段。亲和组织化学（affinity histochemistry）就是利用这些物质之间的高度亲和特异性，将酶、荧光素等标记物与亲和物质连接，对抗原或者其他靶物质进行定位和定量的方法。亲和组织化学技术的发展使免疫组化反应的灵敏度大为提高，非特异反应大为降低。亲和组织化学技术除了在免疫组化中得到广泛地使用外，在核酸分子杂交、免疫印迹、ELISA

（酶联免疫吸附试验）等领域也使用得越来越多。

1. 生物素和亲和素（抗生物素蛋白）系统

（1）生物素和亲和素的化学结构与性质：1936 年 Koegl 与 Toennis 首先从鸡蛋中分离出生物素（biotin）。它是一种分子量为 244，等电点为 3.5 的环形分子，分子式为 $C_{10}H_{16}C_3N_2S$。生物素在体内是羧化酶的辅酶，当时命名为维生素 H 或辅酶 R。

亲和素（avidin）又称卵白素或抗生物素蛋白，是分子量为 68kDa 的碱性蛋白。等电点为 10.5，由 128 个氨基酸组成的亚基构成。1 分子亲和素可与 4 分子生物素结合。二者的结合为非共价键结合，为不可逆反应。亲和常数 K_a 达到 $10^{15}M^{-1}$，是自然界中已知的两种物质最紧密的结合之一。比 Ag-Ab 结合力大 106 倍。只有在 pH 1.5 的条件下才能将二者完全分离。

（2）生物素 - 亲和素系统的优点：生物素分子量小，一分子抗体可结合多达 150 个生物素分子。与抗体分子结合（生物素化）后，不影响抗体与抗原结合的能力。多种酶与生物素结合后，其催化活性也不会受到很大影响。亲和素也可与荧光素、酶等标记物偶联。上述特点决定了生物素与亲和素是极为理想的一对亲和物质对。由于生物素和亲和素既可偶联抗体等一系列大分子生物活性物质，又可被多种示踪物所标记的特性，现已发展成一个独特的生物素 - 亲和素系统。具有灵敏度高、特异性强、稳定性好、无放射性污染及方便快速等特点。这为它们在免疫组织化学、核酸分子杂交和 ELISA 等领域的广泛应用奠定了基础。

体内也存在内源性的生物素，如肝、肾、肥大细胞等。为避免出现内源性生物素对染色的干扰，近年来发展了链霉抗生物素蛋白（streptavidin）代替常规的亲和素。链霉抗生物素蛋白分子量为 60kDa，等电点为中性，故不与内源性生物素结合。

2. 葡萄球菌 A 蛋白与 IgG 葡萄球菌 A 蛋白（staphylococcal protein A，SPA）是金黄色葡萄球菌细胞壁的一种蛋白成分，分子量为 42kDa，pI 为 5.1。含有 4 个高度相似的 Fc 片段结合区，对热稳定。SPA 能与人和多种哺乳动物的 IgG 的 Fc 片段非特异结合。这种结合是双价的，即 1 分子 SPA 能与 2 个 IgG 分子结合。利用这一特点，可以将 SPA 与荧光素/酶等结合后作为第二抗体使用。

（四）标签抗体

标签抗体，别名抗原表位，又称抗原决定簇，是抗原分子中决定抗原特异性的特殊区域或基团，是与抗体特异性结合的结构或序列。随着生物技术的发展，研究人员常利用 DNA 重组技术构建包含目的基因以及表位标记的融合蛋白，进而通过特异性标签抗体对其鉴定与纯化，以达到研究的需求；同时利用重组杂合体中含有一个多肽融合单体（亲和标签）这一特性，其也被广泛用于辅助目标蛋白的纯化。常用标签包括：Flag、Myc、HA（血凝素）、His（组氨酸）、GST（谷胱甘肽硫转移酶）、MBP（麦芽糖结合蛋白）等。

Flag 标签系统利用一个短的亲水性八氨基酸肽（DYKDDDDK）融合到目标蛋白；其纯化条件是非变性的，因此可以纯化所有有活性的融合蛋白。

Myc 标签（序列为：EQKLISEEDL）已成功应用于蛋白质印迹法（WB）、免疫沉淀（IP）和流式细胞术中。因此可用于检测重组蛋白在细菌、酵母、昆虫细胞和哺乳细胞中的表达情况。Myc 重组蛋白质可通过偶联 Myc 标签抗体到二乙烯砜活化的琼脂糖上而进行亲和纯化。但 Myc 重组蛋白的低 pH 洗脱条件往往会降低蛋白质的活力，因此 Myc 标签系统广泛应用于检测但很少用于纯化。

HA 标签系统利用一个 HA（influenza hemagglutinin epitope：YPYDVPDYA）短肽融合到目标蛋白。HA 标签可位于蛋白质的 C 端或 N 端，该系统已广泛应用于多种细胞类型，相应的 HA 标签抗体也被广泛运用。His 标签是由 6 个组氨酸（His-His-His-His-His-His）组成的短肽，专门设计用于重组蛋白的吸附纯化。由于分子量小，且较容易分离和纯化，是目前使用最广泛的一种。

GST 标签体系具有蛋白表达率高，表达产物纯化方便，利于 GST 抗体制备的特点。GST 融合蛋白在水溶液中可溶，可从细菌裂解液中提取，在不变性的条件下通过亲和层析得到。

MBP（麦芽糖结合蛋白）标签蛋白大小为40kDa，由大肠埃希菌 K12 的 *malE* 基因编码。MBP 可增加在细菌中过量表达的融合蛋白的溶解性，尤其是真核蛋白。如果蛋白在细菌中表达，MBP 可以融合在蛋白的 N 端或 C 端。可用 MBP 抗体或表达的目的蛋白特异性抗体检测 MBP 标签标记的重组蛋白。

五、免疫组织化学主要染色方法的原理

免疫组织化学的基本原理是利用抗原与抗体的特异性反应，在细胞或组织中定位抗原或抗体。常用的手工染色方法有直接法、间接法、PAP 法、APAAP 法和 ABC 法等，下面逐一介绍。

（一）直接法

直接法（direct method，又称一步法）是最早的方法，用已知的特异性抗体与荧光素或酶结合，直接与待测组织中的抗原反应（图 4-6）。如存在能与标记抗体结合的抗原，则能够通过荧光显微镜，或通过酶促反应用光学显微镜观察到反应产物。此法的特异性高，但敏感性较低。而且每种抗体均需要单独标记，十分不便。现在由于已经有大量的标记好的商品化抗体，因此，该方法已经得到较为广泛的运用。

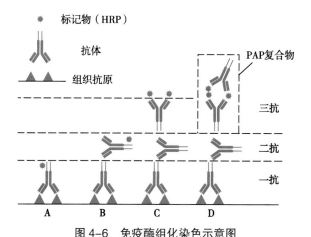

图 4-6　免疫酶组化染色示意图
A. 直接法；B. 间接法；C. 酶桥法；D. PAP 法。

（二）间接法

间接法（indirect method，又称夹心法）由两步组成。可用于检测抗原或抗体。检测抗原时，第一步以未标记的特异性抗体（第一抗体）与组织或细胞中的抗原反应。洗去未与抗原结合的第一抗体后，再以酶或荧光素标记的第二抗体（种族特异性）与第一抗体结合（即第一抗体为第二抗体的抗原），然后进行显色或荧光检查（图 4-6）。在间接法中，与第一抗体结合的第二抗体的分子常常是多个，所以与一个抗原结合的标记物分子也较直接法多。间接法的敏感性是直接法的 3~4 倍，但特异性低于直接法。间接法的最大的优点在于不必标记每一种第一抗体，而只要有抗一种动物的标记抗体，就可用于此种动物的多种第一抗体（如羊抗兔 IgG，适用于所有的兔第一抗体）。

（三）未标记抗体法

由于抗体和酶或荧光素以化学方式结合后，或多或少地降低了抗体和抗原结合的能力，并且对标记物的活性也有影响，所以不用化学方法使抗体和标记物结合的方法得到发展。Mason 等于 1969 年报道了酶桥法，Sternberger 等 1974 年报告了 PAP 法。

1. **酶桥法（enzyme bridge technique）** 酶桥法的原理见图 4-6。使用的三种抗体中的第一、三两种为同种动物所产生。如第一抗体（一抗）为兔抗人 Ig，第二抗体（二抗）为羊抗兔 Ig，第三抗体（三抗）为兔抗过氧化酶。在染色中的关键是第二抗体（桥抗体）必须以较高的浓度过量使用，以确保双价的桥抗体的一价与一抗结合，而另一价与三抗结合。最后以游离的过氧化酶加入，洗去未结合的酶后显色。酶桥法在很大程度上提高了反应的敏感性，其缺点是游离的酶难以精确地稀释到所需的浓度，以达到和三抗的抗酶部位全部结合；与组织中其他成分非特异结合的酶也难以全部洗去，因此背景染色较重。此法未得到广泛地使用。

2. **PAP 法** 过氧化物酶-抗过氧化物酶复合物法（peroxidase-antiperoxidase complex method，PAP 法）是在酶桥法的基础上改进而成。将游离酶和抗酶抗体在使用前先制成稳定的酶-抗酶抗体复合物（PAP 复合物），再稀释后使用，解决了酶与抗酶抗体的比例难以确定的问题（图 4-6）。经测定 PAP 复合物由两分子抗酶抗体和 3 分子酶组成，为直径 20.5nm 的环形分子，分子量 432kDa。小而稳定的 PAP 复合物的穿透性较好，容易达到抗原部位。此法较间接法荧光

法敏感约 20 倍，较间接酶标法敏感约 100 倍，而且非特异染色极轻微，故得到广泛使用，成为多克隆抗体时代石蜡包埋组织免疫组织化学的标准方法之一。

3. APAAP 法　APAAP 是碱性磷酸酶（alkaline phosphatase, AP）- 抗碱性磷酸酶抗体（anti-AP）复合物的简称。此法由 Mason 等 1983 年首次报告。用 AP 取代 PAP 法的过氧化物酶（P）而成，原理与 PAP 法相似。APAAP 法由于避免了使用有致癌嫌疑的二氨基联苯胺（DAB），显色对比好，在国外得到广泛地使用。

（四）亲和素 - 生物素方法

亲和素 - 生物素标记系统用于免疫组织化学染色的方法主要有三类（图 4-7）：

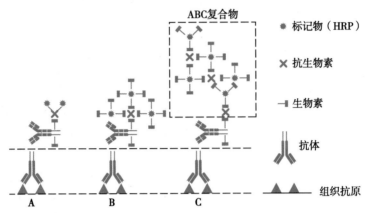

图 4-7　生物素 - 亲和素免疫组织化学示意图
A. 标记抗生物素蛋白 - 生物素法；B. 桥连亲和素 - 生物素法；C. 亲和素 - 生物素 - 过氧化物酶复合物技术。

（1）亲和素 - 生物素 - 过氧化物酶复合物技术（avidin-biotin-peroxidase complex technique, ABC 法）：通过 ABC 复合物中亲和素的桥梁作用，将 ABC 复合物与生物素化的抗体结合在一起，达到检测抗原的目的。ABC 的配制是将亲和素与酶标生物素按一定比例结合而成。

（2）标记抗生物素蛋白 - 生物素法（labeled avidin-biotin technique, BA 或 LAB 法）：制备生物素化抗体和标记抗生物素蛋白，利用生物素 - 标记抗生物素蛋白的亲和作用，将标记抗生物素蛋白连接到抗原抗体复合物上，以显示被检测的抗原。

（3）桥联亲和素 - 生物素法（bridged avidin-biotin technique, BAB 法或 BRAB 技术）：是用生物素分别标记抗体和酶，然后以亲和素为桥，将两者连接在一起。

ABC 法在 20 世纪 80 年代由许世明博士推出后，成为应用最为广泛的免疫组织化学方法。ABC 法的关键是 ABC 复合物的配制。在商品化试剂盒中，ABC 复合物在使用前半小时由等体积的 A 液和 B 液稀释而成。A 液为亲和素液，B 液为生物素结合的过氧化物酶液。配制成的 ABC 复合物中的一个亲和素分子只结合三个与酶交联的生物素分子，而留下一个结合位置给二抗上的生物素。与 PAP 法相比较，ABC 法的最大优点是敏感性高，是 PAP 法的 20 至 40 倍。其次是背景清晰，尤其适用于单克隆抗体。

（五）Envision 法和催化放大系统

随着免疫酶技术的发展，染色方法不断推陈出新，其特异性和灵敏度越来越高，使用也越来越方便。Envision 法和 CSA 法就是当前应用的新方法。Envision 法的基本原理是利用线状的葡聚糖分子与大量的酶（AP 或 HRP）结合，再将葡聚糖 - 酶复合物连接到二抗上，形成酶 - 葡聚糖二抗复合物（图 4-8），染色步骤减少为两步，染色时间可以缩短 1/3，使用方便，灵敏度高。催化放大系统（catalyzed signal amplification, CSA 法）是在链霉抗生物素蛋白 - 生物素法的基础上发展而来，原理为增加了生物素化的酪胺基团分子，通过 HRP 的催化作用，使酪胺基团分子与抗原抗体结合部位形成一个共价结合位点，导致大量的生物素沉积在信号位点上，再一次滴加链霉抗生物素蛋白 -HRP 复合物时，可使原始信号得到几何级数的放大（图 4-8）。

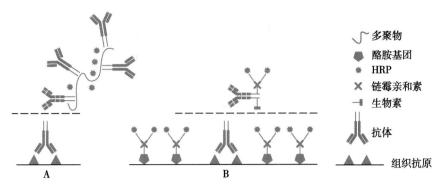

图4-8 Envision法和CSA法原理示意图

A. Envision法；B. CSA法。

图例：
- 〜 多聚物
- ◆ 酪胺基团
- ✳ HRP
- ✕ 链霉亲和素
- ⊢ 生物素
- Ⴤ 抗体
- ▲ 组织抗原

（六）全自动免疫组化系统

免疫组化技术作为病理诊断的重要辅助手段，在临床病理鉴别诊断、肿瘤评估及耐药检测等方面发挥不可或缺的作用，大大提高病理诊断水平。但是，传统的手工操作方法存在一定的缺陷，稳定性和可重复性较差，存在批次差异，无法进行规范化管理，因此各种型号的自动免疫组化仪应运而生。

全自动免疫组化系统是将传统免疫组化步骤电子化，全自动免疫组化仪根据电脑的指令完成免疫组化操作（图4-9）。全自动免疫组仪拥有独立的温控片位，独立的试剂位，保证温度的均一控制，任何染色方案，任何组织样品，都可以随意放在任何片位，保证了免疫组织化学染色的稳定性。

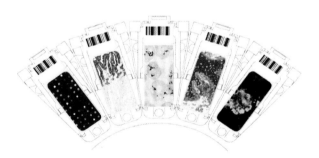

图4-9 全自动免疫组化仪操作模块

六、免疫组织化学质量控制

免疫组织化学技术是一项综合性的操作技术，是病理诊断重要的辅助手段，其影响因素众多，包括技术人员是否熟练掌握整个实验流程，组织的前固定，抗体的特异性，抗原的修复方法、抗原修复液的pH值、有效抗原修复时间（抗原修复时间与修复完以后的冷却时间，在85~90℃以上，

均为有效修复时间），抗体的孵育时间，检测方法的敏感性、准确性以及设备的性能、载玻片的质量等众多因素。程序烦琐，步骤较多，加强质量管理控制尤为重要。

（一）免疫组化实验室管理

1. 人员管理技术责任到人的管理制度 免疫组化实验室负责人直接向技术组长及科室分管负责人汇报日常工作情况，负责免疫组化实验室的日常管理，排班，工作量统计，试剂订购，仪器维护、校准及报修，并定期组织技术人员对仪器及试剂进行质控监测。技术操作人员负责相应的仪器及平台的管理，与技术负责人共同就实验室运行过程中出现的问题进行探讨，初步提出解决问题的有效办法。

定期对免疫组化操作人员进行培训和考核，加深专业知识的理解和掌握。加强先进的理论知识学习和实践相结合，学习老技术员丰富的经验和踏实的作风，学习新的技术新的方法，结合本单位实际情况总结出规范的、标准化的操作方法。

2. 仪器管理 每个仪器均要配备使用及维护记录本，实时记录，专人管理，定期对仪器进行保养和校准。

3. 工作制度规范化 根据单位的实际情况制定高效的排班制度，充分合理利用仪器尽量缩短工作周期及出片时间。运用信息化管理系统对工作流程进行优化，有效提高工作效率。信息化管理是病理大数据的一个重要分支，通过对日常工作中的有效信息进行收集总结，可用于质控管理及临床研究。

（二）组织的前固定

为了使细胞和组织保持原有的形态结构，防

止组织自溶、抗原物质的抗原性不丢失。不同抗原其稳定性也不同,因此固定是质控的关键。标本离体后要求在 30~60 分钟内将标本剖开,用 10% 中性缓冲福尔马林固定,时间为 12~24 小时,最好不要超过 72 小时。相对恒定的标本固定时间是保证高质量免疫组织化学的关键。因为组织固定时间过长,会导致抗原产生不可逆性破坏而产生假阴性表达;同时,组织固定时间不足也可能会造成抗原的丢失或弥散,也可能会出现抗原过表达现象,最主要的是会导致组织无法切片、脱片等现象。固定液的种类很多,不同的抗原会有适合自己的最佳固定液,目前,国际上最通用的固定液是 10% 中性缓冲福尔马林(3.6%~3.8% 中性缓冲甲醛);固定组织固定液的用量为标本体积的 5~10 倍。标本过大时应切开,这样才能固定充分。固定液的浓度过高、过低都会因组织固定差而导致抗原丢失或出现非特异性背景染色。固定液应购买商品化试剂或由制剂室统一配制,这样才能保证固定液的质量,确保免疫组织化学结果的可靠性。

(三)抗体特异性验证

免疫组织化学染色是利用抗原抗体反应来观察着色,抗体的特异性是决定免疫组化着色的重中之重。要确立一个全面的、统一的标准来验证抗体在所有可能用途中的效果,首先必须考虑抗体应用实践中免疫原类型的差异。例如,在蛋白质免疫印迹(Western blot)实验中对于抗体性能的检测评估可能并不适用评价同一种抗体在酶联免疫吸附测定(ELISA)实验中的表现,因为在 ELISA 实验中抗体必须识别蛋白的天然构象中的表位。在流式细胞实验中一个抗体可以特异性地识别非固定的造血细胞的一个表面抗原蛋白,但是却无法与免疫组化实验中固定的肝组织上的同种蛋白结合。因此,在抗体用途明确的方式下,构建抗体验证标准化解决方案可用以下 5 种,分别是:遗传策略、正交策略、独立抗体策略、标签蛋白的表达以及免疫捕获后的质谱分析(表 4-3)。

表 4-3 抗体验证标准化策略方案

验证策略	遗传策略	正交策略	独立抗体	标签蛋白	免疫沉淀后质谱分析
原理简介	基因组编辑或 RNA 干扰导致靶蛋白的表达明显降低	通过一个抗体依赖和一个非依赖的检测途径(如 MS)比较靶蛋白的表达情况	比较两个没有重叠表位的靶蛋白抗体检测到的靶蛋白表达情况	靶蛋白与一个标签融合表达	利用一个抗体免疫捕获靶蛋白并用质谱进行分析
判定原则	抗体标记消失或灰度明显降低	两种途径检测到的蛋白水平有明显的相关性	运用两个抗体检测到的蛋白水平有明显的相关性	靶蛋白抗体与标签抗体检测结果之间有明显的相关性	在免疫沉淀后的 MS 检测中,靶蛋白肽段丰度最高
适用的抗体范围	WB,IHC,ICC,FS,ELISA,IP/ChIP	WB,IHC,ICC,FS,ELISA	WB,IHC,ICC,FS,ELISA,IP/ChIP	WB,IHC,ICC,FS	IP/ChIP

注:ICC 免疫细胞化学法;ChIP 染色质免疫沉淀;IP 免疫沉淀。

(四)抗原修复

抗原修复是免疫组织化学关键的一步。因组织被甲醛固定后蛋白质发生交联,抗原决定簇封闭,只有蛋白质变性才能恢复免疫原性来完成免疫化学反应。

抗原修复分为酶消化和热修复:酶消化(胰酶、胃蛋白酶、胃蛋白酶)只适合少量胞质的抗原,而热修复适用于绝大多数抗原。抗原修复技术的效果取决于加热的温度、有效修复时间和抗原修复液的酸碱度。热修复方法有微波、水煮和高压三种,热修复缓冲液也有多种,一种缓冲液的 pH 值也有多种,根据 pH 值可分为酸性热修复缓冲液和碱性热修复缓冲液,不同的 pH 缓冲液获得的免疫组织化学染色强度不同。

高压修复方法是将切片放入高压锅抗原修复缓冲液内,待冒出气后 1.5~3 分钟后冷却(修复时间的差异主要与修复完成后选择是自然冷却还是快速冷却有关：自然冷却方法在冷却过程中会延长有效修复时间，因此，需要选择时间短的修复时间，反之，快速冷却就要选择时间长的修复时间）。高压修复是目前修复强度最强、稳定性最高的方法，但容易出现过度修复而产生背景或假阳性。因此，一般选择相对较弱的酸性抗原修复缓冲液（如 pH 6.0 柠檬酸抗原修复缓冲液）；水煮修复方法是将切片放入抗原修复缓冲液中煮沸 20~30 分钟，是比较稳定的抗原修复方法，一般自动化免疫组化仪就是采用此方法，强度适中，比较适合大多数碱性抗原修复缓冲液（如 pH 8.0~9.0 的 EDTA 抗原修复缓冲液），对酸性抗原修复缓冲液也有效。微波修复方法与水煮修复方法类似，但由于微波修复会受到液体的量、微波功率等影响，稳定性略差。

（五）室内质控及室间质控

抗体没有最佳的工作液、没有单一的抗体稀释度适合所有组织。最好使用浓缩型抗体。抗体的最佳稀释度为在无背景染色的情况下获得强阳性信号。如果滴度不是最适，要验证多个稀释度。验证阴阳性组织直到敏感性和特异性到最适。不同实验室组织固定液及时间不同，抗体的工作液只适合厂家实验室，尽量不用工作液。新买的浓缩液抗体一般不需要分装，直接放 4~8℃冰箱保存，但如果用量较少或长时间不用的抗体要小剂量分装保存 -20℃，避免反复冻融或开启造成抗体效价降低或污染。

每次购进新抗体，都要用已知的阳性和阴性组织进行性能验证，每次验证数量不少于 5 例；原有的抗体更换抗体批号时也要进行性能验证，用阴阳性对照，新旧批号用相同的抗体滴度进行预实验。如结果和从前不一致，应对新批号增加滴度，进一步验证敏感性与特异性。

免疫组织化学过程中质量控制最重要的是阳性对照和阴性对照（如组织芯片）。每批实验中必须有一张阴性对照，每一张实验的组织片中必须都有阳性对照，确保实验的可靠性。阳性对照必须和实验组织在同一张载玻片上。阳性对照片的组织不应表达过强，否则会导致确定的抗体滴度偏低，假阴性结果增加。选择表达强度中等的组织来作阳性对照，用一个或多个阳性组织在

不同批次间进行性能验证，通常连续 3 次，结果稳定并与发表的文献相吻合，才可用于临床。验证过程应与日常患者组织一起进行，每批次应由同一名有经验的病理医生来判读，有利于发现免疫组织化学染色的微小变化及染色强度，染色方式的变化趋势随着时间的推移，逐渐降低染色强度。阳性对照片的组织一般选肿瘤组织做对照，正常组织含抗原比肿瘤组织少。理想的阳性对照片染色强度应该是不均匀的，不应该是强度一致的阳性染色。

更换显色系统，必须对现有的全部抗体重新进行性能验证。更换显色系统试剂批号时，需用单抗和多抗的一抗来同时用新旧显色系统做，验证新批号与旧批号在敏感性和特异性上有无变化。

显色时应在显微镜下严格控制，部分抗体显色过长会造成特异性染色成为假阳性。

七、免疫组织化学双重/多重染色技术

（一）免疫组织化学双重/多重染色技术概念及性质

用免疫组织化学的方法在同一张组织切片上同时显示两种或两种以上抗原的方法。此方法有几种类型，包括免疫酶组织化学和免疫荧光细胞化学法结合。

1. 同一切片的再度染色法（先对第一种抗原染色，阳性部位拍照，再用酸处理使抗原抗体解离，继之，对第二种抗原染色、拍照）。

2. 两种酶标抗体分别用辣根过氧化物酶和碱性磷酸酶标记第二抗体。

3. 用间接法分别显示 A 和 B 抗原，如果两种一抗来自一种属，常有重叠染色。因此，常选择不同种属来源的抗体双重染色，两种抗体间无交叉反应，特异性较高，即使细胞内抗原量很少也能检测。需要注意的是当两种抗原存在于同一部位而其中之一浓度较高，占绝对优势时将妨碍另一种抗原染色，此种情况应分别染色，首先染色含量较少的抗原，再显示含量丰富的抗原；该方法用于石蜡切片时应考虑所选择的两个抗体的修复方法应该一致或一个抗体的修复对另一个抗体的染色结果没有影响（图 4-10）。

4. 根据细胞形态（如细胞核 + 细胞浆、细胞

核 + 细胞膜、肌纤维 + 上皮性肿瘤细胞、肌纤维 + 上皮性肿瘤细胞 + 细胞核等组合）选择不同的抗体以及不同颜色的显色系统，依次进行重叠染色。

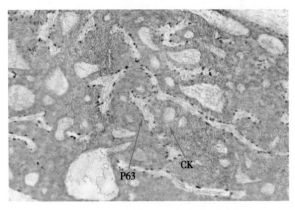

图4-10　CK（AE1/AE3）/P63双染图

（二）免疫组织化学双重/多重染色技术的优势

传统的免疫组织化学染色通常需要多张切片，而免疫组织化学双重/多重染色技术可在同一张切片上同时或先后进行两种/多种不同染色，减少诊断医师的阅片量。同时对标本量较少的组织更具有优势。免疫组织化学双重/多重染色技术可以是免疫组化与免疫组化的结合，也可以是免疫组化与特殊染色的结合或免疫组化与原位杂交的结合等。

（三）注意事项

1. 组织的固定方式和时间，组织切片厚度，抗原修复方式，一抗稀释度和孵育时间等方面因素都会对结果产生影响，在对实验结果进行分析时应充分考虑上述因素。

2. 一抗的选择要不同种属且细胞定位不冲突。

3. 使用碱性磷酸酶检测试剂盒时，整个流程中切勿使用PBS缓冲液洗涤，用TBS-T缓冲液，因磷酸盐对碱性磷酸酶有抑制作用，导致染色效果不佳。

第二节　组织标本的取材、处理和抗原修复

一、取材

实验动物、人体组织和体外培养细胞都可作为免疫组织化学研究的材料。对于所取材料不仅要保持组织形态的完整性，而且还要使组织的抗原性不被破坏以利抗原抗体的结合。因此，在取材时要求做到准确、迅速、完整和具有代表性，以免因取材不当造成抗原丢失或破坏，从而影响实验结果的准确性。

（一）实验动物标本

实验动物种类很多，以狗、兔、大鼠和小鼠等为常用。取材前先常规麻醉或将动物快速处死迅速取材。注意取材用的剪刀和刀片等要锋利，所取材料不应太大，以厚度不超过3mm为宜。在取小型实验动物材料时，如先经左心室主动脉灌注固定，使灌注液迅速到达全身，则固定更加充分。灌注固定时先用少量生理盐水快速将血液冲洗干净，紧接着用4%多聚甲醛或其他固定液灌注。灌注速度应先快后慢，可用蠕动泵进行控制。

（二）人体标本

1. **组织取材**　切取的组织块厚薄要均匀，一般厚度为0.2~0.3cm（不要超过0.4cm），大小以1.5cm×2.0cm为宜。取材组织的大小与厚薄不要把一次性包埋盒的空间全部占满，包埋盒的四周与上下都应该留有空隙，有利于固定液和脱水液的流动。过厚的组织、新鲜组织或固定不好的组织，容易与一次性脱水包埋盒壁粘连，导致固定液不能渗透、组织固定不良、脱水不彻底，最终石蜡难以浸透到组织中去而无法起到支撑作用，难以切片。新鲜标本最好是剖开固定24小时后再取材。较小的组织要用纸（或纱布等）包裹，以免脱水过程中丢失，包裹纸不要太大（以5cm×6cm为宜），也不能双层，以免在处理过程中脱水试剂难以渗透，影响脱水的质量。

2. **细胞标本取材**

（1）印片法：即将载玻片轻贴于暴露的病变区，使脱落细胞黏附在玻片上，经固定后即可用于染色。此法优点是简便省时，细胞抗原也保存较好，缺点是细胞分布不匀甚至细胞重叠在一起影响染色效果。主要适用于活检和手术切除标本。

（2）穿刺涂片法：用穿刺针抽取病变区的液体成分直接或经离心后制成细胞悬液涂于载玻片上固定、染色。此法主要应用于实质性器官细胞的采集如淋巴结、肝、肾、肺等。

（3）体液细胞的制备：制备细胞成分较多的体液标本时，如血液、淋巴液和精液等，取少量液

体直接涂片即可。对于细胞成分较少的体液，如腹水、胸水、脑脊液等，方法之一是通过离心沉淀使细胞浓缩，然后涂片；方法之二是用细胞离心涂片器直接涂片。目前最常用的方法是做成细胞蜡块，再进行免疫组织化学染色。

（三）体外培养细胞标本的制备

培养细胞标本的制备应根据所培养细胞的生物学特性采用不同的方法。对于贴壁生长的细胞，如内皮细胞、成纤维细胞、神经胶质瘤细胞等，可在培养瓶或培养板的底壁放置载玻片，让细胞在其上生长，到时将载玻片取出进行固定染色即可。对于悬浮生长的细胞则可采取离心沉淀涂片的方法。为充分保存组织中的抗原，对所取标本应立即固定包埋。如果暂时不固定则应在低温下保存备用，可保存在干冰、液氮或低温冰箱中。

二、固定

固定（fixation）的目的在于保持组织的形态结构完整，并尽量保存组织中的抗原，使其不被破坏或扩散，以减少非特异性染色或假阳性、假阴性结果。如果固定不及时或固定不当，都可能使组织结构不清晰或特异性抗原不显，使结果无法判断。因此，应根据抗原的化学性质选择适当的固定剂与固定方法。某些固定剂甚至可同时破坏和/或保护同一抗原的不同抗原决定簇。因此，在进行免疫细胞化学研究之前，很有必要了解所要研究的物质的化学性质，并根据需要来选择适宜的固定剂（或固定方法）以及改进固定条件。目前，免疫组织化学研究中常用的固定剂仍为醛类固定剂，其中以10%中性缓冲福尔马林和戊二醛最为常用。选择固定方法的原则是在保持组织形态完好和被检测抗原的前提下，应采用浓度最低的固定剂和最短的固定时间。固定时间一般为6~12小时。

（一）醛类固定剂

醛类固定剂属双功能交联固定剂，其作用是使组织之间相互交联将抗原保存在原位。此类固定剂的特点是对组织的穿透性强，收缩性小。常用的有甲醛（formaldehyde）、多聚甲醛和戊二醛，可单种或多种固定剂联合使用。

1. 甲醛　一种无色且有刺激性气味的气体。市售的为36%~38%的甲醛水溶液，不仅价格便宜，而且组织穿透力强，固定均匀，组织收缩少，可长期保存标本。对脂类和类脂体、神经及髓鞘均有良好的固定效果，也可固定高尔基体、线粒体和糖类，适合多种特殊染色。甲醛是一种交联性组织固定剂，主要通过使蛋白质分子发生交联而产生固定作用，它虽不能使白蛋白和核蛋白沉淀，但能与蛋白质中许多氨基酸如赖氨酸、精氨酸、组氨酸、半胱氨酸、色氨酸等反应。一般作为固定剂使用的是10%的福尔马林，配制方法为10ml原液加90ml的水，此液中甲醛的实际浓度为3.6%~3.8%。

2. 3.6%~3.8%中性缓冲甲醛液（10%中性缓冲福尔马林液）　能完好地保存组织的形态，并使蛋白质、核酸等大分子在细胞内原位凝固沉淀，防止这些物质的崩解和弥漫流失，对大多数抗原和肿瘤基因保存较好，是免疫组织化学和分子病理最常用的固定液，固定时间以24~36小时为宜。

配方：甲醛100ml，蒸馏水900ml，磷酸二氢钠（$NaH_2PO_4 \cdot H_2O$）4g，磷酸氢二钠（Na_2HPO_4）6.5g，用1mol/L NaOH调整pH至7.0~7.2。

3. 戊二醛（$C_5H_8O_2$）　为带有刺激性气味的无色透明油状液体。戊二醛对糖蛋白、糖原、微管、内质网和细胞基质等都有较好的固定作用，穿透力比锇酸强，能保存某些酶的活力，长时间的固定也不会使组织变脆；但不能保存脂肪，对细胞膜的显示较差，也无电子染色作用。所以戊二醛（2.5%水溶液）只能作电镜组织处理的前固定，固定时间需在2小时以上。

4. 3.6%~4%多聚甲醛液　常用于免疫组织化学组织的固定。固定液配方：4g多聚甲醛，溶于100ml蒸馏水，加温至60℃，搅拌溶解。多聚甲醛不容易溶解，也可将液体放于密封瓶中，放入60℃温箱过夜溶解。

5. Bouin液　Bouin液是骨髓、睾丸等组织的良好固定液，适用于结缔组织染色，尤其是三色染色时更为理想。由于固定液偏酸，pH为1.7左右，对抗原有一定的损害，不适宜标本的长期保存。固定时间8~24小时（8小时以内对免疫组化影响较小）。经苦味酸或Bouin液固定后的组织流水冲洗后用75%乙醇浸泡2小时以上。

配方：饱和苦味酸水溶液75ml，甲醛20ml，乙酸5ml。

6. 过碘酸－赖氨酸－多聚甲醛固定液（periodate lysine－paraform－aldehyde fixative，PLP）
配制：A液为5.481g赖氨酸盐溶于150ml蒸馏水，然后加入Na_2HPO_4，将pH调至7.4，补足0.1mmol/L的磷酸盐缓冲液（PBS）至300ml。B液：配制8%多聚甲醛溶液100ml。

A、B液在4℃保存，最好2周内使用。临用前，将3份A液与1份B液混合，再加入结晶过碘酸，使终浓度为0.1mmol/L。应用：固定时间为6~18小时适合于固定富含糖类的组织，对超微结构及许多抗原的保存均较好。其作用机制是先由过碘酸使组织中的糖基氧化成醛基，再通过赖氨酸的双价氨基与醛基结合，从而与糖形成交联。由于组织抗原大多由蛋白质和糖类构成，抗原决定簇位于蛋白部分。因此，此固定剂有选择性地使糖类固定，这样既稳定了抗原，又不影响其在组织中的位置关系。

（二）丙酮及醇类固定剂

丙酮和醇类固定组织的原理主要是使组织中的蛋白质和糖沉淀。此类固定剂的穿透力强，对抗原保存较好，但对小分子蛋白质及多肽等物质的保存效果较差，故常与其他固定剂混合使用，如冰醋酸、乙醇和氯仿等。

（三）其他固定剂

1. Zenker 液 重铬酸钾2.5g，升汞5g，硫酸钠1g，加蒸馏水至95ml，用前加冰醋酸5ml。该固定剂适合于免疫球蛋白抗原的检测染色效果好。固定时间2~4小时，染色前用0.5%碘液脱汞。

2. 碳二亚酰胺－戊二醛 常用于多肽类激素的固定，对酶等蛋白质的固定效果良好，对细胞内抗原定位和超微结构保存好，是培养细胞电镜免疫组织化学研究的良好固定剂。

3. 四氧化锇（锇酸）液 是电镜研究所必需的固定剂，常用浓度为1%水溶液或缓冲溶液，多用于组织的后固定。

三、包埋

包埋（embedding）是为了便于切片。目前实验室常用的包埋方法仍以石蜡包埋和冷冻包埋为主，前者的优点是对组织结构保存良好，组织结构清晰，抗原定位良好，在病理和回顾性研究中有较大的实用价值；后者的优点是能较好地保存多种抗原的抗原性，速度快，能在短时间内出结果，适合于手术切除标本的快速诊断，需要注意的是冷冻切片可能会导致少量抗原弥散。

四、切片

切片也是免疫组织化学染色的重要环节。切片要求薄而平整，尽量避免因折叠或划痕造成的非特异性着色。薄片能显示良好的形态结构，防止切片脱落和有利于抗体分子的渗透。免疫组化切片需连续切片，一般厚度为3~4μm，使用防脱片，以防止染色时脱片。备用的石蜡切片经密封后，可在4℃长期保存。冷冻切片则应在低温冰箱密封保存。

五、抗原修复

抗原修复是影响免疫组织化学染色结果的重要因素，现已广泛应用于病理学和形态学研究领域。基于抗原修复的蛋白质组学研究，有助于从福尔马林固定石蜡包埋组织中提取蛋白质，为个性化医疗中相关分子生物标记物的应用建立实用而先进的平台。加热抗原修复（heat induced－antigen retrieval，AR）技术是免疫组织化学（immunohistochemistry，IHC）发展史上的重要里程碑，其既能保留福尔马林固定石蜡包埋组织（formalin fixed paraffin－embedded tissue，FFPET）良好的组织学形态，又明显提高抗原的检出率，提供良好的IHC染色结果。AR技术在FFPET分子提取方面的应用，使蛋白质组学与IHC在分子形态学方法上相结合，这很可能成为AR-IHC进一步研究的重点。

（一）AR 的作用机制

目前对AR技术的作用机制仍缺乏全面了解。上版编者提出加热水解蛋白质交联产物的学说。本版编者同样认为，通过加热打开甲醛诱导的交联可能是AR的核心机制，最新的研究对此展开进一步阐述。2010年，Mason等实验证明牛胰核糖核酸酶A（RNase A）样本经甲醛固定所导致的化学效应在加热处理后得到逆转，从而恢复免疫反应性。蛋白质甲醛加合物及其交联的逆转是AR技术成功的基础。同年，Bogen等也进行类似的实验，发现组织经甲醛固定后，大多数的独立多肽抗原表位并未失去免疫原性；若加入不相干的蛋白质，其免疫反应性则消失，但经热诱导 AR 处理后，其免疫原性可恢复。由此得出结论，甲醛诱导的蛋白质交联阻断多肽抗原表位，AR 可使氨基酸抗原表位重新暴露。2011 年，Fowler 等在此基础上提出线性表位模型，指出一些蛋白质经甲醛固定后，三级结构发生改变并形成熔球蛋白；经热诱导 AR 处理后，蛋白质发生不可逆的变性，从而获得线性表位。因此，AR 的重要价值在于：使用一种极为简单的方法解决了多年来迫切需要解决的问题，大大促进了形态学的现代化进程。

（二）AR 加热方法

1. 使用防脱载玻片。

2. 加热过程中，必须保持组织切片完全浸泡于水溶液中。为防止干热组织所致染色失败，宜用较大容器装入足够溶液。否则，可将加热处理分为两期以利检查液面，添加适量溶液。

3. 容器应洗净，有的化学物质可导致蛋白质结构的改变，如含钙化合物在加热后可使增生细胞蛋白质 Ki-67 或凝血酶敏感蛋白（TSP）的免疫组织化学染色转为阴性。AR 加热处理前后，应用蒸馏水洗净切片以防所用 AR 溶液与其他缓冲液发生交叉反应。

加热 AR 的经典程序：尽管有不少改良方法，1991 年首先报告的 AR 程序至今仍为大多数学者采用的标准方法。故介绍如下作为 AR 的基础。

1. 切片经常规脱蜡处理后，水洗，放入塑料制切片缸内，缸内为 0.01mol/L 枸橼酸缓冲液（pH 6.0）或其他抗原修复液，松加盖（或在盖顶钻一小孔）以防容器因煮沸而破裂。

2. 塑料切片缸放入微波炉中央，为保持 AR 效果稳定，每次应放入相同数量的容器。加热 3 个塑料切片缸（每缸容量为 50ml），加热 5min 后，添加适量 AR 溶液，再加热 5min，一般以 10~20min 为宜。

3. 加热毕，置切片缸于室温 15min 降温。蒸馏水洗净切片即可进入免疫组织化学染色。

其他加热法：

1. **高压修复（120℃）**　先煮沸抗原修复液，放入切片。待热至最大压力（压力阀门顶起，开始呲气）时开始计时，维持 1.5~3 分钟，冷却。

2. **水煮修复**　切片放入抗原修复缓冲液中，电磁炉加热，煮沸 20~30 分钟，冷却。

（三）AR 的影响因素

影响 AR 的因素主要包括修复的温度、加热的时间、热源、抗原修复液的 pH 值和性质等（表 4-4）。

表 4-4　不同抗原修复方式

类别	修复温度 /℃	修复时间 /min	修复液
水煮修复法	90~100	20~30	EDTA 8.0，EDTA 9.0
微波加热法	90~100	20	柠檬酸缓冲液（pH 6.0）或 EDTA 8.0，EDTA 9.0
高温高压法	120	1.5~3	柠檬酸缓冲液（pH 6.0）

（四）AR 的应用前景

1. **细胞病理学**　免疫细胞化学（immunocytochemistry，ICC）在细胞病理学中的应用面临着两大挑战：①缺乏适当的控制样本；②造成不适当抗体浓度的频繁使用。为了准确比较，ICC 的控制必须从相同的细胞学标本制备方法开始，但是大多数病理实验室缺乏建立合适的细胞控制体系的资源和能力，这成为解决该问题的重大实际障碍。

2. **冷冻切片**　热诱导抗原修复技术已成功应用于冷冻细胞 / 组织切片。多数情况下经甲醛固定和抗原修复处理后得到的 IHC 信号更强、背景更少、形态更佳。在冷冻组织切片的免疫荧光（immunofluorescence，IF）和 IHC 染色过程中经常发生的非特异性背景染色，经抗原修复处理后也明显减少。AR-IHC 染色结果作为"金标准"的事实已逐渐被接受，但在使用 FFPET 切片时应尽可能采用独立客观的生化方法，如蛋白质印迹法（Western blotting，WB）来验证不同样品制备条件下的抗体性能。

3. **免疫荧光** 随着新染料的开发及免疫荧光在图像分析定量测量和光谱成像显微镜的多重标记上的优势。经证实抗原修复作为增强FFPET-IHC抗原性的程序，具有减少非特异性自体荧光的优势。有研究学者运用配伍试验法检测3种缓冲溶液[100mmol/L Tris（三羟甲基氨基甲烷），pH 10.0；0.05% 柠康酸酐；含 2mmol/L EDTA的 10mmol/L 柠檬酸和 0.05% 吐温 20，pH 6.2]经微波炉加热抗原修复，均得到满意的免疫荧光染色结果。

第三节 免疫荧光组织化学技术

一、免疫荧光组织化学技术的发展史概述

免疫荧光组织化学（immunofluorescin histochemistry）是现代生物学和医学中广泛应用的技术之一，是由 Coons 和他的同事（1941）建立，免疫荧光技术与形态学技术相结合发展成免疫荧光细胞（或组织）化学。它与葡萄球菌 A 蛋白（SPA）生物素与亲和素、植物血凝素相结合拓宽了领域；与激光技术、电子计算机、扫描电视和双光子显微镜等技术结合发展为定量免疫荧光组织化学技术。荧光激活细胞分选仪（FACS）的应用，激光共聚焦显微镜的问世，使免疫荧光细胞技术发展到更高的阶段，开创了免疫荧光技术的新领域。细胞显微分光光度计与图像分析仪的结合使免疫荧光组织化学的定量检测更加准确。

由于免疫荧光细胞化学的特异性、快速性和在细胞水平定位的敏感性、准确性，已在免疫学、微生物学、病理学、肿瘤学以及临床检验等生物学和医学许多方面得到广泛应用，日益发挥重要的作用。

二、免疫荧光组织化学的原理

免疫荧光细胞化学是根据抗原抗体反应的原理，先将已知的抗原或抗体标记上荧光素，再用这种荧光抗体（或抗原）作为探针检查细胞或组织内的相应抗原（或抗体）。利用荧光显微镜观察标本时，荧光素受激发光的照射而发出明亮的荧光（黄绿色或橘红色），可以看见荧光所在的细胞或组织，从而确定抗原或抗体的性质、定位，以及利用定量技术测定含量（图 4-11）。

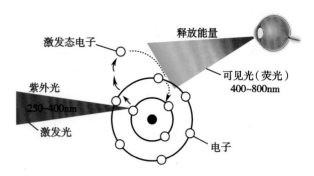

图 4-11 紫外光激发荧光物质放射荧光示意图

用荧光抗体示踪或检查相应抗原的方法称荧光抗体法；用已知的荧光抗原标记物示踪或检查相应抗体的方法称荧光抗原法。免疫荧光细胞化学分直接法、间接法和补体法。

（一）直接法

1. **检查抗原方法**用已知特异性抗体与荧光素结合，制成特异性荧光抗体。直接用于细胞或组织抗原的检查，这是最简便、快速的方法，此法特异性强，常用于肾穿刺和病原体检查，其缺点是一种荧光抗体只能检查一种抗原，敏感性较差（图 4-12）。

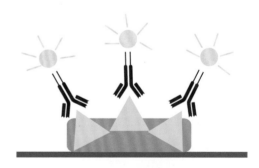

图 4-12 直接法

2. **检查抗体法**将抗原标记上荧光素，用此荧光抗原与细胞或组织内相应抗体反应，而将抗体在原位检测出来。

（二）间接法（图 4-13）

1. **检查抗体（夹心法）方法** 此法是先用特异性抗原与细胞或组织内抗体反应，再用此抗原的特异性荧光抗体与结合在细胞内抗体上的抗原相结合，抗原夹在细胞抗体与荧光抗体之间，故称夹心法。

2. **检查抗体方法** 用已知抗原细胞或组织

切片,加上待检血清,如果血清含有切片中某种抗原的抗体,抗体结合在抗原上,再用间接荧光抗体(抗种属特异性IgG荧光抗体)与结合在抗原上的抗体反应,在荧光显微镜下可见抗原抗体反应部位呈现明亮的特异性荧光。此法是检验血清中自身抗体和多种病原体抗体的重要手段。

3. 检查抗原法 此法是直接法的重要改进,先用特异性抗体与细胞标本反应,随后用缓冲盐水洗去未与抗原结合的抗体,再用间接荧光抗体与结合在抗原上的抗体结合,形成抗原-抗体-荧光抗体的复合物。同直接法相比荧光亮度可增强3或4倍。此法除灵敏性高外,它只需要制备一种种属间接荧光抗体,可以适用于同一种属产生的多种第一抗体的标记显示,这是现在应用最广泛的技术。

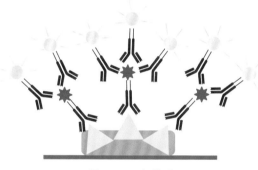

图4-13 间接法

(三)补体法(图4-14)

1. 直接检查组织内免疫复合物方法 用抗补体鸟荧光抗体直接作用组织切片,与其中结合在抗原抗体复合物上的补体反应,而形成抗原-抗体-补体-抗补体荧光抗体复合物,在荧光显微镜下呈现阳性荧光的部位就是免疫复合物上补体存在处,此法常用于肾穿刺组织活检诊断等。

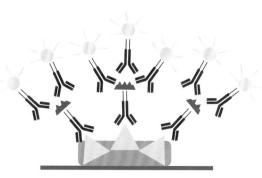

图4-14 补体法

2. 间接检查组织内抗原方法 常将新鲜补体与第一抗体混合同时加在抗原标本切片上,经37℃孵育后,如发生抗原抗体反应,补体就结合在此复合物上,再用抗补体荧光抗体与结合的补体反应,形成抗原-抗体-补体-荧光抗体的复合物,此法优点是只需一种荧光抗体可适用于各种不同种属来源的第一抗体的检查。

(四)双重免疫荧光组织化学标记法

在同一组织标本上需要同时检查两种抗原时要进行双重荧光染色,一般均采用直接法,将两种荧光抗体(如抗A和抗B)以适当比例混合,加在标本上孵育后,按直接法洗去未结合的荧光抗体,抗A抗体用异硫氰酸荧光素标记,发黄绿色荧光;抗B抗体用TMRITC或RB200标记,发红色荧光,可以明确显示两种抗原的定位。

(五)对照试验

为了保证免疫荧光组织化学染色的准确性,排除某些非特异性染色,必须在初次试验时进行以下对照试验:

1. 直接法

(1)标本自发荧光对照:标本只加PBS或缓冲甘油封片,荧光显微镜观察组织内如果有荧光,称为自发荧光。

(2)抑制试验:可分为二步方法和一步方法。

1)一步抑制方法:先将荧光抗体与过量未标记特异性抗体作等量混合,再加在标本上染色,结果应为阴性。

2)二步抑制方法:标本先加未标记的特异性抗体,水洗后再加标记荧光抗体,结果应呈阴性或明显减弱的荧光。

(3)阳性对照:用已知阳性标本做直接法免疫荧光组织化学染色,结果应呈阳性荧光。

结果:如对照1和2无荧光或弱荧光,3待检查标本呈强荧光即为特异性阳性荧光。

2. 间接法

(1)自发荧光对照:同直接法。

(2)荧光抗体对照:标本只加间接荧光抗体染色,结果阴性。

(3)抑制试验:同直接法。

(4)阳性对照:同直接法。

结果:如对照(1)(2)(3)均呈阴性,阳性对照和待检标本呈阳性荧光则为特异性荧光。

3. 补体法

（1）自发荧光对照。

（2）荧光抗体对照。

（3）抑制试验。

（4）补体对照：取新鲜豚鼠血清1:10稀释先作用于标本，洗后再用抗补体荧光抗体染色，结果阴性。

（5）抑制试验：标本加灭活的第一抗体，再加1:10稀释的新鲜豚鼠血清孵育后，再加未标记的抗补体血清与抗补体荧光抗体等量混合稀释液，结果应为阴性。

（6）阳性对照。（1）—（5）结果阴性，（6）和待检标本阳性时，则为特异性荧光。

三、荧光抗体的制备

制备荧光抗体是免疫荧光细胞化学的重要技术之一，制备高特异性和高效价的荧光抗体必须选用高质量的荧光素和高特异性高效价的抗体。

（一）荧光素

荧光是指一个分子或原子吸收了给予的能量后即刻引起发光，停止能量供给，发光也瞬时停止。可以产生明亮荧光的染料物质，称荧光色素。目前主要常用于标记抗体的荧光色素如下：

1. **异硫氰酸荧光素（FITC）** FITC呈黄色粉末状，性质稳定，在室温下能保存2年以上，在低温中可保存多年，易溶于水和酒精。最大吸收光谱为490~495nm，最大发射光谱为520~530nm，呈现黄绿色荧光，分子量为389.4（图4-15）。

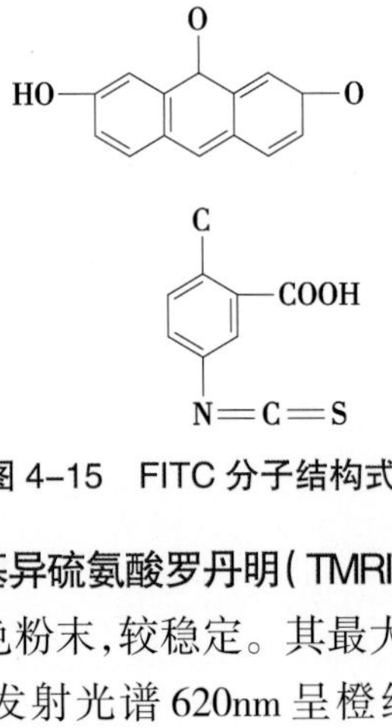

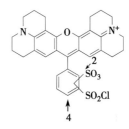

图4-15 FITC分子结构式

2. **四甲基异硫氰酸罗丹明（TMRITC）** TMRITC是一种紫红色粉末，较稳定。其最大吸收光谱为550nm，最大发射光谱620nm呈橙红色荧光，与

FITC的黄绿色荧光对比清晰，与蛋白质结合方式同FITC。它可用于双标记示踪研究（图4-16）。

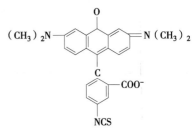

图4-16 TMRITC分子结构式

3. **得克萨斯红（Texas red）** 得克萨斯红是一种褐色粉末状，易溶于有机溶剂，性质稳定，在4℃下能保存2年以上，最大吸收光谱为590~595nm，最大发射光谱为620~630nm，共有四种结构，常用的分子量为625.15（图4-17）。

图4-17 Texas red分子结构式

4. **其他荧光素** 如牛乙酰胺-4-异硫氨酸-2-硫酸芪（SITS）7-氨基甲基香豆素（AMC）呈蓝色荧光；藻红素R（phycoerythrin-R）；花青（cyanine, Cy_2, Cy_3, Cy_5, Cy_7）等。

（二）荧光素标记抗体的方法

1. **FITC标记抗体的方法**

（1）Marshall法

1）材料：抗体球蛋白溶液、0.5mol/L pH 9.0碳酸盐缓冲液、无菌生理盐水、异硫氰酸荧光素、1%硫柳汞水溶液、三角烧瓶（25~50ml）冰及冰槽（或1 000ml烧杯）电磁搅拌器、灭菌吸管、透析袋、玻棒、棉线及烧杯（500ml）pH 7.2或8.0的0.01mol/L PBS等。

2）方法及步骤：

——抗体的准备。取适量已知球蛋白浓度的溶液，加入三角烧瓶中，再加入生理盐水及碳酸盐缓冲液，使最后蛋白浓度为20mg/ml，碳酸盐缓冲液容量为总量的1/10，混匀，将三角烧瓶置冰槽中，电磁搅拌（速度适当以不起泡沫为宜）

5~10分钟。

——荧光素的准备。根据欲标记的蛋白质总量，按每毫克蛋白加0.01mg荧光色素，用分析天平准确称取所需的异硫氰酸荧光素粉末。

——标记。边搅拌边将称取的荧光色素渐渐加入球蛋白溶液中，避免将荧光素粘到三角烧瓶壁或搅拌玻棒上（大约在5~10分钟内加完），加完后，继续搅拌12~18小时。结合期间应保持蛋白溶液于4℃左右，故须及时添冰去水；亦可将结合装置安放4℃冰箱或冰库中进行。

——透析。结合完毕后，将标记的球蛋白溶液离心（2 500r/min）20分钟，除去其中少量的沉淀物，装入透析袋中再置于烧杯中用pH 8.0缓冲盐水透析（0~4℃）过夜。

——过柱。取透析过夜的标记物，通过葡聚糖凝胶G–25或G–50柱，分离游离荧光素，收集标记的荧光抗体进行鉴定。

（2）Chadwick法

1）试剂和材料：抗体球蛋白溶液、异硫氰酸荧光素、3%碳酸氢钠水溶液、0.01mol/L pH 8.0磷酸盐缓冲盐水、1%硫柳汞、离心机及离心管、三角烧瓶（25ml）冰槽、无菌吸管及毛细滴管、烧杯（500ml）透析袋、棉线、玻棒等。

2）方法及步骤：

——抗体准备。用0~4℃的pH 8.0磷酸盐缓冲盐水将球蛋白溶液稀释至浓度为30~40mg/ml，置入三角烧瓶内，放于冰槽中。

——荧光色素准备。按每毫克蛋白加入荧光素0.01mg计算，称取所需的荧光素量，用3%碳酸氢钠水溶液溶解。

——将准备的抗体与荧光色素溶液等量混合，充分搅匀，在0~4℃冰箱中结合18~24小时。

——透析和柱层析，方法同Marshall法。

（3）改良法

试剂如下：

1）0.01mol/L、pH 7.2的PBS配法：NaCl 18g、Na₂HPO₄ 1.15g、KH₂PO₄ 0.2g，溶于2 000ml蒸馏水中，校定pH至7.2。

2）0.5mol/L、pH 9.0的碳酸盐缓冲液配法：取0.5mol/L Na₂CO₃（5.3%）10ml加入0.5mol/L NaHCO₃（4.2%）90ml，混合后，校定pH至9.0。

3）3%碳酸氢钠水溶液配法：称1.5g无水碳

酸钠充分溶解于50ml灭菌蒸馏水中即成。

4）方法及步骤：取高效价的抗人球蛋白兔免疫血清，分离球蛋白，用盐水（0.15mol/L NaCl）及缓冲液（0.5mol/L NaHCO₃–Na₂CO₃ pH 9.0）稀释使每毫升内含蛋白质10mg，缓冲液为总量的10%，降温至4℃，加入异硫酸盐荧光素，（蛋白：荧光素=80mg：1mg），在0~4℃下电磁搅拌12~14小时。然后用半饱和的硫酸铵将标记球蛋沉淀分离，除去未结合的荧光素，再用缓冲盐水透析，除去硫酸铵（用奈斯勒试剂测验至隔夜透析的盐水无氨离子及荧光色素为止）。将制备好的荧光抗体加叠氮钠0.01%，分装在1ml安瓿中，或冻干，保存于冰箱中（4℃）可以用半年以上，–20℃保存可达2年以上。

（4）透析标记法

此法适用于小量抗体的荧光素标记，标记简便，非特异性染色较少。

1）用0.025mol/L碳酸盐缓冲液pH 9.0，将欲标记的免疫球蛋白浓度稀释至1%，装入透析袋中。

2）用同一缓冲液将FITC配成0.1mg/ml的溶液，按1%球蛋白液体积的1倍，将FITC稀释液盛于圆柱形容器内，并使透析袋浸没于FITC液中。容器顶端盖紧，底部放搅拌棒，在4℃电磁搅拌下，透析标记24小时。取出透析袋中标记液，即刻用交联葡聚糖G50凝胶过滤，去除游离荧光素，分装、贮存于4℃中（图4-18）。

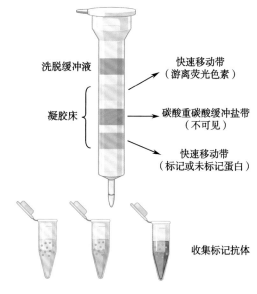

图4-18 标记抗体通过交联葡聚糖凝胶柱层析分布

2. 四甲基异硫氰酸罗丹明标记抗体方法

（1）取 IgG 10ml（6mg/ml）在 0.1mol/L、pH 9.5 的碳酸盐缓冲液中透析过夜。

（2）将四甲基异硫氰酸罗丹明（每毫克 IgG 加入 5~20μg）溶于二甲基亚砜（1mg/ml），取此溶液 300μl，一滴一滴加入蛋白质溶液中，同时电磁搅拌。

（3）在室温中搅拌 2 小时，避光。

（4）把结合物移入直径 3cm，高 30cm 大小的 Bio-Gel P-6 层析柱，用 0.01mol/L、pH 8.0 的 PBS 平衡过，流速为 1.5ml/min。

（5）收集先流出的红色结合物，即为标记抗体，分装，4℃保存备用。

3. 藻红蛋白标记抗体方法

（1）巯基化藻红蛋白（phycoerythrin，PE）的制备：600μl 的 15.5mg/ml 盐酸巯醇亚胺（iminothiolane hydrochloride）加到 1.2ml 的 3.6mg/ml 的 PE 中，与 1.2ml 磷酸缓冲溶液（pH 6.8）混合，装入透析袋置入 50mmol/L、pH=6.8 的 PB 中透析，4℃过夜，再换用 pH 7.5 PB 透析 6 小时。每个 PE 分子中可结合 8 个巯基。

（2）巯基 PE-IgG 制备　异型双功能试剂硫化氨短链交联剂 SPDP［N-succinimidyl 3-（2-pyridyldithio）propionate，SPDP］30μg（1.1mg/ml）的乙醇溶液，加入 700μl 的 4.2mg/ml IgG PB 溶液（50mmol/L、pH 7.5），在室温中反应 2.5 小时。再加入巯基化 PE 400μl（1.7mg/ml）加到 500μl 反应混合液中，室温反应 12 小时，加入 100μl 的 50mmol/L 碘乙酸钠封闭残余巯基，用 PB 透析过夜，4℃。加入 0.01% NaN$_3$ 分装，4℃保存半年。

4. PE-标记蛋白 A 方法

（1）取 4.08mg PE 溶于 0.1mol/L、pH 7.4 的 PB（含 0.1mol/L NaCl）1ml 中，溶解后，取出 0.5ml，再加入 10μl SPDP 无水甲醇液（2.6mg/ml），SPDP/蛋白物质的量之比为 10，22℃反应 5 分钟，过交联葡聚糖 G-50（1×17cm），用 100mmol/L pH 7.4 的 PBS（含 0.1mol/L NaCl）平衡和洗脱。

（2）0.5ml 蛋白（2mg/ml）100mmol/L PBS（含有 100mmol/L NaCl pH 7.4），加入 2.6μl 上述 SPDP 甲醇液，SPDP：蛋白 =9：5，22℃，40min，加入 25μmol/L 二硫苏糖醇（DTT）pH 7.4 缓冲液，22℃，25min，

同上过交联葡聚糖 G-25，收集蛋白 A 峰。

（3）取 0.77mg/ml 的 PE 和 0.27mg/ml 蛋白 A 等量混合，22℃反应 6 小时，混合物 4℃保存备用，以上两种 PE 标记制品，最后溶于 0.01mol/L、pH 7.4 的 PB（含有 0.1mol/L EDTA、1mol/L 碘乙酰胺、1% BAS 和 0.1% NaN$_3$），0~5℃保存。

5. 蓝色荧光素标记抗体方法　Kbaffan 等（1986）首先创立了蓝色荧光素标记和染色技术，可进行双标记或多标记。

（1）取 7-氨基-甲基香豆素（7-amino-4-methyl coumarin，AMC）260μg 溶于二甲基亚砜 25μl 中。

（2）将上液加入 10ml IgG-巴比妥缓冲液（0.5mol/L，pH 8.5，内含 50~100mg IgG）中，室温反应 2 小时，过交联葡聚糖 G-50 除去游离荧光素，最大荧光波长 430nm。AMC 呈黄色结晶固体，最大吸收波长 354nm。

（三）荧光抗体的质量控制

1. 染色特异性和敏感性的测定方法

（1）特异性染色和效价测定：直接染色效价以倍比稀释荧光抗体溶液，如 1:2,1:4,1:8……，与相应抗原标本作一系列染色，荧光强度在"阳"的最大稀释度，为其染色滴度（效价）或单位。实际染色应用时，可取低一个或两个稀释度（即 2~4 个单位），如染色效价为 1:64，实际应用时可取 1:32 或 1:16。间接染色效价可按抗核抗体荧光染色法步骤，先用不同稀释度的荧光抗体染色，结果以抗核抗体荧光强度"++"为标准，染色用效价和直接法相同。

（2）非特异性染色测定：根据荧光抗体的用途不同，可用相类似的抗原切片或涂片，倍比稀释荧光抗体，按常规染色，结果在标本上出现的非特异染色应显著低于特异染色，否则应采取消除非特异性染色的方法处理荧光抗体。

（3）吸收试验：在荧光抗体中加入过量相应抗原，于室温中搅拌 2 小时后，移入 4℃中过夜，3 000r/min，离心 30min，收集上清液，再用于相应抗原阳性标本染色，结果应不出现明显阳性荧光。

2. F/P 比值的测定方法　F（荧光素）和 P（抗体蛋白）的摩尔比反映荧光抗体的特异性染色质量，一般要求 F/P 的摩尔比为 1~2。过高时，

非特异性染色增强；过低时，荧光很弱，降低敏感性。

（1）蛋白质定量：测定荧光抗体的蛋白质浓度（mg/ml）。

（2）结合荧光素定量：先制作荧光素定量标准曲线，即准确称取 FITC 1mg，溶于 10ml 0.5mol/L、pH 9.0 的碳酸盐缓冲液中，再用 0.01mol/L、pH 7.2 的 PBS 稀释到 100ml，此时荧光素含量为 10μg/ml，以此为原液，再倍比稀释 9 个不同浓度的溶液，用分光光度计在 490nm 波长测定光密度（OD），以光密度为纵坐标，荧光素含量为横坐标，作标准函数图。荧光素与蛋白质结合后，其吸收光谱峰值向长波方向位移约 5nm，FITC 和蛋白质结合后由 490nm 变为 493~495nm，RB200 和蛋白质结合后变为 595nm。

F/P 比值可按以下公式计算：

$$F/P 摩尔比 = \frac{FITC\ \mu g/ml}{蛋白质\ mg/ml} \times \frac{160\ 000 \times 10^3}{390 \times 10^6}$$

$$= 0.41 \times \frac{FITC\ \mu g/ml}{蛋白质\ mg/ml}$$

式中 160 000 为抗体蛋白质的分子量，390 为 FITC 的分子量。蛋白质从克换算为毫克需再乘以 10^3，而荧光素从克换算为微克需要再乘以 10^6。测定 RB200 荧光抗体的摩尔比公式如下：

RB200 荧光抗体的摩尔比

$$= \frac{(RB200\ \mu g/ml \times 10^{-3}) \div 580}{蛋白质\ mg/ml \div 160\ 000\ (IgG)}$$

TMRITC 荧光抗体的摩尔比

$$= \frac{A_{515nm}\ OD}{A_{280nm}\ OD} = 重量比（g/g）\times \frac{160\ 000}{580}$$

（3）荧光抗体的保存：以 0~4℃ 或 −20℃ 低温保存，防止抗体活性降低和蛋白变性。最好加入浓度为 1∶5 000 的硫柳汞或者 1∶10 000 叠氮钠防腐。小量分装，如 0.1~1ml，真空干燥后更易长期保存。

四、免疫荧光组织化学染色方法

（一）标本制作

一般使用冷冻切片、细胞涂片，以冷丙酮固定。

（二）荧光抗体染色方法

1. 直接方法

（1）染色切片：经固定后，滴加经稀释至染色效价如 1∶8 或 1∶16 的荧光抗体，在室温或 37℃染色 30 分钟，切片置入能保持潮湿的染色盒内，防止干燥。

（2）洗片：倾去存留的荧光抗体，将切片浸入 pH 7.4 或 pH 7.2 的 PBS 中洗两次，电磁振动，每次 5 分钟，再用蒸馏水洗 1 分钟，除去盐结晶。3.50% 缓冲（0.5mol/L 碳酸盐缓冲液 pH 9.0~9.5）甘油封固、镜检（图 4-19）。

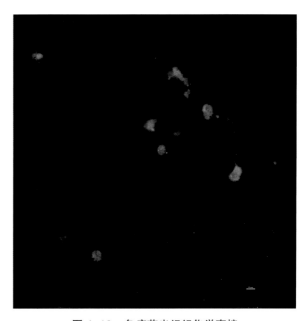

图 4-19　免疫荧光组织化学直接
染色法镜下图

直接法比较简单，适合做细菌、螺旋体、原虫、真菌及浓度较高的蛋白质抗原，如肾、皮肤的检查和研究。此法每种荧光抗体只能检查一种相应的抗原，特异性高而敏感性较低。

2. 间接方法（双层法）

（1）切片固定后用毛细滴管吸取经适当稀释的免疫血清滴加在其上，置于染色盒中保持一定的湿度，37℃作用 30 分钟。然后用 0.01mol/L、pH 7.2 的 PBS 洗两次，10 分钟，用吸水纸吸去或吹干余留的液体。

（2）再滴加间接荧光抗体（如兔抗人 γ-球蛋白荧光抗体等），同上步骤，染色 30 分钟，37℃，缓冲盐水洗两次 10 分钟，振动，缓冲甘油封固，镜检。

3. 间接法（夹心法）

（1）切片或涂片固定后，置于染色湿盒内。

（2）滴加未标记的特异性抗原作用切片于37℃，30分钟。

（3）缓冲盐水洗2次，每次5分钟，吹干。

（4）滴加特异性荧光抗体在切片上37℃，30分钟。

（5）如（3）水洗。

（6）缓冲甘油封固，镜检（图4-20）。

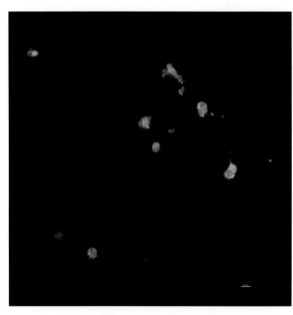

图4-20 间接染色法（夹心法）

4. 补体方法

（1）材料和试剂

1）免疫血清60℃灭活20分钟，用Kolmers盐水2倍稀释成1:2，1:4，1:8……补体用1:10稀释的新鲜豚鼠血清、抗补体荧光抗体等，按下述的补体法染色。免疫血清补体结合的效价如为1:32则免疫血清应用1:8稀释。

2）补体用新鲜豚鼠血清一般作1:10稀释，或按补体结合反应试管法所测定的结果，按2单位的比例，用Kolmers盐水稀释备用。Kolmers盐水配法：即在pH为7.4的0.1mol/L PBS中溶解$MgSO_4$，最终$MgSO_4$浓度为0.01%。

3）抗补体荧光抗体：在免疫血清效价为1:4，补体为2单位的条件下，用补体染色法测定免疫豚鼠球蛋白荧光抗体的染色效价，然后按染色效价1:4的浓度用Kolmers盐水稀释

备用。

（2）方法步骤

1）涂片或冷冻切片用冷丙酮固定10min，固定完毕后PBS清洗3min，吹至组织表面无水分。

2）吸取经适当稀释的免疫血清及补体的等量混合液（此时免疫血清及补体又都各稀释一倍）滴于切片上，37℃作用30分钟，置于保持一定湿度的染色盒内。

3）用缓冲盐水洗2次搅拌或振动，每次5分钟，吸干标本周围水分。

4）滴加经过适当稀释的抗补体荧光抗体作用30分钟，37℃，水洗同3）。

5）蒸馏水洗1分钟，缓冲甘油封固。

本法所用荧光抗体不受免疫血清的动物种属的限制，因而一种荧光抗体可作更广泛的应用，敏感性亦较间接法高，效价低的免疫血清亦可应用，节省免疫血清，尤其是对检查形态小的（如立克次体、病毒颗粒等）或浓度较低的抗原物质时甚为理想。

（三）膜抗原荧光抗体染色方法

本法应用直接法或间接法的原理和步骤，可对活细胞在试管内进行染色，常用于T细胞和B细胞、细胞培养物、瘤细胞抗原和受体等的研究，阳性荧光主要在细胞膜上。FACS即采用此原理和方法。

（四）双重染色方法

在同一标本上有两种抗原需要同时显示（如A抗原和B抗原），A抗原的抗体用FITC标记，B抗原的抗体用罗丹明标记，可采用以下染色方法：

1. 一步法双染色方法 先将两种标记抗体按适当比例混合（A+B），按直接方法进行染色。

2. 二步法双染色方法 先用RB200标记的B抗体染色，不必洗去，再用FITC标记的A抗体染色，按间接法进行。

结果：A抗原阳性荧光呈现绿色，B抗原阳性呈现橘红色荧光（图4-21）。

（五）荧光抗体再染色方法

若切片或其他标本经某种荧光抗体染色后，未获得阳性结果，而又疑有另外的抗体存在时，

可用相应的荧光抗体再染色。有时存档蜡块不能再用以切片,也可用存档的 HE 染色标本,褪去盖片和颜色,再作免疫荧光或其他免疫细胞化学染色。

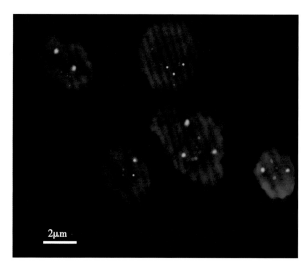

图 4-21 免疫荧光组织化学双重染色法镜下图

五、荧光显微镜使用注意事项

1. 严格按照荧光显微镜出厂说明书要求进行操作,不要随意改变程序。

2. 应在暗室中进行检查。进入暗室后,接上电源,点燃超高压汞灯 5~15 分钟,待光源发出强光稳定后,眼睛完全适应暗室,再开始观察标本。

3. 防止紫外线对眼睛的损害。在调整光源时应戴上防护眼镜。

4. 检查时间每次以 1~2 小时为宜,超过 90 分钟,超高压汞灯发光强度逐渐下降,荧光减弱;标本受紫外线照射 3~5 分钟后,荧光也明显减弱或褪色;所以最多不得超过 2~3 小时。

5. 荧光显微镜光源寿命有限,标本应集中检查,以节省时间,保护光源。天热时,应加电扇散热降温,新换灯泡应从开始就记录使用时间。灯熄灭后欲再启用时,须待灯光充分冷却后才能点燃。一天中应避免数次点燃光源。

6. 标本染色后立即观察,因时间久了荧光会逐渐减弱。若将标本放在聚乙烯塑料袋中 4℃保存,可延缓荧光减弱。

7. 荧光亮度的判断标准一般为四级,即"–"无或可见微弱自发荧光,"+"仅能见明确可见的荧光,"++"可见有明亮的荧光,"+++"可见耀眼的荧光。

六、非特异性染色的消除方法

(一)非特异性染色的主要因素

组织的非特异性染色的机制很复杂,其产生的原因主要可分以下几点:

1. 一部分荧光素未与蛋白质结合,形成了聚合物和衍化物,而不能被透析除去引起非特异性染色。

2. 抗体以外的血清蛋白与荧光素结合形成荧光素脲蛋白,可与组织成分非特异结合。

3. 除去检查的抗原以外,组织中还可能存在类属抗原(如嗜异性抗原),可与组织中特异性抗原以外的相应抗体结合。

4. 从组织中难于提纯抗原性物质,所以制备的免疫血清中往往混杂一些抗其他组织成分的抗体,以致容易混淆。

5. 抗体分子上标记的荧光素分子太多,这种过量标记的抗体分子带过多的阴离子,可吸附于正常组织上而呈现非特异性染色。

6. 荧光素不纯,标本固定不当等。

(二)消除非特异性染色的方法

1. 动物脏器粉末吸收法;

2. 透析法;

3. 聚糖凝胶 G-50 柱层析法;

4. 纤维素柱层析法;

5. 荧光抗体稀释法;

6. 纯化抗原方法;

7. 纯化抗体方法 – 免疫吸收方法;

8. 伊文氏蓝(Evans blue)衬染色方法。

七、现状与展望

免疫荧光组织化学技术经过半个多世纪的不断改进和创新,已成为现代研究生物和医学的重要手段之一。由于免疫荧光技术与形态、功能相结合不断完善和发展,尤其是合成了多种新荧光素与抗体容易结合,结合物稳定。可以和 FITC 结合进行免疫荧光组织化学双标记或三标记。至今,它已和亲和化学技术,如 SPA(葡萄球菌 A 蛋白)、biotin(生物素)、avidin(亲和素)及 ConA(伴刀豆球蛋白)相结合,应用领域也日益扩大,又与现代的电子计算机和扫描电视技术、共聚焦显微镜、荧光激活细胞分选仪（FACS）以及数码相机摄影技术的应用，使得快速性、简便性有了更大的提高，定量更加准确。近年来，随着荧光原位末端标记和荧光原位杂交技术的开展，使得免疫荧光组织化学技术的应用范围更加广大。

第四节 免疫胶体金技术

一、免疫胶体金技术的发展史

免疫胶体金技术（ICG）是以胶体金为标记物，利用特异性抗原抗体反应，在光镜、电镜下对抗原或抗体物质进行定位、定性乃至定量研究的标记技术。自 Faulk 与 Taylor 在 1971 年创立胶体金标记技术以来，免疫金技术广泛应用于检测 B 淋巴细胞表面抗原，并建立了光镜水平的免疫金技术（IGS）。在此基础上，又产生了用银显影液增强光镜金颗粒可见性的免疫金染色法（IGSS）。近年来，胶体金技术亦被引入免疫化学检验领域，称为金标记免疫吸附试验（gold labeled immunosorbent assay，GLISA）。由于胶体金作为标记物有其他物质无可比拟的优越性，因而在免疫组织化学检测中受到了广泛重视和应用。

二、免疫胶体金技术的原理

利用胶体金在碱性环境中带有负电荷的性质，使其与抗体相吸引，从而将抗体标记。当用金标记的抗体与抗原反应时，在光镜水平呈现鲜艳的樱红色，不需另外进行染色。在电镜水平，金颗粒具有很高的电子密度，清晰可辨。

三、胶体金的制备与质量鉴定

胶体金溶液的制备有许多种方法，其中最常用的是化学还原法，基本的原理是向一定浓度的金溶液内加入一定量的还原剂使金离子变成金原子。目前常用的还原剂有：白磷、乙醇、过氧化氢、硼氢化钠、抗坏血酸、枸橼酸钠、鞣酸等，下面分别介绍制备不同大小颗粒的胶体金溶液。

（一）制备胶体金的准备

1. 玻璃器皿的清洁 我们的经验是制备胶体金的所有玻璃器皿先用自来水把玻璃器皿上的灰尘冲洗干净，加入清洁液浸泡 24 小时，自来水洗净清洁液，然后每个玻璃器皿用洗洁剂洗 3~4 次，自来水冲洗掉洗洁剂，用蒸馏水洗 3~4 次，再用双蒸水把每个器皿洗 3~4 次，烤箱干燥后备用。

2. 试剂的配制要求

（1）所有配制试剂的容器均按以上要求处理洗净，配制试剂用双蒸馏水或三蒸馏水。

（2）氯化金（$HAuCl_4$）水溶液的配制：将 1g 的氯化金置入棕色细口试剂瓶溶解于双蒸水中配成 1% 的水溶液。放在 4℃冰箱内保存长达几个月至 1 年左右，仍保持稳定。

（3）白磷或黄磷乙醚溶液的配制：白磷在空气中易燃烧，要格外小心操作。把白磷在双蒸水中切成小块，放在滤纸上吸干水分后，迅速放入已准备好的乙醚中，轻轻摇动，等完全溶解后即得到饱和溶液。储藏于棕色密闭瓶内，放在阴凉处保存。

（二）制备胶体金的方法和步骤

1. 白磷还原法

（1）白磷还原法（Sigmondy 1905 年）

1）取 1% 的 $HAuCl_4$ 水溶液 1ml，加双蒸水 99ml 配成 0.01% 的 $HAuCl_4$ 水溶液。

2）用 0.2mol/L K_2CO_3 调 pH 至 7.2。

3）加热煮沸，迅速加入 0.5ml 白磷的饱和乙醚溶液，振荡数分钟至溶液呈现橙红色。胶体金的颗粒直径为 3nm 左右，大小较均匀。

（2）白磷还原法（Sigmondy 1905 年及 Sigmondy Thiessen 1925 年）

1）取 0.6% 的 $HAuCl_4$ 水溶液 2.5ml，加双蒸水 120ml。

2）用 0.2mol/L K_2CO_3 调 pH 至中性。

3）加入 1/5 饱和度的白磷乙醚溶液 1ml（1 份白磷 4 份乙醚），在室温振荡约 15 分钟，溶液呈红褐色，再加热至典型的葡萄酒红色，加热可使乙醚蒸发，胶体金液体内过量的白磷通入空气后被氧化，此方法获得胶体金颗粒的直径 5~12nm 之间。

（3）白磷还原法的改良法（Henegouwen 1986 年）

1）取 20% 饱和度白磷乙醚溶液 0.5ml，加双蒸水 60ml。

2）用 1% 的 $HAuCl_4$ 水溶液 0.75ml，加 0.1mol/L K_2CO_3 0.6ml，振荡变成棕色。

3）加热煮沸，至溶液变成透明红色。胶体金颗粒直径为 5.6nm。

2. 抗坏血酸还原法（Stathis 和 Fabrikanos 1958 年）

（1）取在 4℃预冷的 1% HAuCl$_4$ 水溶液 1ml，0.2mol/L K$_2$CO$_3$ 1.5ml、双蒸水 25ml 混匀。

（2）在搅拌下加入 1ml 0.7% 抗坏血酸水溶液，立即呈现紫红色。

（3）加双蒸水至 100ml，加热至溶液变为透明红色为止。胶体金颗粒直径为 8~13nm。

3. 柠檬酸三钠还原法（Frens 1973 年）

此方法是由 Frens 在 1973 年创立的，制备程序很简单，胶体金的颗粒大小较一致，广为采用。该法一般先将 0.01% 的 HAuCl$_4$ 溶液加热至沸腾，迅速加入一定量 1% 柠檬酸三钠水溶液，开始有些蓝色，然后浅蓝，蓝色，再加热出现红色，煮沸 7~10 分钟出现透明的橙红色。

4. 鞣酸柠檬酸三钠还原法（Slot 与 Gueeze 1985 年）

该法以 1982 年 Muhplfordt 法为基础，1985 年 Slot 与 Geuze 对该法进行了改良，特点是通过改变鞣酸的用量制备出多种颗粒直径的胶体金，而且颗粒的直径均匀一致，很适合于双标。

操作步骤：

（1）根据所需要的胶体金颗粒的大小分别配制 A 液和 B 液。

（2）将配制好的 A、B 两液在水浴锅内加热到 60℃，并通过控温装置使温度保持稳定。

（3）在电磁搅拌 A 液中迅速加入 B 液，继续加热直至胶体金变成葡萄酒色，时间大约 7~10 分钟。在 A、B 两液混合后可见溶液立即变成蓝色，大约 1~3 分钟就变成红色。

5. 乙醇超声波还原法（Baigent and Muller 1980 年）

（1）1% HAuCl$_4$ 水溶液 0.2ml 加入 100ml 双蒸水。

（2）用 0.2mol/L K$_2$CO$_3$ 调 pH 至中性，再加入 1ml 乙醇。

（3）用 20KC、135W 超声波探头浸入溶液内进行超声振荡，由此法制得的胶体金颗粒为 6~10nm。

6. 硼氢化钠还原法（Tschopp 等 1982 年）

（1）向预冷在 4℃ 的 40ml 双蒸水中加入 0.6ml 1% 的 HAuCl$_4$。

（2）再加入 0.2mol/L K$_2$CO$_3$ 0.2ml。

（3）在搅拌下，迅速加入新鲜配制的硼氢化钠水溶液（0.5mg/ml）0.4ml，一般重复加入 3~5 次，直至溶液的蓝紫色变为橙红色为止。然后再搅拌 5 分钟，获得的胶体金颗粒直径在 2~5nm 之间。

7. 放射性胶体金的制备方法（Kent 和 Allen 1981 年）

（1）取 0.01% HAuCl$_4$ 水溶液 100ml，加热至沸腾。

（2）加入 40μl ^{195}Au。

（3）迅速加入 4ml 1% 柠檬酸三钠水溶液，5~7 分钟出现透明的橙红色。

（4）其含量为 1×10^6 脉冲数/min。

四、胶体金的质量鉴定

胶体金制备完毕后须在电镜下经过质量鉴定才能使用。

（一）胶体金颗粒直径测定

用预先处理好的覆有 Formvar 膜的镍网浸入胶体金溶液内，取出放在空气中干燥或 37℃烘箱内烤干。然后在透射电镜下观察，主要观察金颗粒的大小是否符合所需要的颗粒直径，金颗粒是否均匀一致，有无椭圆形及多角形金颗粒存在。理想的金颗粒是大小基本相等的圆形，均匀一致，无椭圆形及多角形的金颗粒存在，还可以拍片放大后测量金颗粒直径的大小。

（二）胶体金颗粒均匀度测定

一般需测量 100 个以上的胶体金颗粒，然后用统计学处理，计算胶体金颗粒的平均直径及标准差，前者反映颗粒的大小，后者说明颗粒是否均匀一致。

（三）影响胶体金颗粒大小的因素

如果有较多大小不等的金颗粒及有椭圆形、多角形金颗粒存在时应重新制备。一般造成这种情况的主要原因是在加还原剂的时候不是迅速一次加入，而是多次加入。再者搅拌不均匀，速度太慢没有搅拌起来，造成了颗粒大小不等。制备量的多少，容器的大小，加热的时间等也影响胶体金颗粒大小。制备了合格的胶体金以后，放在室温或 4℃保存。避免低温冻存，因为冻存可导致胶体金凝集，破坏了胶体状态。胶体金在室温避光无灰尘的环境中可放置 3 个月左右,而在 4℃ 冰箱内可保存半年左右。根据胶体金的性质,有不稳定和聚沉的可能性,制备完毕后最好在 20 天内进行标记。

五、免疫胶体金技术的应用

由于免疫胶体金快速诊断技术已日趋成熟,以及它的便捷、灵敏、安全、低成本等特点,使其在诊断领域中迅速推广。目前市场上出售产品和各文献报道主要集中在以下四个方面:

(一)妇女妊娠检测系列

胶体金免疫层析较早地运用于妇女妊娠检测,主要是检测血中或尿中的人绒毛膜促性腺激素(hCG),也有检测黄体生成素(LH)和卵泡刺激素(FSH)等。如市场销售的有早孕尿血联用测试卡、早孕尿血联用测试条、LH 测试卡、LH 测试条等。这些商品特异性强,灵敏度高,再加上操作简单,出结果仅需几分钟,故已经较广泛地应用于临床。

(二)病原体抗原或抗体检测系列

应用免疫胶体金对病原体的抗原和抗体的检测也日趋增多。

市售的有关免疫层析胶体金类试剂有:乙型肝炎表面抗原血清测试条/板、乙型肝炎表面抗原全血测试条/板、乙肝表面抗体血清测试条/板、乙肝表面抗体全血测试条/板、丙型肝炎表面抗体血清测试条/板、丙型肝炎表面抗体全血测试条/板、衣原体感染测试条/板、幽门螺杆菌感染血清测试条/板、幽门螺杆菌感染全血测试板、胃幽门螺杆菌-脲酶测试条/板、A 族乙型溶血性链球菌感染测试条/板、B 族乙型溶血性链球菌感染测试条/板、艾滋病感染测试板、梅毒抗体血清测试条/板、梅毒抗体全血测试条/板等。

市售的有关免疫渗滤胶体金类试剂有:沙眼衣原体 GIFA(免疫胶体金渗滤技术)IgM/IgG、肺炎支原体 GIFA IgM/IgG、幽门螺杆菌 GIFA IgM/ISG、结核分枝杆菌 GIFA IgM/IgG/IgA、HSV-Ⅱ GIFA IgM/IgG、解脲支原体 GIFA IgM/IgG、梅毒螺旋体 GIFA IgM/IgG、肺炎衣原体 GIFA IgM/IgG/IgA、肺炎衣原体 GIFA IgM/IgG/IgA、单纯疱疹-Ⅵ、单纯疱疹-Ⅷ GIFA IgM/IgG 等。

(三)药物滥用检测系列

GICA(免疫层析法)由于方便快捷,也常被用来进行药物滥用的检测。市售的有吗啡测试条/卡、可卡因测试条/板、麻黄碱测试条/板、鸦片毒测试条/板、大麻测试条/板、苯异丙胺(AMP)测试条/卡等。

(四)疾病相关蛋白检测系列

对某些疾病的相关蛋白的检测多用胶体金免疫层析法,市售的该类试剂有:甲胎蛋白血清测试条/板、甲胎蛋白全血测试条/板、癌胚抗原血清测试条/板、癌胚抗原全血测试条/板、类风湿因子血清测试条/板、类风湿因子全血测试条/板、肌钙蛋白血清/血浆测试板、肌球蛋白血清/血浆测试板、尿微量白蛋白测试条/板、单核细胞增多症血清测试条/板、单核细胞增多症全血测试条/板、促甲状腺素血清测试条/板、促甲状腺素全血测试条/板、肌红蛋白血清测试板、肌红蛋白全血测试板等。

除了以上四个系列外,免疫胶体金快速诊断技术也用在其他一些医学检测中,如市场上销售的就有大便隐血测试卡、血清铁质测试条、免疫球蛋白血清测试条/板、免疫球蛋白全血测试条/板、前列腺抗原血清测试条/板等。

第五节 免疫组化技术在肿瘤诊疗中的应用

免疫组化(包括免疫细胞化学)可用于冷冻保存组织、福尔马林固定、石蜡包埋组织和各种方式得到的细胞(如穿刺、体液、涂片、血液分离和培养细胞等)。从理论上讲,任何一种物质只要具有抗原性,或者与别的物质结合后具有抗原性,都可以用免疫组化方法在组织或细胞中加以证明。由于免疫组化具有形态学和功能及代谢结合以及"原位"标记的优点,加上近年来抗原修复技术的发展,免疫组化技术被广泛地应用在病理学、神经科学、发育生物学、细胞生物学、肿瘤学、内分泌学、器官移植、皮肤病学和自身免疫病等的研究。

一、免疫组化在肿瘤病理学的研究和诊断中的主要应用

1. 组织起源不明肿瘤的研究 对于传统上

组织起源不明或者有争议的肿瘤,例如,尤因肉瘤现在已经用免疫组化方法证明是起源于神经内分泌系统,腺泡状软组织肉瘤可以表达 desmin(结蛋白)、actin(肌动蛋白)和 MyoD1(横纹肌肌核蛋白),提示向骨骼肌分化。

2. 研究病原体与肿瘤的关系 例如,用免疫组化方法可以在组织切片上证明人乳头状瘤病毒(HPV)在尖锐湿疣和宫颈癌细胞中的存在,乙型肝炎病毒(HBV)在肝细胞性肝癌细胞中的存在,EB 病毒抗原在鼻咽癌细胞中的存在等。为肿瘤的病毒病因学研究提供了有力的手段。

3. 协助确定肿瘤的良恶性 这方面的实例较少。如 Bcl-2 蛋白用于区分淋巴结反应性滤泡增生和滤泡性淋巴瘤。轻链限制性表达可用于鉴别多克隆性和单克隆性的 B 细胞增生。如果是单克隆性增生,而且增生的克隆已经占据整个细胞群的大部分。就可以用 Ig 轻链(κ,λ)染色来证实。例如,MALT(黏膜相关淋巴组织)淋巴瘤、淋巴浆细胞性淋巴瘤、骨髓瘤等的肿瘤细胞大部分的胞质只表达一种 Ig 轻链,对于恶性淋巴瘤的诊断有很大的参考意义。

4. 测定肿瘤细胞的增殖活性 恶性肿瘤的生物学行为在很大程度上与肿瘤细胞的增殖活性有关。现在免疫组织化学的方法已经可以通过测定细胞核内的与细胞增殖有关的蛋白酶,如 Ki-67 等,而间接确定肿瘤细胞的增殖活性,从而为临床估计肿瘤的恶性程度和确定治疗方案提供重要的参考资料(参见第十章——细胞增殖和凋亡的检测)。

5. 分化差的癌和肉瘤的鉴别 肿瘤病理诊断中,时常遇到分化差的恶性肿瘤的鉴别诊断问题,此时可以使用 CK(细胞角蛋白)、vimentin(波形蛋白)、LCA(白细胞共同抗原)和 S-100 蛋白等标记区别未分化癌、恶性淋巴瘤、黑色素瘤和小细胞肉瘤。

6. 确定转移性恶性肿瘤的原发灶 肿瘤病理诊断中常常遇到发现淋巴结转移癌,而临床上查不到原发灶的问题,使得治疗无法进行。免疫组化技术可以帮助鉴定原发灶。如 PSA(前列腺特异性抗原)阳性提示为前列腺癌转移,甲状腺球蛋白(thyroglobulin)阳性提示来自甲状腺等。

7. 恶性淋巴瘤的诊断和分型 恶性淋巴瘤的分型现在已经不能离开免疫组化。许多特殊类型的淋巴瘤要靠一些免疫组化标记来确诊。如 Bcl-2 蛋白阳性对于滤泡性淋巴瘤、cyclin(周期蛋白)D1 阳性对于套细胞淋巴瘤,以及 CD30 和 CD15 阳性对于霍奇金病等。

8. 为制定肿瘤的治疗方案提供依据 例如,对于乳腺癌组织进行雌激素受体(ER)和孕激素受体(PR)的免疫组化检测已经成为常规,ER 和 PR 阳性的乳腺癌对于内分泌治疗的效果好,不易复发;而 ER 阴性的乳腺癌对于内分泌治疗效果不好,易复发。PR 阴性的更容易复发。又如对于 *HER2* 阳性的乳腺癌患者可进行单克隆抗体曲妥珠单抗治疗。另外,免疫组化方法测定耐药基因产物,可以帮助肿瘤科医师发现对于化疗耐药的患者,及时更换方案和药物,提高疗效。

二、广谱上皮细胞标志物

广谱上皮细胞标志物分布于上皮细胞及肿瘤中,在肿瘤鉴别诊断中应用甚广。

1. 细胞角蛋白(CK) 细胞角蛋白是一种中间丝蛋白,是上皮性肿瘤特异性较高的化学标志物,阳性颗粒位于细胞质。根据分子量的不同分为 20 余种,可划分为高分子量细胞角蛋白(CK-HMW)和低分子量角蛋白(CK-LMW)。

(1)高分子量细胞角蛋白(CK-HMW:34βE12):主要标记复层鳞状上皮及鳞状细胞肿瘤。此外,34βE12 还可标记前列腺基底细胞,基底细胞完整为良性病变,基底细胞消失为前列腺癌,因此可借助 34βE12 鉴定前列腺病变的良恶性。

(2)低分子量角蛋白(CK-LMW):主要分布于腺癌。

(3)其他类型细胞角蛋白:CK7 标记腺上皮及尿路上皮;CK8 主要用于腺癌及导管癌的诊断,鳞状细胞癌一般不表达 CK8,肝细胞癌主要表达 CK8 和 CK18;CK10 主要标记上皮的基底层和颗粒细胞层细胞;CK13 标记所有的复层上皮包括角化上皮和非角化上皮;CK17 主要用于识别鳞状细胞癌;CK18 主要标记单层上皮,该角化蛋白的标记谱类似 CK8,故 CK8/CK18 联合应用;CK19 分布于各类单层上皮和间皮,常用于腺癌的诊断。CK20 主要标记胃肠道上皮,尿路上皮和皮肤梅克尔细胞;细胞角蛋白 CAM5.2 广泛用于鳞状上皮和尿路上皮以外的上皮性肿瘤标记,是腺上皮和各类腺癌最常用的标志物。

（4）新型广谱细胞角蛋白（CK-pan，AE1/AE3）：AE1 能与大多数酸性细胞角蛋白（CK10、CK15、CK16 和 CK19）反应,而 AE3 能识别所有已知的碱性细胞角蛋白。AE1/AE3 能标记几乎所有的上皮细胞,与其他的中间丝无交叉反应。AE1/AE3 有助于检测淋巴结微小转移癌。与其他混合性广谱角蛋白相比,AE1/AE3 较少表达于网状细胞。

2. 上皮膜抗原（EMA） 定位于细胞膜和细胞质,其标记谱类似 CK,内脏腺上皮优于 CK。

3. 癌胚抗原（CEA） 广泛表达于各种腺上皮肿瘤,尤其胃肠道上皮肿瘤,大多数胃肠道恶性肿瘤,胰腺癌和肺腺癌均有阳性表达。

三、广谱间叶肿瘤标志物

波形蛋白（vimentin）是最常用的广谱间叶细胞标志物,存在于所有的间叶细胞及其肿瘤细胞。vimentin 常用于癌和肉瘤的鉴别诊断,一抗稳定性好,常作为免疫组织化学质控标准。

四、肌源性肿瘤标志物

肌源性肿瘤标志物中结蛋白（desmin）和肌特异性肌动蛋白（MSA）为广谱肌细胞标志。

横纹肌及其肿瘤标志物：横纹肌肌动蛋白（sarcomeric actin）、肌红蛋白（myoglobin）、肌细胞生成蛋白（myogenin）和横纹肌肌核蛋白（MyoD1）。

平滑肌肌上皮细胞及其肿瘤标志物：平滑肌肌动蛋白（SMA）、钙调蛋白结合蛋白（caldesmon）、钙调蛋白（calmodulin）及肌球蛋白重链（myosin heavy chain，SMMHC）。除 myogenin 和 MyoD1 为细胞核型表达外,其余主要为细胞质表达。

五、纤维组织细胞肿瘤标志物

1. 溶菌酶（lysozyme） 一种组织细胞及其来源肿瘤的标志物,主要用于组织细胞瘤,恶性纤维组织细胞肿瘤,恶性组织细胞增多症及淋巴造血组织肿瘤中粒细胞或单核细胞肿瘤等的诊断,其特异性不好,应与 α_1 胰凝乳蛋白酶抑制剂及 CD68 等联合应用,以提高其可靠性。

2. α_1 糜蛋白酶（A_1ACT） 巨噬细胞和组织细胞的标志物。该蛋白抗体敏感性高,但特异性不好。

3. CD68 单核组织细胞较特异性标志物。CD68 是恶性纤维组织细胞理想的标志物。

六、血管源性肿瘤标志

1. 第Ⅷ因子相关抗原（factor Ⅷ-related antigen） 广泛存在于血管内皮、肝窦内皮、脾窦内皮及淋巴管内皮细胞,该蛋白抗体是血管内皮及其内皮源性良恶性肿瘤的特异性标志。

2. CD34 一种单链跨膜蛋白的内皮细胞标志物,多用于标记血管内皮,也是胃肠道间质瘤较好的标志物。

3. CD31 内皮细胞标志物,主要表达于内皮细胞、血小板、单核细胞、粒细胞、B 淋巴细胞。

4. D2-40 免疫组化显示淋巴管内皮 D2-40 阳性,而血管内皮阴性,因此,D2-40 用于淋巴管内皮和血管内皮的鉴别。

七、间皮细胞肿瘤标志

1. 间皮素（mesothelin） 间皮细胞表面的糖蛋白,分子量为 40kDa。正常组织表达于间皮细胞、肾、支气管上皮、扁桃体及输卵管。肿瘤组织表达于间皮瘤、卵巢上皮样癌、某些鳞癌和腺癌。对间皮瘤 100% 敏感。

2. 钙视网膜蛋白（calretinin） 在间皮瘤中表达,但在某些腺上皮肿瘤中也有表达,故在结果判断时需与其他肿瘤标志物联合应用。钙视网膜蛋白在中枢及周围神经特别是视网膜和感觉传导神经元中大量表达。

八、神经源性肿瘤标志

（一）胶质细胞肿瘤标志

胶质纤维酸性蛋白（GFAP）为中间丝蛋白的一种,主要用于星形胶质瘤的诊断；S-100 是一种可溶性酸性蛋白,有三种亚型 S-100α、S-100β、S-100γ。广泛存在于间叶性细胞和淋巴造血组织,主要用于星形少突胶质细胞、室管膜瘤、神经母细胞瘤、神经鞘瘤、黑色素瘤、脂肪肉瘤的诊断；髓鞘碱性蛋白质（MBP）是在中枢和外周神经系统的髓磷脂中发现的具有高度活性的细胞内蛋白,是髓鞘结构蛋白的主要成分,表达于少突胶质细胞、大脑白质髓磷脂、脊髓髓磷脂、外周神经、施万细胞,此抗体常用于神经鞘瘤、神经纤维瘤、副神经节瘤、颗粒细胞瘤及伴有神经分化的肿瘤研究。

(二)神经元肿瘤标志

神经元肿瘤标志是神经元细胞产生的一种结构和功能蛋白,正常神经元细胞及这些细胞来源的肿瘤呈阳性表达。目前最为常见的神经元肿瘤标志物:神经丝蛋白(NFP)、神经元特异性烯醇化酶(NSE)、嗜铬粒蛋白A(CgA)。它们是神经元肿瘤和神经内分泌肿瘤的广谱标志物。

(三)神经内分泌肿瘤标志

神经内分泌细胞分泌肽类激素和胺类物质,CgA和Syn是其特征性免疫标记物。

1. 神经内分泌肿瘤通用标志物 嗜铬粒蛋白A(CgA)是神经内分泌颗粒膜蛋白,包裹绝大多数内分泌物质,目前最有价值的神经内分泌肿瘤的通用标志物;突触素(Syn)主要存在于神经元突触前囊泡膜,正常表达于肾上腺髓质,胰岛,颈动脉体,皮肤和内脏的神经性和上皮性神经内分泌细胞,中枢神经组织的星形细胞,胃肠道黏膜的神经内分泌细胞;CD56是神经细胞黏附分子,是一种糖蛋白。CD56表达于神经内分泌细胞,神经细胞和部分活化的T淋巴细胞,肿瘤主要表达于神经内分泌肿瘤和NK细胞淋巴瘤,但肝细胞癌、甲状腺乳头状癌、甲状腺滤泡癌、胶质瘤、骨髓瘤、卵巢性索间质肿瘤和视网膜母细胞瘤也可见阳性。

2. 激素相关特异性标志物 垂体分泌一系列蛋白质和多肽激素,如促甲状腺激素(TSH)、促肾上腺皮质激素(ACTH)、黄体生成素(LH)、卵泡刺激素(FSH)、催乳素(PRL)、生长激素(GH)、促黑素(MSH),某些肿瘤中发现多种激素阳性的肿瘤细胞,称垂体多泌素肿瘤。胰岛激素主要有胰多肽(PP)、胰岛素(insulin)、生长抑素(somatostatin)、胰高血糖素(glucagon)等。胰岛细胞瘤产生多种激素,常见的为胰岛素、胰高血糖素和生长抑素;甲状腺及旁腺激素抗体主要有降钙素(CT)、甲状旁腺激素(PH)、甲状腺球蛋白(TG),甲状腺滤泡上皮来源的肿瘤TG多阳性,C细胞来源的CT多阳性,甲状旁腺肿瘤PH多阳性。

3. 其他相关抗体 生长抑素受体2(SSTR2)生长抑素受体属于G蛋白耦联型受体,包括5种亚型,其中SSTR2介导生长抑素的释放。SSTR除在正常器官内表达外,也广泛分布在各种神经内分泌肿瘤和多种实体瘤中,如垂体腺瘤、脑膜瘤、乳腺癌、小细胞肺癌以及产生激素的胃肠道肿瘤。

甲状腺转录因子1(TTF1)是分子量38~40kDa的核蛋白。TTF1为甲状腺分化和甲状腺球蛋白分泌调节的基础物质,可促进甲状腺过氧化物酶的转运。该抗体在甲状腺乳头状癌中表达阳性。

九、淋巴造血肿瘤标志

CD45为白细胞共同抗原(LCA),是造血系统特异性标志,其分布在除浆细胞外所有的T细胞、B细胞和NK细胞,也表达于单核细胞、粒胞和巨噬细胞。CD45不表达于成熟的红细胞和巨核细胞,不存在于非造血组织中,是区别淋巴瘤/白血病和非造血系统肿瘤的一个良好的标记。

(一)非霍奇金细胞相关标志(表4-5、表4-6)

表4-5 B淋巴细胞标记物

抗体名称	表达细胞	临床应用
CD5	T细胞,部分B细胞,胸腺细胞,慢性B淋巴细胞白血病	套细胞淋巴瘤和B小细胞淋巴瘤的诊断与鉴别诊断
CD10	淋巴母细胞,中性粒细胞,前驱B淋巴母细胞白血病	B淋巴母细胞淋巴瘤和滤泡性B细胞淋巴瘤特有的标记物
CD19	早期B细胞和成熟的B细胞	

续表

抗体名称	表达细胞	临床应用
CD20	全 B 细胞	最常用的 B 细胞标记
CD23	活化 B 细胞,滤泡树突状细胞,单核细胞	慢性 B 淋巴细胞白血病和 B 小细胞淋巴瘤中表达
CD45RB	B 细胞,小部分 T 细胞,单核细胞,巨噬细胞	常与 B 细胞标志如 CD20 或 CD79α 联合应用
CD79α	B 细胞,B 淋巴瘤细胞,浆细胞	常与 CD20 联合应用,用于 B 淋巴细胞肿瘤的鉴别诊断
CD138	浆细胞,前 B 细胞,上皮细胞	常联合 Ig 蛋白和轻链标记综合判断,单独标记浆细胞肿瘤特异性差
Oct-2	滤泡中心 B 细胞,R-S 细胞(里-施细胞)	B 细胞淋巴瘤,鉴定 B 细胞特有的标记
Pax-5	B 细胞特异性转录因子,核内表达	B 细胞淋巴瘤,鉴定 B 细胞特有的标记
Bob.1	B 细胞特异性连接蛋白	广谱 B 淋巴细胞标记
Kappa	浆细胞	诊断骨髓瘤和浆细胞瘤

表 4-6　NK/T 淋巴细胞标记物

抗体名称	表达细胞	临床应用
CD1α	胸腺皮质细胞,朗格汉斯细胞,树突状细胞,前驱 T 淋巴母细胞白血病	
CD2	胸腺 NK 细胞,外周血 T 细胞	T 细胞淋巴瘤的诊断,敏感性高,特异性强
CD3	成熟 T 细胞,胸腺细胞,NK 细胞	T 细胞淋巴瘤的诊断
CD4	辅助诱导 T 细胞,胸腺细胞,NK 细胞	皮肤 T 细胞淋巴瘤,菌样霉菌病及 T 细胞亚群的检测
CD5	T 细胞,部分 B 细胞,胸腺细胞,慢性 B 淋巴细胞白血病	
CD7	部分 T 细胞,胸腺细胞,NK 细胞,T 淋巴母细胞白血病	判断正常 T 细胞和 T 细胞淋巴瘤的重要标记
CD30	RS 细胞,T 细胞和 B 细胞,单核细胞	
CD43	T 细胞,部分 B 细胞,白细胞	T 细胞淋巴瘤特异性标记
CD45RO	活化 T 细胞/T 细胞,小部分 B 细胞,单核细胞,巨噬细胞	辅助诊断 T 细胞淋巴瘤
CD56	NK 细胞,大颗粒淋巴细胞,小细胞肺癌	NK 细胞肿瘤的重要标记
CD57	部分 NK 和 T 细胞	NK 细胞肿瘤和神经内分泌中的诊断
TIA-1	胞质颗粒相关蛋白,表达于粒细胞及单核细胞	用于 NK 细胞和 T 细胞淋巴瘤的诊断

(二)霍奇金细胞相关标志

霍奇金淋巴瘤主要由 R-S 细胞(里-施细胞)、霍奇金细胞及淋巴细胞组成。免疫组织化学主要针对 R-S 细胞和霍奇金细胞。CD30 为该肿瘤的常用标记。CD15 为粒细胞相关抗原,是霍奇金淋巴瘤较理想的标记,CD15 特异性优于 CD30。

（刘月平　范晓杰）

附　录

人体正常组织和细胞的免疫组化表型（译自陈国璋（John K. C. Chan）主编的第 3 版 *Manual of Histopathology, Cytology, Autopsy and Molecular Biology*）

以下正常细胞的免疫表型在鉴定各种细胞和肿瘤细胞的来源时很有用处，但是某些肿瘤细胞可能丧失其正常前体细胞的一些表型。+ 表示通常阳性，+/– 表示有时呈阳性，–/+ 表示偶尔呈阳性反应，– 表示通常呈阴性反应。

一、淋巴结

生发中心 B 细胞：CD45+；CD20+；CD79a+（弱）；CD5–；CD10+；Ig+（IgG，IgM 或 IgA，但不表达 IgD）；轻链（κ 和 λ）+；bcl–2–；bcl–6+；暗区增生细胞呈 Ki–67 阳性。

外套层 B 细胞：CD45+；CD20+；CD79a+；IgD+；IgM+；IgG–；IgA–；轻链（κ 和 λ）+；bcl–2+；CD5–；CD10–；bcl–6–。

边缘区 B 细胞和单核样 B 细胞：CD45+；CD20+；CD79a+；IgM+；IgD–/+；CD5–；bcl–2–；bcl–6–。

滤泡间 B 细胞：CD45+；CD20+；CD79a；Ig+（IgD，IgM，IgGorIgA）；轻链（κ 和 λ）+；bcl–2+；bcl–6–；活化的 B 细胞可表达 CD30；EB 病毒感染的 B 细胞可上调 CD43。

浆细胞：CD45–/+；CD20–；CD79a+/–；Ig+；CD138+；EMA+/–。

T 细胞：CD3+；CD45RO+；CD43+；多数呈TCR（T 细胞受体）–αβ，少数呈 TCR–γδ；CD4+ 或 CD8+；T 细胞亚群可表达细胞溶解分子（granzyme B，TIA1，perforin）。

生发中心内 T 细胞：CD3+；CD45RO+；CD43+；CD57+；CD4+；CD8–。

NK 细胞：CD45+；表面 CD3–；胞质 CD3+；CD43+；CD45RO+；CD56+；CD57+/–；granzyme（颗粒酶）B+；TIA1+；perforin（穿孔素）+。

滤泡树突状细胞（follicular dendritic cell）：CD45–；CD21+；CD35+；FDC+；CD23（亚群）+；S–100–/+；CD1α–；lysozyme（溶菌酶）–；HLA–DR+。

指突状网状细胞（interdigitating dendritic cell）：CD45+；S–100+；CD68–/+；CD1α–/+；lysozyme–/+；HLA–；DR+；CD43+。

朗格汉斯细胞：CD45+；S–100+；CD68–/+；CD1α+；lysozyme–/+；HLA–DR+。

组织细胞：CD45+；S–100–；CD68+；CD1α–；lysozyme+；HLA–DR+；CD43+。

二、脾脏

淋巴细胞：B 细胞或 T 细胞，见淋巴结。

脾窦衬里细胞（splenic sinus lining cell）：因子Ⅷ+；CD31–/+；CD34–/+；CDS+；lysozyme+；CD68–/+。

脾髓索（splenic pulp cord）：富含 CD68+ 细胞。

三、胸腺

胸腺上皮细胞：CK+。

胸腺皮质 T 淋巴细胞：CD45+；CD3+；TdT+；CD1+；CD99+；Ki–67 指数高。髓质 T 淋巴细胞：CD45+；CD3+；TdT–；CD1α–；CD99–。

髓质 B 淋巴细胞：CD45+；CD20+（有时呈星状分布）；CD79α+。

四、骨髓

粒细胞系细胞：CD45+；MPO+；KP1/CD68+；PGM1/CD68–；lysozyme+。

单核细胞系细胞：CD45+；MPO+；KP1/CD68+；PGM1/CD68–；lysozyme+。

红细胞系细胞：Glycophorin A+。

巨核细胞系细胞和血小板：第Ⅷ因子相关抗原+；CD31+；CD34+。

五、皮肤黏膜组织和实质器官

上皮：CK+（腺上皮倾向表达低分子量 CK，有些上皮可表达特殊 CK 亚型）；vimentin–/+；BerEP4+/–；EMA+/–；E–cadherin（上皮钙黏素）+/–。

特殊类型的上皮：

皮肤表皮：34βE12+；CAM5.2–；CK5/6+。

前列腺腺泡和导管：PSA+。

伴有顶浆分泌（apocrine）的乳腺上皮：Brst2+。

腺上皮：CEA 可管腔面阳性，EMA 通常阳性

（管腔面）。

肺泡上皮：surfactant/PE10+；TTF1+。

肝细胞：CK+；HEP-PAR1+；CAM5.2+；AE1/AE3-；多克隆 CEA 或 CD10 呈毛细胆管分布；albumin（白蛋白）。

胆管上皮：CK+；CAM5.2+；AE1/AE3+；HEP-PAR1-。

肌上皮：CK+；CK14+；高分子量 CK+；actin（肌动蛋白）+；calponin（钙调理蛋白）+；S-100-/+；GFAP-/+；vimentin+。

前列腺基底细胞：CK+；CK14+；actin-；S-100-。

黑色素细胞：S-100+；vimentin+；HMB45-（有时交界区黑色素细胞可以阳性）；CK-；c-kit +。

梅克尔细胞：CK+；CK20+；synaptophysin（突触小泡蛋白）+；chromogranin（嗜铬粒蛋白）+；NSE+；neurofilament（神经丝）+。

六、间叶细胞

成纤维细胞：vimentin+；actin-；desmin-；CK-。

肌成纤维细胞（myofibroblasts）：vimentin+；actin+；desmin-/+；CK-/+。

平滑肌：vimentin+；actin+；desmin+；CK-/+。

间质树突状细胞（interstitial dendritic cell）：vimentin+；CD34+；actin-/+；desmin-。内皮细胞：第Ⅷ因子相关抗原+；CD31+；CD34 +；vimentin+。

血管周细胞：第Ⅷ因子相关抗原+；CD31-；CD34-；vimentin+；actin+；desmin-。

脂肪细胞：vimentin+；S-100+。

软骨细胞：vimentin+；S-100+；GFAP+/-。

骨髓肌：vimentin+；actin+/-；desmin+；myoglobin（肌红蛋白）+；MyoD1-（仅有原始或胚胎肌细胞阳性）；myogenin-（肌细胞生成蛋白，仅有原始或胚胎肌细胞阳性）；S-100-/+（弱）；CD56-/+（受损伤的肌肉阳性）。

宫内膜间质细胞：CK-；vimentin+；actin+/-；desmin--/+；S-100-；CD10+。

七、间皮细胞

间皮细胞（mesothelial cell）：CK+；CK5/6+；vimentin+；calretinin+；HBME1+；N-cadherin（神经钙黏素）+；E-cadherin-；CEA-；BerEP4-；LeuMl-；desmin-/+（偶尔）。

八、神经内分泌和内分泌器官

甲状腺滤泡细胞：CK+；thyroglobulin（甲状腺球蛋白）+；TTF1+；chromogranin-；synaptophysin（突触小泡蛋白）-；NSE-。

甲状腺 C 细胞：CK+；calcitonin（降钙素）+；TTF1+；chromogranin+；synaptophysin+；NSE+；CEA+。

甲状旁腺细胞：CK+；甲状旁腺素 +；TTF1-；chromogranin+；synaptophysin+；nse+；neurofilament+。

胰岛细胞：CK+；synaptophysin+；chromogranin+；NSE+；各种相应激素 +。

垂体细胞：CK+；synaptophysin+；chromogranin+；NSE+；各种相应激素 +。

肾上腺皮质细胞：CK+/-；synaptophysin-；chromogranin-；NSE-；melan-A（黑色素瘤分化抗原）+/-；inhibin（抑制素）+/-。

散在的神经内分泌细胞（dispersed neuroendocrine cell）：CK+；synaptophysin+；chromogranin+；NSE+；各种相应激素 +。

九、中枢和周围神经系统

神经元和节细胞：CK-；neurofilament+；NSE+；synaptophysin+；chromogranin-/+；calretinin+/-；GFAP-。

神经纤维（中枢或周围）：CK-；neurofilament+；NSE+；synaptophysin+；chromogranin-I+；GFAP-；Leu7+。

星形胶质细胞：CK-；GFAP+；S-100+；vimentin+；synaptophysin-；neurofilament-。

少突胶质细胞：CK-；GFAP-；S-100+；Leu7+/-；synaptophysin-；neurofilament-。

室管膜细胞：CK-/+；GFAP+；vimentin+；EMA+/-。

脉络丛细胞：CK+；transthyretin（甲状腺素转运蛋白）+；GFAP+/-；BerEP4-；CEA-；S-100+/-。

施万细胞：CK-；S-100+；GFAP-/+；vimentin+；neurofilament-；EMA-。

神经周细胞和脑膜细胞：CK-；S-100-；GFAP-；EMA+；vimentin+。

副神经节和肾上腺髓质细胞：CK-；synaptophysin+；chromogranin+；NSE+；neurofilament+；S-100-。

支持细胞（supporting cell）：CK−；S−100+；GFAP−/+；synaptophysin−；neurofilament+。

生殖细胞（精原细胞、卵母细胞）：CK−；PLAP−；c−kit+。

十、性腺

支持细胞（sustentacular cell）：CK+/−；CD99+；inhibin+；CD56−/+。

睾丸间质细胞：CK−；synaptophysin−；CD56−/+；inhibin+；melan−A+/−。

卵泡细胞（granulosa cell）：CK−；vimentin+；CD99+；inhibin+；melan−A+/−。

十一、胎盘

合体滋养层细胞：CK+；HCG+。
细胞滋养层细胞：CK+；HCG−。
中间型滋养层细胞：CK+；HCG−/+；HPL+。
蜕膜细胞：CK−；vimentin+。

参 考 文 献

［1］Jheng JR, Chen YS, Ao UI, et al. J Cachexia Sarcopenia Muscle, The double−edged sword of endoplasmic reticulum stress in uremic sarcopenia through myogenesis perturbation. J Cachexia Sarcopenia Muscle, 2018, 9（3）: 570−584

［2］Bradbury A, Plückthun A. Reproducibility: Standardize antibodies used in research. Nature, 2015, 518（7537）: 27−29.

［3］Ramos−Vara JA. Technical aspects of immunohis to chemistry. Vet Pathol, 2005, 42: 405−426.

［4］Mason JT, Fowler CB, O'Leary TJ. Study of Formalin Fixation and Heat□Induced Antigen Retrieval//Antigen Retrieval Immunohistochemistry Based Research and Diagnostics. Hoboken: John Wiley & Sons, 2010.

［5］Bogen S A, Sompuram SR. A Linear Epitopes Model of Antigen Retrieval //Antigen Retrieval Immunohistochemistry Based Research and Diagnostics. Hoboken: John Wiley &

Sons, 2010.

［6］Fowler C B, Evers D L, O'Leary T J, et al. Antigen Retrieval Causes Protein Unfolding: Evidence for a Linear Epitope Model of Recovered Immunoreactivity. Journal of Histochemistry&Cytochemistry, 2011, 59（4）: 366−381.

［7］Shi S R, Liu C, Pootrakul L, et al. Evaluation of the Value of Frozen Tissue Section Used as \" Gold Standard\" for Immunohistochemistry. American Journal of Clinical Pathology, 2008, 129（3）: 358−366.

［8］Long D J, Buggs C. Microwave oven−based technique for immunofluorescent staining of paraffin−embedded tissues. Journal of Molecular Histology, 2008, 39（1）: 1−4.

［9］Yamashita S. Heat−induced antigen retrieval: Mechanisms and application to histochemistry. Progress in Histochemistry and Cytochemistry, 2007, 41（3）: 141−200.

［10］王伯沄, 李玉松, 黄高昇, 等. 病理学技术. 北京: 人民卫生出版社, 2000.

第五章 核酸分子原位杂交

原位杂交（*in situ* hybridization, ISH）是核酸分子杂交的一部分，是将组织化学与分子生物学技术相结合来检测和定位核酸的技术。它是用标记了的已知序列的核苷酸片段作为探针（probe），通过杂交直接在组织切片、细胞涂片、培养细胞爬片或分裂中期染色体上检测和定位某一特定的靶核苷酸（DNA或RNA）的存在。核酸原位杂交的生物化学基础是核酸的变性、复性和碱基互补配对结合。根据所选用的探针和待检测靶序列的不同，核酸原位杂交有DNA-DNA杂交、DNA-RNA杂交和RNA-RNA杂交等。本章将就核酸分子原位杂交技术的发展和应用、探针的种类和标记、用非放射性标记探针行原位杂交的主要操作程序，以及荧光原位杂交及显色原位杂交技术等进行介绍。

第一节 核酸分子原位杂交技术的建立和发展

1969年，Pardue等和John在不同的地方几乎同时建立了核酸分子原位杂交技术。当时，放射性同位素是唯一可用于核酸标记的物质，可用于原位杂交的放射性同位素有 ^{3}H、^{35}S、^{32}P、^{14}C和 ^{125}I等。而放射性自显影则是唯一可用于检测杂交体的方法。由于分子克隆技术尚未建立，原位杂交技术只局限于少数能用传统的生物化学方法进行纯化和分离的已知核酸序列的检测，如鼠的卫星DNA、病毒DNA和核小体RNA等。随着核酸分子克隆技术的建立和放射标记方法的不断完善，Harper等（1981）、Jhanwag等（1984）先后用放射性同位素标记探针与分裂中期染色体行原位杂交，成功地检测到了长度为数百个核苷酸的序列。Harper等（1986）的工作还发现用放射性同

位素标记探针的原位杂交可检测到存在于单个细胞内的低拷贝数的mRNA（信使核糖核酸）分子。随后，放射性同位素标记的寡核苷酸探针也开始使用，主要用于原位检测mRNA。自原位杂交技术建立以来，尽管它具有高度敏感性和广阔的应用领域，但仍是在研究性实验室使用，这与放射性污染、实验耗时和放射性自显影的高成本不无关系。

自20世纪80年代起，用非放射性同位素标记探针进行原位杂交的报道陆续出现。Baumann等（1980）报告了用荧光素标记的探针进行原位杂交来检测特定的DNA序列。Chollet等（1985）报告了用生物素标记人工合成的寡核苷酸探针进行原位杂交的结果。Holtke等（1990）报告了用地高辛标记探针进行原位杂交的方法。随着这些非放射性同位素标记探针的出现，商品化探针种类的不断增加，以及方法学的不断改良和完善，相关新技术如荧光原位杂交（fluorescence *in situ* hybridization, FISH）和原位聚合酶链式反应（*in situ* polymerase chain reaction, *in situ* PCR）的出现等使原位杂交技术不仅在科研工作中得到了越来越广泛的使用，而且已步入临床医学检验之中，有了潜在的更加广阔的应用前景。

核酸原位杂交技术的特点是特异性和敏感性高，与传统的生物化学方法做核酸分子杂交的主要不同之处是原位杂交可对被检测的靶序列进行组织、细胞内定位。因此，原位杂交能在成分复杂的组织中对某一个或一类细胞进行观察而不受组织中其他成分的干扰；同时，原位杂交不需从待检组织中提取核酸，对组织中含量较低的靶序列也有相对高的敏感性，并可完好地保存组织、细胞的形态结构，将组织学表现与基因功能活动的变化相结合进行多层面的研究。

第二节　探针的类型、标记和鉴定

探针（probe）是经标记了的已知序列的核苷酸片段。用于原位杂交的 DNA 或 RNA 探针有双链 DNA 探针、单链 cDNA（互补 DNA）探针、单链 cRNA 探针和合成的寡核苷酸探针等，见表 5-1。探针的标记物有放射性同位素和荧光素、地高辛和生物素等非放射性物质。用于组织或细胞原位杂交

探针的长度以 50~300 个碱基对（base pair, bp）为宜，它不仅组织穿透性相对较强，而且杂交效果好；用于染色体原位杂交的探针长度可达 1.2~1.5kb。探针的来源有多种途径，如直接购买商品化的裸探针或已标记好的探针，但后者的种类相对少，成本也高，远远不能满足科研工作和实际应用的需求，常常需要自己寻找、自行设计和标记各种探针。现在，我们已经可以购买到商品化的各种类型探针标记的试剂盒，使相关的工作得以简化。

表 5-1　探针的类型、特性及优、缺点

探针类型	标记方法	优点	缺点	检测对象
双链 DNA 探针	缺口平移法 随机引物法	特异性高	易自身粘连、使用前需变性处理	DNA mRNA
单链 DNA 探针	同上	不产生自身粘连	探针制备上有难度	DNA mRNA
单链 RNA 探针	通过转录进行	特异性高、形成的杂交体稳定、不产生自身粘连	需灭活 RNA 酶处理	mRNA
寡核苷酸探针	末端（加尾）标记	特异性好、探针易制备、杂交时间短		mRNA DNA

一、探针的类型和标记方法

（一）双链 DNA 探针（double stranded DNA probe）

双链 DNA 探针主要用于 DNA 的检测，也可用于 mRNA 序列的检测。双链 DNA 探针最常见的形式是在细菌的质粒上插入所需的 DNA 序列。双链 DNA 探针的标记可用缺口平移（nick translation）法或随机引物法（random primer directed synthesis, RPDS）进行，由于 RPDS 产生探针的量少（50ng/ 次），且多为短序列的探针，而后者在原位杂交时易导致高的背景着色，故在一些实验室多选用缺口平移法进行探针标记。不论用何种方法，标记出的探针的长度与反应体系中 DNA 酶和 DNA 聚合酶的比例有关，双链 DNA 探针的长度随缺口平移反应体系中 DNA 酶浓度的增高而变短，低浓度的 DNA 酶常产生 1 500bp 左右的探针；而高浓度的 DNA 酶常产生 50~200bp 的探针。必要时可在标记后取少量探针行 1%~2% 的琼脂糖电泳，以确定探针的分子大小。双链 DNA 探针在使用时需变性处理。

（二）单链 cDNA 探针（single stranded cDNA probe）

单链 cDNA 探针可通过克隆含有所需核苷酸序列的噬菌体 M13 获得，但只克隆 DNA 互补链中的一条有时是很困难的，尽管标记了所需的单链的核苷酸序列，但未标记的模板仍以等浓度的水平存在于体系中。因此，在用单链 cDNA 探针进行杂交时仍然需要变性处理，单链 cDNA 探针的优点是：

1. 不会发生因探针的自身粘连而造成杂交液中探针的消耗；

2. 不形成大的链状连环（large concatenates）以至于使探针难于渗入细胞内。

单链 cDNA 探针的标记方法同双链 DNA 探针。该探针在原位杂交中较少使用。

（三）单链 cRNA 探针（single stranded cRNA probe）

单链 cRNA 探针可由构建的 RNA 表达载体而获得，在 RNA 聚合酶的作用下，以 DNA 为模板合成反义 RNA 探针，同时也通过转录进行标记。近年来，单链 cRNA 探针正越来越多地用于 RNA

原位杂交检测 mRNA。一方面是因为 RNA-RNA 杂交形成的杂交体较 DNA-RNA 杂交体(hybrid)的热稳定性好,而探针的大小也比较稳定,从而增加了杂交的敏感性。另一方面,由于该反义 RNA 探针不含载体的序列,故减少了非特异的杂交,而在杂交后用 RNA 酶消化剩余的 RNA 探针,又降低了背景的非特异着色。需注意的是做 RNA-RNA 杂交时要求灭活 RNA 酶的处理。

(四)寡核苷酸探针(oligonucleotide probe)

寡核苷酸探针的长度以 30~50bp 为多见,若少于 20bp 时,该探针的特异性将大打折扣。寡核苷酸探针可用 DNA 合成仪合成,经 PCR 扩增获得所需的量。人工合成寡核苷酸探针的优点是:①当 DNA 序列未知时可根据氨基酸的组成进行合成;②可用合成之不同序列的探针对特定基因进行筛选。由于寡核苷酸探针的片段较其他类型的探针均短,故可用化学或酶法在其 DNA 序列的两端进行标记,即末端标记(又称加尾标记)。常用末端脱氧核苷酸转移酶(terminal deoxynucleotidyl transferase, TDT)进行 3′ 末端标记,也可用 T4 多核苷酸激酶(T4 polynucleotide kinase)进行 5′ 末端标记。由于寡核苷酸探针的分子量小,与等量的双链 DNA 相比,其探针的浓度高;同时,在杂交中容易进入细胞,故所需的杂交时间也短,一般为 2~4 小时。寡核苷酸探针多用于有高拷贝的 mRNA 的检测。如浆细胞中免疫球蛋白 κ 和 λ 轻链 mRNA 的检测,以及 EB 病毒编码的小分子 mRNA(EBER)的检测等,在临床外检中多用于病原微生物基因组的检测。

二、探针的标记物

探针标记物有放射性同位素,如 ^{3}H、^{35}S、^{32}P、^{14}C、^{125}I 等,放射性同位素标记探针的敏感性高,但有半衰期及放射性污染的危险性,成本高且耗时长(至少需数天),故其使用受限。非放射性探针的标记物有荧光素(fluorescein)、生物素(biotin)和地高辛(digoxigenin, Dig),以及其他化学发光物质等,尽管其敏感性不如放射性标记探针,但因其性能稳定、操作简便、成本低和耗时短等长处,正越来越广泛地得到应用。下面对三种常用的非同位素标记物进行简要介绍。

荧光素(如异硫氰酸荧光素、罗丹明等)或其他化学发光物质(如 Cy3 等)标记探针可用直接法进行原位杂交,如 FISH 所需时间短、操作简便、干扰因素少,多用于新鲜或冷冻组织、细胞和染色体的原位杂交检测。不足之处有:不论是自己用荧光素标记探针或直接购买成品荧光素标记,探针成本均较高,杂交结果必须及时观察、照相或计算机采集图像,对相关设备条件的要求也高。由于 FITC 也是半抗原,在用 FITC 标记的探针时,一方面可用直接法原位杂交,在荧光显微镜下观察杂交体的荧光信号;另一方面,也可连接酶标的抗 FITC 抗体,经酶–底物作用,在光学显微镜下观察结果。标记探针的色素可以单色也可以多色,多色荧光原位杂交(multicolor fluorescence *in situ* hybridization, mFISH),它用几种不同颜色的荧光素单独或混合标记的探针进行原位杂交,能同时检测多个靶位,各靶位在荧光显微镜下和照片上的颜色不同,呈现多种色彩。

生物素,即维生素 H(vitamin H)是最常用的探针标记物之一,生物素标记的 dUTP 可经前述的多种方法直接掺入各种类型的探针上,利用生物素和亲和素(avidin)或链霉抗生物素蛋白(streptavidin)的高亲和性,再经相应的检测系统即杂交体定位观察。需注意的问题是生物素也存在于人类的多种组织中,特别是肝,其次是肾组织,在这类组织上使用生物素标记的探针进行杂交时,会有很强的背景着色,影响杂交信号的观察。

地高辛也是最常用的探针标记物之一,由于在人类和多种动物的组织中不存在类似的物质,可以说是最佳的非放射性探针标记物,由于它也是半抗原,故与 FITC 标记探针的使用相似,连接酶标的抗地高辛抗体,经酶–底物作用,在光学显微镜下观察结果。

三、探针的鉴定

对自己制备的探针的鉴定至少包括两个方面:一是探针长度的确认,特别是对于由质粒的扩增、纯化和标记后所得到的探针是否为目的序列,应进行鉴定,最简单的方法就是行 1%~2% 的琼脂糖凝胶电泳,根据电泳条带的位置来了解探针的大小;二是对探针标记的强度进行检测或鉴定。以地高辛标记的探针为例,将自己的目的探针和试剂盒提供的标准的未标记探针同时进行标记,再将这两个反应的产物与试剂盒中提供的作为对照的标准的标记和未标记探针一起进行检测,见表5-2。在带正电荷的醋酸纤维膜上按照表5-2所示画格及加样,每位加样2μl,80℃烤膜,将膜放入密封的透析袋内,加入碱性磷酸酶标记的抗地高辛抗体,于37℃孵育1小时,最后经氯化硝基四氮唑蓝/5-溴-4-氯-3-吲哚基-磷酸盐(NBT/BCIP)显色,观察所标记探针的质量,并计算出标记探针的浓度。最后,据使用需要,对探针进行分装,保存于-20℃冰箱备用。

表 5-2 标记探针的鉴定

探针原液	1:10	1:100	1:1 000	1:10 000	1:100 000
对照的标准的标记探针	+				
对照的标准未标记探针	-	-	-	-	-
实验的标记的目的探针	+				
实验的对照的未标记探针	+				

第三节 原位杂交的实验程序和对照

根据探针的标记物是否能直接被检测,原位杂交可分为直接法和间接法两类。直接法是用放射性同位素、荧光素或酶标记的探针与组织、细胞或染色体等待检靶序列进行杂交,并直接经放射自显影、荧光显微镜或对酶促反应等观察杂交信号(图5-1)。直接法原位杂交的操作步骤少、所需时间短、其他干扰因素少,但由于没有杂交信号的放大,对细胞或组织中的一些低拷贝的靶序列检测的敏感性不够;另外,对所使用的每一种探针均需标记,实验成本亦相对高。目前直接法应用最多的是染色体的FISH。间接法一般是用半抗原标记探针(如地高辛和FITC等),或用生物素标记探针,再经免疫组织化学或亲和组织化学的方法进行杂交信号的检测(图5-2)。间接法原位杂交是最常用的原位杂交方法,荧光原位杂交也可用间接法进行。下面以间接法原位杂交为例介绍原位杂交的主要实验程序。

一、原位杂交的实验程序

原位杂交的实验材料可以是常规石蜡包埋组织切片、冷冻组织切片、细胞涂片、培养细胞爬片和分裂中期染色体等。原位杂交的主要程序有:杂交前准备(initial preparation)、预处理(pretrea-

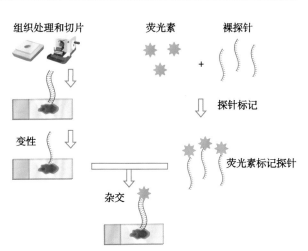

图 5-1 直接法荧光原位杂交示意图

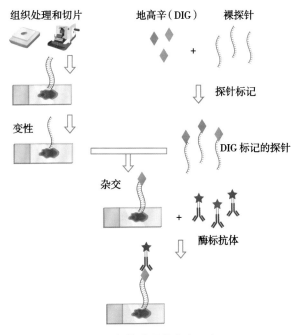

图 5-2 间接法原位杂交示意图

tment）、变性和杂交（denaturation and hybridization）、杂交后清洗（post-hybridization washing）和杂交体的检测（hybrid detection）等。

（一）杂交前准备

杂交前的准备除了上一节讲到的探针的选择和制备而外，还有待检样本（组织、细胞和分裂中期染色体的制备等）的准备、杂交所用玻片和器皿的处理，以及有关溶液的配制等。

1. 组织取材和固定 及时的组织取材和良好的固定是做好原位杂交的前提，不仅可以较好地保存组织和细胞的形态结构，也能减少核酸的降解。相对而言，DNA 较稳定，RNA 容易降解。因此，取材最好能在组织离体 30 分钟内完成并固定。为避免无处不在的 RNA 酶对样本中 RNA 的降解，在操作中应戴手套。醛类固定剂仍是原位杂交最常用的固定剂，以新鲜配制的 4% 的多聚甲醛为最佳，10% 的中性缓冲福尔马林亦可。4% 的多聚甲醛对细胞样本的固定时间为 20~30 分钟；组织样本的固定时间为 1 小时。有报道对冷冻组织切片和细胞涂片或培养细胞爬片等先用 3∶1（v/v）的甲醇 - 冰醋酸溶液处理 10 分钟后，再用 4% 的多聚甲醛固定 20 分钟更好。

2. 玻片的防脱片处理 用于原位杂交的载玻片在经过常规的清洁后还需进行防脱片处理。常用的试剂有：①2% 的 3- 氨丙基 - 三乙氧基硅烷（3-aminopropyl-triethoxysilin, APES）的丙酮溶液，经 APES 处理的玻片同样适用于作培养细胞涂片，以及冷冻和石蜡包埋组织切片；②1mg/ml 的多聚赖氨酸（poly-L-Lysine）。为同时适用于 RNA 杂交，经防脱片处理的载玻片需 160~180℃ 烘烤 3~4 小时，室温保存备用。用于原位杂交的盖玻片也需硅化处理，方法与载玻片的硅化处理相同，也可在真空条件以 2% 的二甲基氯硅烷的氯仿溶液蒸汽硅化处理。

3. 切片 用于原位杂交的组织切片的厚度不一，石蜡切片多为 4~5μm，冷冻切片则稍厚，多为 6~8μm 或更厚。用于 RNA 杂交的切片在制作时应戴手套，所用刀片及刀架等需用 0.5‰ 的焦碳酸二乙酯（diethyl pyrocarbonate, DEPC）水清洗，捞片也应在 DEPC 水中进行。60℃ 烤片 3~4 小时，再移至 37℃ 过夜后室温保存。需注意的是用

于原位杂交的细胞样本或冷冻切片不宜长时间放置，最好是现做现用；短时间保存可在 -20℃；较长时间保存需在 -70℃ 冰箱内，即便如此，仍可能会出现杂交的假阴性结果；冷冻组织切片或未经固定的细胞涂片或爬片需空气干燥数分钟后再进行固定，否则，易脱片。

4. 器皿处理和溶液配制的原则 对于 RNA-RNA 和 DNA-RNA 杂交，为避免 RNA 酶对探针和样本中靶 RNA 的降解，所使用的器皿和溶液等均需事先经灭活 RNA 酶的处理，如杂交操作完成前使用的所有溶液均需用 DEPC 水配制并经高压消毒；实验用器皿需 160~180℃ 烘烤 3~4 小时。实验操作过程中应戴手套，且手套不宜反复使用。对于 DNA 杂交则只需常规清洁和消毒处理，杂交所需溶液用灭菌蒸馏水配制即可。

（二）预处理

杂交前的预处理包括：石蜡切片脱蜡至水、暴露靶核苷酸、DNA 酶或 RNA 酶消化处理和预杂交等。

1. 石蜡切片脱蜡处理 在石蜡切片的原位杂交前的脱蜡过程与常规组织切片没有不同，只是涉及 RNA 杂交时，需用 DEPC 水对乙醇进行梯度稀释，脱蜡后的切片亦浸入 DEPC 水。

2. 暴露靶核苷酸 这是预处理中很重要的一步，目的是增加细胞的通透性、解除交联、消化与靶序列结合的蛋白质，进而暴露靶核苷酸。适度的蛋白酶消化是常用的方法，有蛋白酶 K（proteinase K）和胃蛋白酶（pepsin），前者尤其适用于消化与病毒 DNA 结合的蛋白；后者更适用于内源性基因组 DNA 和某些 mRNA。用于冷冻切片的消化所需蛋白酶 K 的浓度远远低于石蜡切片，前者为 1~2μg/ml，而后者可达 500μg/ml。在进行原位杂交时，决定使用蛋白酶的最高浓度的基准是在充分暴露靶序列的同时也能较好地保存组织细胞的结构，并使组织切片不因蛋白酶的过度消化而脱落。用乙醇和酸固定的细胞样本不需蛋白酶消化处理，常用低浓度的去垢剂，如聚乙二醇辛基苯基醚（Triton X-100）进行预处理，以增加细胞的通透性。

3. DNA 酶或 RNA 酶消化处理 在进行杂交前用核酸酶处理切片的目的有二，一是去除靶核苷酸序列，提供阴性对照；二是在进行 DNA-

DNA 杂交前用 RNA 酶处理切片以保证核酸的特异性，特别是在病毒基因表达的研究中，当病毒 DNA 的拷贝量很高时尤其重要。

4. 预杂交 所谓预杂交（prehybridization）是指在杂交前用不含探针的杂交混合液预先孵育组织/细胞样本片的步骤。对于使用同位素标记探针的原位杂交需要预杂交处理，而对于非同位素标记探针的原位杂交，一般不需进行预杂交。一些商品化探针可以不需要这一步骤。

（三）变性和杂交

杂交是指已标记的探针和待检样本上的靶序列通过碱基的互补配对结合而形成杂交体的过程。当使用双链 DNA 探针和/或待测靶序列是 DNA 时，需进行变性处理使靶 DNA 解链，才能使探针与靶 DNA 杂交。

1. 双链 DNA 探针和/或靶序列 DNA 的变性 使双链 DNA 变性解链的方式主要有热变性和碱变性。热变性的条件是 90~95 ℃，5~10 分钟；在 DNA-DNA 杂交时，可分别对探针和样本进行热变性处理，再杂交；也可先将探针滴加在样本上同时进行热变性处理后，直接进入杂交。由于热变性所需的温度高，而滴加杂交液量少（<20μl），在热变性处理时容易造成杂交液的挥发，因此，需用橡胶水泥（rubber cement）或石蜡进行密封处理。碱变性只能用于待检靶序列 DNA 的变性，所用的溶液是 0.1mol/L NaOH（pH 8.0）。

2. 杂交液的成分 杂交液的成分不少，不仅有标记的探针，还有为杂交提供一个较稳定的微环境的各种化学物质，其中有些成分是杂交所必需的，即基本成分（essential ingredients），它包括：单价阳离子、甲酰胺、葡聚糖硫酸酯、缓冲液和探针。它们的作用是：单价阳离子和甲酰胺的浓度决定了杂交反应的严格性，甲酰胺还可降低氢键的稳定性而有解交联的作用；葡聚糖硫酸酯的黏性高，可固着水分，提高探针的相对浓度；在杂交液中常用的缓冲液是柠檬酸钠缓冲液（SCC），为杂交提供所需的 pH 环境；探针是用来检测靶序列的存在与否。另一些是杂交的非基本成分，如外源性未标记的人 DNA（在用病毒探针时可选用）、鱼精蛋白 DNA（在用人基因组探针时可选用）、ficoll（水溶性聚蔗糖）和聚乙烯吡咯烷酮（polyvinylpyrrolidone，PVP）等，这些非基本成分的作用主要是减少背景的非特异性着色，在实际操作中可根据具体情况选用。

3. 探针的浓度和杂交时间 原位杂交所需探针的浓度范围是 0.5~5μg/ml 或 0.5~5ng/μl。放射性同位素标记的探针的敏感性高，所需探针量为 2~10ng/片；非放射性同位素标记的探针的敏感性低于前者，所需探针量为 10~20ng/片。杂交中还需注意的问题是每张切片上滴加的杂交液的量不能太多，一般根据组织片的大小滴加 5~20μl/片，还需加盖玻片，以保证探针与样本的充分接触，也可避免在杂交过程中产生的水蒸气对探针的稀释。杂交时间的长短与探针的类型和长度、探针的浓度、靶序列的含量和采用的原位杂交的方法有关。用寡核苷酸探针杂交需 2~4 小时；用一般的双链或单链 cDNA 和 cRNA 探针杂交往往需 16 小时以上，一般不超过 24 小时，少数杂交达 40 小时。待检样本中靶序列含量高的所需的杂交时间短些，反之则长。

4. 杂交温度 杂交温度应低于杂交体的解链温度（melting temperature，Tm）25 ℃左右，Tm 是使 50% 的核苷酸变性解链所需的温度。影响 Tm 值的因素有：核苷酸链中鸟嘌呤-胞嘧啶（guanidine and cytidine nucleotides，G-C）的量、探针的长短、杂交液中单价阳离子和甲酰胺的浓度等，精确计算 Tm 值比较复杂。例如当杂交液中甲酰胺的浓度为 50%，盐的浓度为 0.75mol/L 时，DNA 探针的杂交温度选择可以为 42 ℃左右；RNA 探针的杂交温度可以为 50~55 ℃左右；寡核苷酸探针的杂交温度可以为 37 ℃左右。实际工作中仍然需要根据各自的具体情况摸索最佳杂交温度。

5. 杂交严格性（hybridization stringency） 杂交严格性指决定探针能否与不相配碱基结合而形成杂交体的条件。影响杂交严格性的因素有甲酰胺的浓度、杂交温度及离子强度。杂交时要求高严格性条件，即高甲酰胺浓度、低温和高离子强度，使不配对的碱基难于结合，从而提高杂交反应的特异性。

（四）杂交后清洗

杂交后清洗的主要目的是去除非特异信号（即由不严格碱基配对形成的杂交体），减少背景的着色,以获得较高的信噪比(signal-to-noise ratio)。

1. 清洗 虽然决定杂交后清洗的严格性的因素有清洗液的温度、单价阳离子和甲酰胺的浓度等,但最关键的因素就是 Tm,并可以通过调节温度获得满意的效果。因为,不严格碱基配对所形成杂交体的解链温度(Tm')低于严格碱基配对所形成杂交体的 Tm,故在清洗时以低盐(即降低单价阳离子的浓度)和高温,使不严格碱基配对所形成杂交体解体,而只有严格碱基配对所形成杂交体能继续存在,而杂交后清洗达到目的。在清洗时所遵循的原则是盐溶液的浓度由高到低,而温度则由低到高。另外,用于切片清洗的容器应适当大些(800~1 000ml),所用低盐缓冲液的量应较多,且行恒温震荡洗涤,效果佳。

2. RNA 酶消化处理 仅适用于以 RNA 探针杂交者。在杂交完成后,用 RNA 酶消化剩余的探针,可避免由于剩余探针附着于样本上而产生的非特异性信号而增加本底的现象。

(五)杂交体的检测

对放射性同位素标记探针原位杂交结果的检测是放射性自显影。荧光杂交信号可直接在荧光显微镜下观察结果。非同位素和非荧光标记探针原位杂交的检测方法基本同免疫组织化学染色。要涉及的问题是选择何种孵育液和检测系统。与生物素标记探针的连接可用抗生物素抗体、亲和素或链霉抗生物素蛋白连接;对地高辛或 FITC 标记探针的连接可分别用抗地高辛抗体和抗 FITC 抗体。可供选择的显色系统主要有两种,一是辣根过氧化物酶(HRP)-DAB/AEC 显色系统;二是碱性磷酸酶(AP)-NBT/BCIP 或 AP-新福红(new fuchsin)系统。各实验室可根据各自的具体情况进行选择和组合。

二、原位杂交的对照实验

(一)对照(control)

原位杂交远较免疫组织化学染色复杂,影响因素颇多,故设计严格的对照实验是必不可少的,有阳性对照和阴性对照,具体包括组织对照、探针对照、杂交反应体系对照和检测系统的对照等,各实验室可根据具体情况选用。

1. 阳性对照(positive control) 包括组织

的阳性对照和杂交技术的对照。组织的阳性对照可选用的方法有:①已知含有特定靶序列的样本与待检样本一起进行原位杂交;②用其他生物化学方法进行对照,如提取组织 DNA 和 RNA 做 DNA 印迹和 RNA 印迹杂交,以及 PCR(聚合酶链式反应)和 RT-PCR(反转录聚合酶链反应)等;③用免疫组织化学染色作相应靶核苷酸的蛋白表达水平的对照,但应注意存在 DNA—mRNA—蛋白质水平的表达不一致的情况并不少见。杂交技术的对照,如对人内源性基因组的某靶序列进行原位杂交时,可同时用标记的人总 DNA 或 RNA 探针进行实验。若不存在技术方法问题,后者一定有阳性结果出现。

2. 阴性对照(negative control) 原位杂交的阴性对照远较其阳性对照的种类多,有以下六类:

(1)组织的阴性对照,就是用已知不含特定靶序列的组织进行杂交。

(2)用 DNA 酶或 RNA 酶事先消化后再进行杂交,这在对杂交特异性的分析中是有效用的,应列为常规进行的阴性对照实验。

(3)用标记的无关载体序列替代探针进行杂交。

(4)将标记的探针与高于标记探针 1 000 倍的相同序列的非标记探针混合,并在已知阳性片上进行竞争杂交,如果发生了竞争结合,由于大量相同序列的未标记探针的存在,将导致阳性杂交信号明显减弱或完全消失。竞争杂交的结果仅说明,就杂交和杂交后清洗所决定的严格性水平而言,该杂交反应是特异的,而并不说明靶序列对探针是唯一的。

(5)对于用反义 cRNA 探针的杂交实验,可用相应的正义链 cRNA 探针作对照检测,由于后者的碱基序列与靶序列是完全相同的,故只能是阴性结果。

(6)检测系统的阴性对照基本同免疫组织化学染色,在此不再赘述。

在实际工作中应根据具体情况选 2~3 种阴性对照实验,以确保原位杂交的有效性和特异性。

(二)原位杂交实验中的问题及对策

原位杂交实验远较免疫组织化学染色复杂,

从探针的设计和标记、杂交方法的选择、实验和对照的设计到检测的各个环节都会直接或间接地影响到杂交的结果。在原位杂交实验中可能会遇到的问题也不少，其中直接与杂交相关的问题有以下几点：

1. 组织片或细胞脱落、形态不良　主要与蛋白酶的处理不当有关，如酶的浓度过高或消化时间过长等均可导致组织或细胞样本的部分或完全脱落，并不同程度地破坏组织结构。一般而言，未经醛类固定剂固定的细胞样本不需酶消化处理，冷冻组织切片的消化时所需酶的浓度低于石蜡切片。对不同的组织、不同类型的探针和杂交方法对酶消化处理的要求都没有统一的界定，需具体情况具体对待和处理。

2. 杂交信号弱或无信号　从探针的浓度不足到免疫组化检测的各个环节的失误都可能会导致在阳性对照组织上没有信号的情况，即假阴性反应。杂交信号弱的原因有可能是探针的标记不好、探针太长难于渗入细胞、消化不够、探针或/和靶序列的变性处理欠佳等。实际工作中，导致信号弱的最常见原因是靶序列的暴露不佳，后者常因储存的蛋白酶的活性的自然变化或不同批次的蛋白酶活性不一等所致。

3. 缺乏重复性　导致在原位杂交中不能重复阳性结果的原因有二：一是第二次实验中出现了技术方面的问题；二是首次实验产生的是假阳性信号。因此，在每次实验时，相应的对照设置对实验结果的正确解释是十分重要的。

4. 背景染色重　造成原位杂交切片背景染色重的原因有：

（1）非特异性的探针附着：对不同种类的细胞的附着情况是不同的，以嗜酸性粒细胞更常见；生物素标记的探针可以附着在内源性亲和素或由于在中性环境中带正电荷的生物素分子对细胞外基质的吸附；有时，小于200bp的探针对细胞核的附着也会产生高背景着色。

（2）非特异性的抗体和亲和素附着：与免疫组织化学染色时相似，完全抗体可以非特异地与细胞表面的 Fc 受体结合，可 Fab'2 抗体和血清阻断等处理；对于亲和素的附着，可用链霉抗生物素蛋白取代亲和素，后者在 pH 7 时是中性的；也

可用去脂牛奶孵育以减少亲和素的附着。

（3）与探针无关的底物沉着：产生的原因有内源性酶的活动、酶底物的自发转化和底物沉积在样本的非细胞成分等。

第四节　荧光原位杂交

荧光原位杂交（fluorescence *in situ* hybridization，FISH）是应用荧光标记物标记已知碱基序列的核酸分子作为探针，与组织、细胞中待测的核酸按照碱基配对的原则进行特异性结合而形成杂交体，从而对组织细胞中的待测核酸进行定性、定位和相对定量分析的一种研究方法。1986 年，Dilla 等首次用荧光素直接标记的 DNA 探针检测人特异性染色体。接着 Pinkel 等利用生物素标记 DNA 探针，建立了间接荧光原位杂交技术，这一技术放大了杂交信号，提高了 FISH 的敏感性。此后，地高辛、二硝基苯酚等标记物以及各种不同颜色荧光素在 FISH 技术中被广泛应用，不断完善了该技术的信号检测系统。PCR 技术与 FISH 的巧妙结合，不仅提高了制备探针的能力，也提高了该方法的敏感性，可用于鉴定任一目的基因在染色体中的定位。计算机图像分析技术在 FISH 中的应用极大地提高了 FISH 技术的敏感性以及结果的直观性和可信度。现在，染色体的制备技术也有了较大的提高，可将细胞内全部 DNA 在玻片上制备出高度伸展的染色体纤维，这种纤维荧光原位杂交（fiber FISH）技术主要用于基因定位和人类基因组物理图谱的绘制。FISH 技术还可与流式细胞术、染色体显微切割等技术的结合使用，使该技术不仅用于细胞遗传学的基础研究，而且也越来越广泛地应用于肿瘤细胞遗传学的研究、遗传病的基因诊断等临床医学工作中。

一、FISH 方法学和探针的种类

（一）FISH 方法

FISH 有直接法和间接法两种。直接法是将已知碱基序列的特异 DNA 片段作为探针，并标记上不同的荧光素，在组织切片、间期细胞及染色体（图 5-3、图 5-4）等标本上与靶核酸进行 DNA–DNA 原位杂交，因所形成的杂交体带有荧

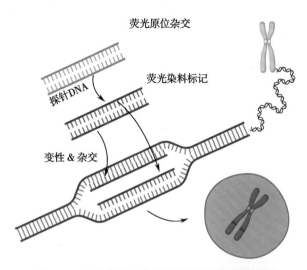

图 5-3 荧光原位杂交（FISH）基本原理模式图

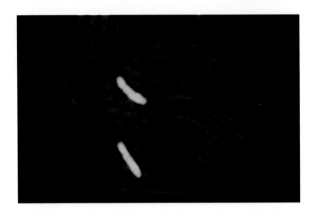

图 5-4 第 12 号染色体的荧光原位杂交（FISH）

光素，故可在荧光显微镜下直接观察结果，常用的荧光素有异硫氰酸荧光素（FITC）、得克萨斯红（Texas red）、羟基香豆素（hydroxycoumarin）、罗丹明（rhodamine）及其衍生物四甲基异硫氰酸罗丹明（tetramethy- rhodamine isothiocyanate，TRITC）等。该方法简单、快速，但信号较弱，敏感性较低。间接法 FISH 之探针是非荧光标记的，如生物素或地高辛等标记的探针，再通过亲和连接或免疫反应带入各种发光物质来检测杂交体的存在。因为有杂交信号放大作用，从而增加了杂交的敏感性，也降低了实验成本，是目前使用较多的方法。多色 FISH 技术也是利用间接法，它采用三种或三种以上不同的半抗原，如生物素、地高辛和二硝基苯酚标记探针，然后用不同颜色的荧光素，如 FITC（绿色）、罗丹明（红色）和瀑布蓝（cascade blue，蓝色）标记抗体进行检测，可同时得到多种不同颜色的荧光信号，这种方法可以在同一标本上同时检测多个基因，在检测遗传物质

的突变和染色体上基因定位等方面得到了广泛的应用。

FISH 实验操作与用非荧光标记探针的原位杂交基本相似，在组织准备方面，以新鲜组织、冷冻组织样本、细胞涂片、培养细胞爬片及中期染色体等材料行 FISH 的结果优于石蜡包埋组织样本的杂交效果。由于 FISH 是 DNA–DNA 原位杂交，故在杂交前的变性处理是很重要的。

（二）FISH 的特异性探针

1. 序列重复探针

（1）α 卫星 DNA 探针：此类探针序列位于染色体的着丝粒处，并且序列高度重复，容易产生非特异结合。因此，要取得较好的特异性，必须进行严格的杂交后水洗。α 卫星 DNA 探针主要用于染色体数目的检测和标记染色体来源的鉴定，亦可用于间期细胞中染色体的大规模筛选。

（2）β 卫星 DNA 探针：β 卫星 DNA 位于顶端着丝粒染色体及 9 号染色体的异染色质周围。此类探针除可用于染色体数目的检查外，还可用于检测端粒部位的重复序列。

（3）经典卫星探针：经典卫星 DNA 有 AATTGG 短片段重复，位于染色体 1、9、15、16 和 Y 染色体长臂的异染色质周围。此类探针的用途与 β 卫星 DNA 探针相似。

2. 位点特异性探针 这类探针一般呈单拷贝，有区域特异性，长度为 15~500kb 不等。主要用于特定的遗传病的诊断及染色体微缺失综合征的诊断，如普拉德 – 威利（Prader–Willi）综合征、迪格奥尔格综合征（DiGeorge syndrome）等。

3. 全染色体带涂染（painting）探针 此类探针是将某一特定的染色体上所携带的 DNA 用荧光素标记而成，具有严格的染色体特异性，广泛应用于遗传病和肿瘤的检测。

4. DNA 单一序列探针 此类探针包括各种人工染色体探针，如 YAC（酵母人工染色体）、PAC（噬菌体人工染色体）、BAC（细菌人工染色体）等。人工染色体是一种人为设计出的游离于宿主细胞染色体外的人工载体。这类载体大多具备染色体的最简单结构，如带有着丝粒及染色体端粒，同时还带有复制起点和筛选标记物。人工载体可以稳定地存在于细胞中，并能均等地传递

给子代细胞。这类人工载体可携带较大的 DNA 片段,将这些 DNA 分子进行荧光标记就形成了探针。

5. 其他载体携带的小片段 DNA 探针 能携带小片段 DNA 的载体包括黏粒、λ 噬菌体及质粒等。将这些载体上所携带的 DNA 分子经荧光标记即形成探针。

二、FISH 的应用与展望

(一)基因进化的研究

随着特殊染色体 DNA 探针技术的发展,对于不同组织染色体进化的研究已越来越容易。细胞遗传学中的许多研究工作都利用了 FISH 技术。用同一 DNA 链去标记不同种属细胞的染色体,可以找出不同种属间的同源基因,以及基因在染色体上的位置,从而了解种属间的进化关系。1990 年,Wrenberg 等利用从人类 1、2、3、4、5、7、9、17 号及 X、Y 染色体获得的生物素酰基化噬菌体 DNA 文库,验证了灵长类进化过程中 X 染色体的进化,并提出人类 2 号染色体源自古代黑猩猩 12 号染色体和 13 号染色体的融合。随着越来越多的种属的 FISH 探针的广泛应用,许多人类进化方面的问题将不断得到解决。

(二)分裂间期细胞核构建

生物学家一直对分裂间期细胞核的构建十分感兴趣,因为早期的研究认为在分裂间期的细胞核中染色体呈分散的区域分布。一般认为分裂间期的染色体具有较严格的空间结构,并通过着丝粒与核膜相接触。Lewis(1993)等通过对正常的骨髓、外周血白细胞以及白血病和淋巴瘤患者的肿瘤细胞进行实验,证实了分裂间期中 15 号染色体的着丝粒与短臂的配对。Ferguson 和 Ward(1992)报道了在不同的细胞周期(G_1、S、G_2)中 8 号染色体着丝粒区域不同的结构模式。通过应用 FISH 技术和三维图像分析技术,这些研究人员发现整个染色体区域均有大分子酶复合体的活性产生。这一结论与早期的认为酶活性的产生仅局限于染色质区域表面的观点截然不同。除用于细胞周期的研究外,FISH 技术还用于核组织的许多其他方面的研究。1994 年 Armstrong 等利用 FISH 技术研究了减数分裂期染色体分离时 X、Y 染色体的空间定位和配对。

(三)在人类基因图谱绘制

基因图谱的绘制需要一种能显示每条染色体特殊 DNA 序列的快速、直接的技术,而 FISH 技术正符合这些要求。FISH 技术可以直接确定 DNA 链在染色体上的位置,标记相近的 DNA 链,决定其在染色体上的线性序列以及 DNA 附着处的染色质,而后者影响到杂交位点的分辨。采用黏粒探针可以较迅速准确地确定其在染色体上的位置。通常标记染色体上等于或大于 3Mbp 的距离。用 DNA 链作为探针,且它们在染色体上的距离大于 1Mbp 时,可以用不同的颜色标记两个不同的 DNA 链,以分辨它们在染色体上的顺序。多种颜色标记探针提供了一个简单的确定基因顺序的方法。例如,将两个探针标记为红色,一个探针标记为绿色,然后根据绿色信号在红色信号之间或之外来确定基因在染色体上的顺序。如果使用间期细胞可以确定短至 50kb 的两个 DNA 链的顺序,这个间距较染色体上所能分辨的距离缩短到了 1/20。在人类基因定位和基因制图的进程中 FISH 技术发挥了作用。

(四)遗传毒理学

FISH 技术已成为遗传毒理学研究中的重要工具之一。FISH 技术利用特异性探针可以快速检测出染色体结构及数量上的畸变。

1. 辐射致畸作用的生物学评估 早期的放射生物学工作中已经对电离辐射引起的细胞遗传学影响进行评价、研究,多年来人类外周血淋巴细胞的染色体交换的评分也作为一种辐射暴露的生物学辐射计量计。而今,由于 FISH 技术的快速性和有效性,以及对静态染色体畸变、易位分析的预测性,FISH 技术作为一种生物标记,已经在回顾性的生物辐射计量测定法中被广泛地应用。同时,FISH 技术已在全世界范围内广泛用于辐射研究中射线吸收量的估计。FISH 技术还可用于接触甲醛、砷等物质后染色体畸变率的测定等方面。

2. 非整倍体的检查 现已知许多化学物质是导致非整倍体的诱导剂,利用 FISH 技术可检测出分裂间期和分裂中期细胞的非整倍体以及致畸活动的发生,以评估这些物质的致畸或致突变作用,如 1997 年 Robbins 在研究吸烟、咖啡因、酒精对正常男子精子中的非整倍体数目的影响与作用时,便采用了 FISH 技术。

（五）产前诊断

FISH 技术现已用于产前诊断中。有不少的研究小组利用 FISH 技术进行间期核染色体、非整倍体和嵌合体的检测分析。FISH 技术还可检测羊膜或绒毛膜细胞的染色体是否异常。通过检测这些细胞中的性染色体，可对某些性连锁遗传病进行产前诊断。近年一些学者研究发现孕妇外周循环血中存在少量的胎儿细胞，这些胎儿细胞可出现在妊娠 5~6 周时的孕妇外周血中，先为滋养层细胞，然后是红细胞、淋巴细胞等。分离、浓缩母体血中的胎儿细胞，结合 FISH 诊断技术，将会发展为一种非创伤性的产前诊断方法。

（六）肿瘤细胞遗传学研究

在肿瘤细胞的染色体研究中，由于肿瘤细胞中期染色体分裂象难以制备或制备质量差，且染色体异常常同时具有复杂化的数目异常及多染色体间的易位、缺失，以及基因扩增等，因此常规的染色体分析技术往往无法得到结果，或得到的结果分析不全，尤其对实体瘤的研究比较困难。而 FISH 技术不但可用于间期核、石蜡切片标本，并且灵敏，有助于肿瘤的细胞遗传研究。采用多个探针，以不同的颜色标记，同时检测间期细胞，更适用于实体瘤细胞染色体数目改变的异质性研究。

（七）FISH 与比较基因组杂交

比较基因组杂交（comparative genomic hybridization, CGH）是在多色染色体荧光原位杂交技术的基础上发展起来的一门新的分子遗传学技术，可用于分析两种不同来源的细胞的遗传结构特征。例如，用两种不同颜色的荧光分别标记正常细胞的 DNA 和待检肿瘤细胞的 DNA，然后将二者杂交。杂交后在荧光显微镜下观察，不同强弱的荧光信号代表两种 DNA 的得失。若待检肿瘤 DNA 序列增加，表现为染色体上肿瘤 DNA 标记的信号增强，可能这一区域有肿瘤基因放大；反之，若荧光信号减弱，表示可能有基因的丢失。与正常组织相比，即可推断该区可能存在肿瘤抑制基因。利用 CGH 技术，对整组 DNA 序列进行分析，可检测出 DNA 片段的获得、放大或丢失，确定放大或丢失的 DNA 序列在染色体上的位置，从而可得出该区是否存在肿瘤基因或肿瘤抑制基因。

这种精确的定量分析主要利用适当的软件，通过计算机分析完成。目前，已可通过商业途径获得整套 CGH 的装置系统，这也将推动 FISH 技术在更多的领域中广泛应用。

近年来在 FISH 技术的基础上发展起来的新的分子遗传学技术不断出现，如多色 FISH 技术、染色质纤维荧光原位杂交（chromatin fiber FISH）和 DNA 纤维荧光原位杂交（DNA fiber FISH）技术等。多色 FISH 通过选用多种具有可分辨光谱的荧光染料与不同的探针结合，在一个染色体中期分裂象或细胞核中可呈现多种颜色标记，同时检测多种染色体异常。许多用染色体涂色方法和 G 或 Q 显带技术无法检测或难以确定的染色体异常改变，通过多色 FISH 技术可以弄清这些畸变，并确定畸变的来源。此外，多色 FISH 对于复杂的染色体改变的核型，尤其是实体瘤的染色体检查具有很好的临床应用价值。FISH 技术与计算机图像分析相结合，大大提高了前者的灵敏性。以前，利用普通探针和荧光显微镜很难发现包括小片段 DNA 在内的一些染色体改变，计算机图像分析技术的应用，可定位的 DNA 序列最小范围已达到 1kb。纤维荧光原位杂交技术是将细胞的全部 DNA 在玻片上制备出高度伸展的染色质 DNA 纤维，然后用标记了不同颜色荧光物质的探针与 DNA 纤维进行杂交，最后用荧光显微镜观察结果并分析，若配合计算机图像分析软件使用结果会更理想。纤维荧光原位杂交技术可以快速直接目视判断探针位置以及多个探针间的相对位置、物理位置和重叠程度等，因而大大加速了基因定位和人类基因组高分辨物理图谱的绘制。引物介导的原位标记（PRINS）技术是将 PCR 和 FISH 技术联合使用，先由寡核苷酸引物或变性 DNA 片段与细胞内的靶 DNA 互补序列复性，在聚合酶的作用下，将荧光标记了的脱氧核苷酸（如 FITC-11-dUTP）带入新合成的 DNA 中。PRINS 技术可用于检测罕见的异染色质变异体以及对肿瘤细胞株的染色体异质性的评价。Zitzelberger（1998）等利用激光显微解剖技术、PCR 和 CGH 技术，对前列腺癌的遗传异质性进行了研究。这种结合在临床诊断、染色体结构的研究以及细胞研究等方面将会非常有用。

第五节 显色原位杂交技术

显色原位杂交技术（chromogenic in situ hybridization，CISH）是用人核酸中提取出的具有遗传特异性的重复序列（如 Alu 与 LIN 片段）作为特异性序列，用地高辛标记成双链 DNA 探针，经鼠抗地高辛抗体等逐层放大信号系统，最后用 DAB/H_2O_2 进行显色反应，通过普通光学显微镜观察基因扩增、缺失、染色体易位和染色体数目异常改变的方法。

CISH 技术实际上是将原位杂交技术与免疫组化方法特点有机结合，其关键环节是已标记的核酸探针可与组织切片中的核酸原位互补结合，杂交结果通过普通显微镜原位观察基因和染色体的改变，细胞内信号采用 DAB 显色，与免疫组化相似易于观察，并可长期保存。CISH 技术的最大优势在于能用于福尔马林固定的石蜡包埋组织切片，同时观察组织形态与基因异常，分析结果快速、简便，近年来主要用于乳腺癌评估 *HER2* 基因扩增方面，具有一定的应用价值（图 5-5）。

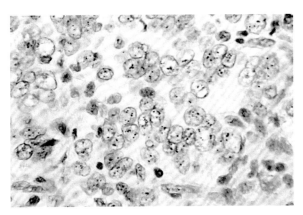

图 5-5 CISH 技术检测乳腺浸润性导管癌 HER2 基因扩增。红色信号为扩增的 HER2 基因

一、CISH 杂交技术的基本原理

显色原位杂交技术是结合荧光原位杂交技术与免疫组化方法，基本原理与普通原位杂交方法相似，不同的是所用探针是针对人核酸序列中具有遗传特异性的重复序列，用地高辛标记成双链 DNA 探针，再经鼠抗地高辛抗体连接辣根过氧化物酶（horseradish peroxidase，HRP）放大系统，最后用 DAB 系统显色，通过普通光学显微镜观察杂交信号，兼具原位杂交的特异性和免疫组化的方便性。

基本方法

CISH 技术的主要程序包括组织固定、预处理、原位杂交和显色等。

1. 样本制备 CISH 技术样本主要为人或动物组织的石蜡切片或冷冻切片。大多数病理标本都以福尔马林固定、石蜡包埋形式保存，都适用于 CISH 检测。需要注意的是切片厚度应以 4~5μm 为佳，否则切片在热处理和酶消化后会使细胞核结构消失或结构模糊，无法判断结果。

2. 样本处理 CISH 技术能进行细胞定位，标本需经适当处理，目的在于保存组织细胞的形态结构，又要兼顾组织 DNA 或 RNA。新鲜组织块应在 10% 中性福尔马林中隔夜固定后使用；石蜡包埋组织切片，应经过常规脱蜡、梯度酒精水化等过程彻底脱蜡。

3. 预处理 一般采用加热预处理，这是 CISH 技术中最为严格的环节，按照 CISH 试剂盒，切片先入预处理液（试剂 A）98℃加热 15 分钟，然后转移至室温蒸馏水中洗 3 次，再滴加已复温的酶预处理液（试剂 B）室温（20℃左右）孵育 5~10 分钟，蒸馏水洗 3 次，再用梯度酒精脱水自然干燥。预处理的目的在于适当增加细胞膜的通透性和消化与靶 DNA 或 RNA 结合蛋白质，如组蛋白等。福尔马林固定石蜡包埋组织均需用蛋白酶或去垢剂预处理，且预处理的程度把握很重要。若处理不足，会影响试剂的掺入和靶序列的暴露；处理过度则会导致样本形态破坏和 PCR 产物的扩散，甚至脱片。此外，消化的强度还与组织固定的时间有关，固定越长，消化强度应适当增加。

4. 杂交与复染 CISH 杂交前探针必须变性，且一定要彻底，一般采用 98℃，8~10 分钟后迅速移到 -20℃冰盒上冷却 5~10 分钟，否则会出现假阴性结果。37℃杂交过夜，一般要超过 10 小时，以充分杂交。杂交后洗涤温度一定控制在 70~75℃较好，否则也会因温度过高而影响形态结构，导致在显微镜下观察不到细胞核，无法计数阳性信号颗粒。杂交后抗地高辛-抗和辣根过氧化物酶二抗孵育时间可适当延长 20 分钟，以保证杂交信号更具观察性。用苏木精衬染细胞核，复染时间因不同组织适当调整，不提倡染色过深，避免掩盖阳性信号。

5. 对照设置 CISH 技术设置阳性对照及空白对照即可有效进行质量控制。

6. 注意事项

（1）用存档蜡块进行 CISH 杂交前需用含 50% 甲酰胺的杂交液进行预杂交 30 分钟左右，使因甲醛固定发生的 DNA 过度交联解链变性，提高 DNA-DNA 杂交效率。

（2）杂交前需用 0.1% DEPC 水溶液作用 15 分钟，以抑制因组织处理等过程而弥散分布的内源性核酸内切酶活性，可降低背景染色。

（3）切片经加热处理和酶消化一定要适中，避免过度消化而使组织结构破坏，消化时间太短又使阳性率下降，以核膜出现皱褶为佳。

（4）杂交变性条件的控制与杂交水平的提高是 CISH 成功的关键所在，有研究者认为用水浴锅加热要优于原位杂交加热仪。

（5）地高辛和生物素标记的探针、抗地高辛或抗生物素抗体与辣根过氧化物酶（HRP），以及链霉抗生物素蛋白（Streptavidin）要等量混合，使用前要充分混匀，最好在混匀器上混匀，以保证最大限度地显示杂交信号。

（6）用 DAB 和快红（fast red）显色时，显色液滴加在载玻片上可用盖玻片先封上，高倍镜下观察防止污染镜头，显色时间可延长到 1 小时，镜下观察到阳性信号再用 PBS 浸泡，移去盖玻片。

（7）苏木精复染应淡染，避免阳性信号被遮盖影响观察，阳性信号不能用盐酸乙醇分化、乙醇脱水和二甲苯透明，否则阳性信号会在 1 小时内溶解。

二、CISH 技术的应用、存在问题和发展

CISH 技术用于基因与染色体异常的检测和定位，可用于基因重排和染色体易位等的研究和观察；尤其适用于福尔马林固定石蜡包埋组织，并且用普通光学显微镜观察。从理论上讲，CISH 技术是一项较理想的技术，实现了基因的细胞内定位和操作与观察的方便性，但该项技术在应用过程中发现主要存在的问题是：

1. 检测结果不稳定，结果分析时无法正确把握标准。

2. 敏感性较低，特别是存在假阴性问题。可能产生假阴性的原因有很多方面，包括标本固定，杂交预处理，杂交后处理等重要环节。

3. 技术操作环节多，影响因素复杂，临床推广遇到阻力较大。

为解决 CISH 技术应用过程中存在的敏感性低，操作过程复杂等问题，逐渐诞生了银染原位杂交技术（silver *in situ* hybridization，SISH）。SISH 技术是一种全自动检测染色体信号的染色技术，通过使用银沉淀方法，得到较为精确的色素信号，应用普通光学显微镜进行观察，阳性信号很容易辨认。双色银染原位杂交（dual silver *in situ* hybridization，DSISH）技术是增强的 SISH 原位杂交技术。DSISH 通过全自动的原位杂交过程，不仅使用先进的银沉淀技术获得非常精确的色素信号，可达到与 FISH 一样的精确度，而且能结合组织形态学通过普通光学显微镜观察检测结果，同时银染切片能长期保存，用于交流、学习和讨论，可实现病理科实验室间技术质控和检测结果的重复性判定等。乳腺癌中用 SISH 技术和 FISH 技术检测 *HER2* 基因扩增状态符合率可达到 96%~98%，但在成本、耗时和结果观察等方面都比 FISH 技术显示更多优势，国际上 DSISH 已用于基因扩增的检测，显然，SISH 技术用于乳腺癌 *HER2* 基因状态检测具有一定的实用价值和良好的应用前景。

第六节 核酸分子原位杂交技术的医学应用

核酸分子原位杂交技术与传统的生物化学方法进行核酸分子杂交的主要不同之处是原位杂交可对被检测的靶序列在组织和细胞内的存在和分布情况进行定位观察和分析而不受样本中其他成分的干扰；同时，由于原位杂交不需从待检组织中提取核酸，可完好地保存组织、细胞的形态结构，将形态学与基因功能活动的变化相结合进行多层面的研究。

原位杂交可用于：

1. 细胞特异性 mRNA 转录的定位可用于基

因图谱、基因表达和基因组进化的研究,如在人类基因组工程中进行基因功能的研究等。

2. 感染组织中病毒 DNA/RNA 的检测和定位,如 EB 病毒 mRNA 检测对一些 EB 病毒相关疾病或肿瘤的诊断,如传染性单核细胞增多症、鼻咽癌及其转移病灶,以及伯基特淋巴瘤、淋巴结外 NK/T 细胞淋巴瘤 – 鼻型(图 5-6)的病理诊断有重要的参考价值。人乳头状瘤病毒(HPV)6 型和 11 型的检测对尖锐湿疣的病理诊断的确立有重要意义。乙型肝炎病毒(HBV)DNA 的检测对肝炎的病原学诊断和分类具有重要的作用。巨细胞病毒 DNA 的检测等。

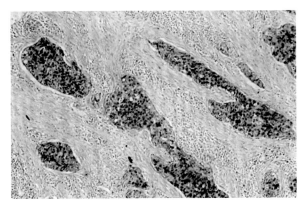

图 5-6　寡核苷酸探针原位杂交检测鼻咽癌组织中的 EB 病毒 mRNA(EBER)

3. 癌基因、抑癌基因及各种功能基因在转录水平的表达及其变化的检测,如在肿瘤发病的分子机制研究方面,已发现在多种肿瘤中有抑癌基因 *p53* 和 *Rb* 的突变或缺失。

4. 基因在染色体上的定位。

5. 检测染色体的变化,如染色体数量异常和染色体易位等。

6. 间期细胞遗传学的研究,如遗传病的产前诊断和某些遗传病基因携带者的确定,某些肿瘤的诊断和生物学剂量测定等。

其中荧光原位杂交(FISH)在临床上的实际医学应用已经很广泛,例如在血液肿瘤的应用主要有以下几个方面:

1. **染色体易位形成的融合基因检测**　如慢性粒细胞白血病(CML)的 *BCR-ABL* 融合基因检测,急性粒细胞白血病(AML)M3 中的 *PML-RARA* 融合基因检测和 M2b 中的 *AML1-ETO* 融合基因检测以及儿童 B 淋巴细胞性急性淋巴细

胞白血病 *TEL-AML1* 融合基因检测等,融合基因的检测不仅有助于对疾病的诊断,还能评估患者预后及选择有效治疗方案。

2. **基因缺失的检测**　一些关键基因的缺失有助于对肿瘤进行诊断以及预后判断。目前的显带技术分辨率较低,只有大于 4.5Mb 的缺失才能检测到,而 FISH 分辨率高,可以弥补显带技术用于检测微小缺失的不足。在临床中,通过 FISH 发现多发性骨髓瘤(MM)患者的 *p53* 基因缺失提示患者的预后很差,而在慢性淋巴细胞性白血病患者中,如检测到 *RB1* 的缺失则提示患者预后较好。

3. **微小残留病灶的检测**　通过对肿瘤细胞特异的染色体异常进行跟踪监测,可间接了解体内白血病细胞数量变化,便于了解病情进展和是否出现复发迹象。

4. **对异基因造血干细胞移植的植入状态监测**　异基因造血干细胞移植后供体干细胞是否在受者体内植活以判断移植成功与否对指导移植后治疗和预测复发具有十分重要的意义。而对异基因外周血造血干细胞的骨髓移植成功与否的判断中,当受者与供者的性别不同时,可选用针对 X 或 Y 染色体的荧光标记探针行 FISH 技术直接对接受移植后受者骨髓涂片进行检测,若骨髓中增生的细胞表达与其本身性别不同的性染色体信号时,提示移植成功。

在实体瘤中的临床应用中,FISH 几乎可以快速检测任何类型组织细胞的染色体异常,不管组织是新鲜组织或甲醛溶液(福尔马林)固定石蜡包埋的组织样本。例如,FISH 在乳腺癌 HER2 基因检测上的应用,*HER2* 状态是乳腺癌药物(蒽环类药物和曲妥珠单抗)治疗的主要参考指标。其中曲妥珠单抗是一种重组 DNA 衍生的人源化单克隆抗体,选择性地作用于 *HER2* 细胞外部分,适用于治疗 *HER2* 过度表达或 *HER2* 基因扩增(图 5-7)的浸润性乳腺癌,FISH 检测 *HER2* 基因扩增水平被认定为检测 *HER2* 状态的金标准。而在膀胱癌的检测应用上,可以通过 FISH 检测尿脱落细胞 3、7、17 号染色体非整倍体和染色体 9p21(*P16* 基因)丢失用于确定细胞是否发生癌变,其敏感度和特异度均较高,比膀胱镜更易早期发现膀胱癌。

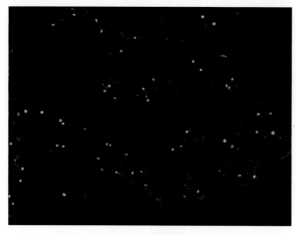

图 5-7　FISH 技术检测乳腺浸润性
导管癌 *HER2* 基因扩增

红色信号为簇状扩增的 *HER2* 基因，绿色信号为 CEP17。

目前 FISH 技术在临床中的应用已经得到迅速的发展，可供选择的商业化探针也越来越多，广泛用于乳腺癌、膀胱癌、宫颈癌、肺癌、淋巴瘤，软组织肿瘤等实体瘤的早期诊断、疗效监测、个体化治疗及预后判断等。

原位杂交技术与免疫组织化学染色相比较，这两种方法的共同之处均具有定位检测的功能，且均有较高的敏感性和特异性，所不同的是免疫组织化学染色使用的是抗体，其检测对象是抗原，机制是抗原 – 抗体的特异性结合，是蛋白质表达水平的检测；原位杂交使用的是探针，遵循碱基互补配对的原则与待检靶序列结合，是 DNA 或 mRNA（转录）水平的检测。

从实验方法来看，免疫组织化学染色操作相对简单，成本相对较低，受外界因素的影响相对小；原位杂交技术无论从实验设计上，还是从实际操作上均远较免疫组织化学染色复杂，成本的高低与试剂的种类和来源密切相关，一般而言，直接选用商品化的标记探针和检测试剂盒的实验成本较高；荧光标记探针较非荧光标记探针的成本高，对样本及实验条件的要求较高，也更容易受到外界因素的影响。因此，在实际工作中选用核酸分子原位杂交技术时应充分考虑到方方面面的具体情况如实验室的条件、费用、样本的来源和处理方法和时间等，才可能取得满意的效果。

（唐　源）

附　录

一、原位杂交专用玻片的处理方法（载玻片/盖玻片）

（一）载玻片的处理

1. 用洗衣粉/液或 3% 的去垢剂水溶液浸泡过夜→充分流水冲洗；

2. 在洗液中浸泡载玻片 1~5 小时→充分流水冲洗；

3. 蒸馏水洗→烘干（40~50℃）；

4. 将载玻片排列在金属或塑料架子上；

5. 配制 2% 的 APES 的丙酮溶液（即 10ml APES+490ml 丙酮），即配即用；

（容器可用 1 000ml 的烧杯或饭盒）。

6. 在上述溶液中依次快速提拉载玻片架若干次（附表 5-1）；

7. 空气干燥→用锡纸将载玻片连架包好，160~180℃，2~3 小时；

附表 5-1　不同溶液提拉次数

容器	溶液	次数
容器 1	2%APES 丙酮溶液	8 次
容器 2	纯丙酮液	3 次
容器 3	纯丙酮液	2 次

8. 从烤箱内取出玻片，晾至室温，去除片架，将载玻片用锡纸包好，注明制作日期，防潮、室温保存。

（二）盖玻片的硅化处理

1. 用酸酒精浸泡盖玻片数小时或过夜；

2. 充分流水冲洗；

3. DEPC 水洗，5 分钟，2 次；

4. 95% 酒精（DEPC 水配制）→5 分钟，1 次→空气干燥；

5. 新鲜配制 2% 的二甲基氯硅烷（dimethyl-chlorosilane）的氯仿溶液，将盖玻片浸泡其中片刻（注意：需在通风、抽气的环境中进行）；

6. 取出切片、晾干，用锡纸包好（约 20 片一包），注明制作日期，高压消毒；

7. 放于干净的盒子（塑料、金属的均可），室温保存，备用。

二、原位杂交所需部分溶液的配制

（一）0.5‰ DEPC 水的配制

1. 双蒸水或三蒸水，2 000ml 1 000ml 500ml

   DEPC 1ml 0.5ml 0.25ml

2. 充分摇匀后，松盖；

3. 高压消毒——121℃，30 分钟；

4. 标明配制时间，室温保存，备用。

注：防 RNA 酶污染，取用时需戴手套。

（二）蛋白酶 K 储备液（2mg/ml）

蛋白酶 K 稀释液的配制：

1mol/L trima （pH 7.6）	1ml
0.5mol/L EDTA	1ml
10% SDS	5ml
双蒸水	100ml

高压灭菌后 4℃ 冰箱保存。

取蛋白酶 20mg，加上述稀释液 10ml，待溶解后，分装、-20℃ 冰箱保存。

（三）50× Denhardt 溶液

1% BSA（小牛血清白蛋白）

1% PVP（聚乙烯吡咯烷酮）-40

1% ficoll（聚蔗糖）

双蒸水 100ml

经充分溶解、过滤、灭菌后，-20℃ 保存。

（四）10×"盐"溶液（附表 5-2）

附表 5-2 10×"盐"溶液成分

溶液成分	量
1mol/L Tris（三羟甲基氨基甲烷）（pH 8.0）	10ml
5% 焦磷酸盐	2ml
0.5 EDTA（pH 8.0）	10ml
聚乙烯吡咯烷酮	0.2g
聚蔗糖	0.2g
5mol/L NaCl	60ml
DEPC 水	80ml
BSA	0.2g

（五）杂交液的配制（附表 5-3）

附表 5-3 杂交液成分

杂交液总量 /μl	去离子甲酰胺	50% 葡聚糖硫酸酯	10×"盐"溶液	DEPC 水	10mg/ml 单链 DNA	5μg/μl Rat total DNA	10mg/ml tRNA	1mol/L DTT
250	125	65	31.25	13.13	3.125	6.25	6.25	2.5
500	250	125	62.5	26.25	6.25	12.5	12.5	5
备注					选用	选用	选用	

（六）20× SSC 溶液（1 000ml）

氯化钠	175.3g
枸橼酸钠	88.2g
双蒸馏水	800ml

以浓盐酸调节为 pH 7.0，最后加双蒸馏水至 1 000ml。高压灭菌后常温保存。

（七）4% 多聚甲醛

取多聚甲醛 4 克于烧杯中，加入蒸馏水 50ml，加热至 60℃ 左右，逐滴加入 1 mol/L NaOH，并轻搅拌至液体变清澈为止。待液体冷却后，再加 0.1mol/L PBS（pH 7.4~7.6）至 100ml。

三、用于原位杂交的冷冻切片和细胞涂片 / 爬片的制备和处理

（一）冷冻切片的准备

1. 手术切取的新鲜组织，厚 0.2~0.3cm，用 PBS（pH 7.2~7.4）冲洗 2 次。

2. 切片，6~8μm，表于经硅化处理的载玻片上，空气干燥 3 分钟。

3. 4% 多聚甲醛（用 PBS 新鲜配制）固定，室温，20 分钟；或乙醇：冰醋酸 =3：1，固定，4℃，20 分钟。

4. 洗切片，PBS，5 分钟，2 次。

5. 乙醇脱水，30%→60%→80%→95%→100%→空气干燥，-20℃保存。

（二）细胞涂片的制备

1. 对悬浮培养的细胞可直接离心后用 PBS 洗 2 次；

2. 进行细胞计数后，用 PBS 重新悬浮细胞至其浓度为 10 个 /ml；

3. 可用细胞离心机将细胞甩在经硅化处理的载玻片上，或取细胞悬液 2~3 滴涂于载玻片上，室温，空气干燥 5 分钟；

4. 4% 多聚甲醛（用 PBS 新鲜配制）固定，室温，20 分钟或乙醇：冰醋酸 =3：1，固定，4℃，20 分钟；

5. 洗切片，PBS，5 分钟，2 次；

6. 乙醇脱水，30%→60%→80%→95%→100%→空气干燥，-20℃保存。

四、实验一：间接法 DNA-RNA 原位杂交

用 FITC 标记的寡核苷酸探针检测 EB 病毒 mRNA（EBER）

材料：鼻咽癌肺转移的石蜡包埋组织切片（已知 EBER+ 病例）。

主要步骤：

1. 石蜡切片脱蜡至水

（1）二甲苯	2×3min
（2）99% 酒精	2×3min
（3）95% 酒精	1×3min
（4）空气干燥	10min
（5）DEPC 水洗	2×3min

2. 预处理

（1）50~100μl 蛋白酶 K/ 片（3μg/ml）	
	37℃，30min
（2）DEPC 水洗	2×3min
（3）95% 酒精	1×3min
（4）99% 酒精	2×3min
（5）空气干燥	10min

3. 杂交

（1）FITC 标记 -EBER1/2 寡核苷酸探针（DAKO EBER PNA probe，Y5200）8~10μl，加盖玻片

55℃，2~3 小时

（2）0.1% 聚乙二醇辛基苯基醚（Triton X-100）的 PBS 　　　　　　　　　3×5min

4. 检测

（1）滴加抗 FITC-AP 50μl，	37℃，30min	
（2）PBS 洗	2×5min	
（3）底物缓冲液处理	室温，10 min	

配制底物缓冲液（100ml）：

1mol/L	Tris-Cl（pH 9.5）	10ml
5mol/L	NaCl	2ml
1mol/L	MgCl$_2$	5ml
蒸馏水		83ml

（4）NBT/BCIP（Boehringer Mannheim，）显色（1：50），室温，避光显色约 30min（适时镜下观察，及时终止）

（5）流水冲洗

（6）1%~2% 甲基绿复染→流水冲洗→空气干燥

（7）二甲苯透明，加拿大胶封片

结果：EBER 阳性信号位于细胞核内，呈紫蓝色细颗粒状。

五、实验二：间接法 DNA-DNA 原位杂交

（一）用生物素标记的双链 DNA 探针检测 HPV-DNA 主要步骤

探针来源及编号：生物素标记 HPV6 和 HPV11（Y1405，Y1406，DAKO）

实验样本：已知 HPV-ISH 阳性的尖锐湿疣的石蜡包埋组织切片（4μm）

实验准备：

1. 0.8% 胃蛋白酶，0.2mol/L（即 0.2mol/L）HCl 溶液，胃蛋白酶 0.4g，0.2mol/L HCl 50ml（新鲜配制，37℃预热）

2. 0.05mol/L Tris-HCl，pH 7.6，0.15mol/L NaCl 溶液

Tris　　3.027g

H$_2$O　500ml　用 HCl 调节 pH 至 7.6

NaCl　4.38g

3. 0.05M Tris-HCl，pH 7.6

4. 37℃预热湿盒

（二）实验步骤

1. 60℃烤箱内烤片 30 分钟。

2. 立即行石蜡切片脱蜡（二甲苯 5 分钟，2 次→99% 酒精 3 分钟，2 次→95% 酒精 1 分钟，3 次→蒸馏水洗 3 分钟，2 次）。

3. 消化：立即加入 37℃ 预热的 0.8% 胃蛋白酶，0.2mol/L HCl 溶液，37℃，10 分钟。（时间随组织而异）

4. 蒸馏水洗 1 分钟，1 次；5 分钟，1 次→尽可能擦去切片周围的水分，以免探针被稀释。

5. 变性及杂交：

滴加 HPV 探针 1 滴（约 15μl），加盖片（避免盖片下产生气泡），用橡胶水泥密封盖玻片的边缘→将切片放在已预热至 90℃ 的热盘或烤箱内，90℃，6 分钟→将切片移至已预热的湿盒中，37℃，过夜。

6. 清洗：0.05mol/L Tris-HCl，pH 7.6，0.15mol/L NaCl 溶液（48℃ 预热）15 分钟，2 次。

7. 0.05mol/L Tris-HCl，（pH 7.6）的溶液稀释链霉抗生物素蛋白 -HRP（1 : 100）→37℃，60 分钟→TBS 洗，5 分钟，2 次。

8. DAB 显色，室温，数分钟→60 分钟或更长时间。

9. 苏木精复染（对 DAB）→脱水→透明→封片。

六、实验三：直接法染色体荧光原位杂交（FISH）

（一）中期染色体制备

1. 细胞培养 64~68 小时→加秋水仙素→继续培养 30min。

2. 离心，弃上清液→加 0.075% KCl 10ml，37℃，18min。

3. 再离心，弃上清液，加甲醇 / 冰醋酸（3 : 1）固定液 5ml→混合后将细胞置于 20℃ 冰箱过夜。

4. 取出已培养好的细胞，用甲醇 / 冰醋酸（3 : 1）固定液清洗两次。

5. 离心沉淀，弃上清液，加前述固定液 1~2ml，将细胞打散。

6. 取两滴细胞悬液于清洁载玻片上，倾斜玻片，使细胞沿其长轴均匀分布。

7. 37℃ 温箱干燥 3 天。最佳使用期限为 3~14 天。如需急用，可将烤片温度提高至 45~55℃，放置 1 天后即可使用。

（二）RNA 酶处理

1. 滴加 RNA 酶 200μl（100μg/ml，溶于 2×SSC），加盖玻片，37℃，30~60min。

2. 2×SSC 溶液清洗 10min。

3. 预冷梯度酒精（70%、85%、100%）脱水，每次 2min。

4. 空气干燥。

（三）变性

1. 将切片置于变性液（70% 甲酰胺 /2×SSC，pH 7.0）中，74℃，5min。

2. 立即移入 -20℃ 预冷的 70% 的酒精中，约 1min，以终止变性→轻轻振摇洗去变性液。

3. 梯度酒精脱水（85%，100%）各 1min。

4. 取出切片，擦干切片背面的水分，空气干燥。

（四）探针变性及杂交

（1）加 2μl FITC 标记的探针于杂交缓冲液中。

（2）75℃ 变性 5min→转入 37℃ 预杂交 20~30min。

（3）将含探针的杂交液滴于玻片上，加盖玻片，四周用橡皮泥封闭。

（4）将玻片置于湿盒内，37℃ 杂交，过夜。

（五）杂交后清洗

（1）小心去除封闭用的橡皮泥及盖玻片。

（2）用水洗片，45℃，5~10min×3 次。

（3）含 0.05% 吐温 20 的 4×SSC 洗片，室温，2min×3 次。

（4）4×SSC 洗片，室温，2min。

（六）复染和封片

七、实验四：用间接原位 PCR 技术检测小鼠乳癌组织 MMTV 前病毒 DNA

1. **标本制备**

（1）将小鼠乳癌组织固定于乙醇 - 醋酸（3 : 1）液中 48 小时。

（2）石蜡包埋，5μm 厚的组织片贴于经硅化处理的载玻片上。

（3）脱蜡，二甲苯 2min×3 次→脱水，纯酒精 2min×2 次→空气干燥。

2. 原位扩增

（1）靶 DNA 变性将切片置于盛有 0.5mol/L NaOH，1.5mol/L NaCl 的玻璃染缸中 20 分钟→移至 1mol/L Tris-HCl，1.5mol/L NaCl 缓冲液中 20 分钟。

（2）经梯度酒精脱水→空气干燥。

（3）滴加 PCR 反应液于标本上，覆以蜡膜，置湿盒中孵育 45℃，3 小时。

PCR 反应液成分：

0.5μmol/L 引物（每种）；

250μmol/L dNTPs（每种）；

10U/100μl Taq 聚合酶；

注：Taq 聚合酶用 PCR 缓冲液（Tris-HCl pH 8.3；Mg^{2+} 2.5mmol/L）配制。

（4）弃去 PCR 反应液，将切片置于 80℃ 的热循环仪热板上，迅速滴加预热的含 2.5% 琼脂糖的 PCR 试剂。

（5）切片用密封膜（saran wrap）覆盖。在室温下琼脂糖固化。为保持 PCR 循环中的温度与湿度，在热台的长缝中加 1ml 蒸馏水，在承载有切片的热台上再覆盖一层塑料薄膜，加塑料盖。

（6）扩增循环参数为：92℃ 1min；56℃ 2min；72℃ 1min。

3. 后固定及变性

（1）固定 4% 多聚甲醛室温固定 30 分钟，移去琼脂糖后，再固定 20 分钟；

（2）PBS 浸洗 5 分钟→梯度酒精脱水，空气干燥；

（3）变性切片置于 0.5mol/L NaOH，1.5mol/L NaCl 中 10 分钟→移至 1mol/L Tris-HCl，1.5mol/L NaCl 缓冲液中 10 分钟；

（4）梯度酒精脱水，空气干燥；

4. 原位杂交

杂交液组成：

1μg/μl 鲑鱼精子 DNA；

1μg/μl 大肠埃希菌 tRNA；

4×SSC；

0.3% SDS；

5% 硫酸葡聚糖；

1.1×Denhardt 液；

（1）滴加杂交液 10~20μl，加盖片→置于湿盒内，37℃，18 小时；

（2）揭去盖片，用 50% 甲酰胺溶液，10mmol/L Tris-HCl pH7.5，600mmol/L NaCl，1mmol/L EDTA 洗涤，12~24 小时；

（3）2×SSC 洗 5 分钟×2 次，梯度酒精脱水，干燥；

（4）涂核 4 型乳胶，乳胶用 0.6mol/L 醋酸铵等倍稀释；

（5）置暗盒内曝光 20~40 天或 -20℃ 曝光 1~2 个月；

（6）显影：D196 显影液内 18℃，3 分钟→水洗→定影 18℃，3 分钟；

（7）清洗→复染（2% 吉姆萨溶液）→水洗→脱水→封片。

参 考 文 献

［1］胡晓年，李德春，卢圣栋. 现代分子生物学实验技术. 北京：中国协和医科大学出版社，1999.

［2］宋海静，古志远，赵亚力. 现代医学分子生物学. 北京：人民军医出版社，1998.《荧光原位杂交检测技术共识》编写组. 荧光原位杂交检测技术共识. 中华病理学杂志，2019，48（9）：678-681.

［3］John HA, Birnstiel ML, Jones KW. RNA-DNA hybrids at the cytological level. Nature, 1969, 223（5206）：582-587.

［4］Pardue M, Gall JG. Molecular hybridization of radioactive DNA to the DNA of cytological preparations. Proc. Natl. Acad, 1969, 64（2）：600-604.

［5］Baumman JGJ, Wiegant J, Borst P, et al. A new method for fluorescence microscopic location of specific DNA sequences by in situ hybridization of fluorochromeilabeled RNA. Exp Cell Res. 1980, 128（2）：485-490.

［6］Chollet A, Kawashima EM. Biotin-labeled synthetic oligo-deoxyribonucleotides: synthesis and uses as hybridazation probes. Nucleic Acids Res, 1985, 13(5): 1529-1541.

［7］Holtke HJ, Kessler C. Nonradiacticve labeling of RNA transcripts in vitro with the hapten digoxigenin (DIG): hybridazation and ELASA-based detection. Nucleic Acids Res, 1990, 18(19): 5843-5851.

［8］Saito A, Fujii G, Sato Y, et al. Detection of genes expressed in primary colon cancers by in situ hybridazation. Mol Pathol, 2002, 55(1): 34-39.

［9］Athanasiou E, Kotoula V, Hytiroglou P, et al. In situ hybridazation and reverse transcription-polymerase chain reaction for cyclin D1 mRNA in the diagnosis of mantle cell lymphoma in paraffin-embedded tissues. Mol Pathol., 2001, 14(2): 62-71.

［10］Kammori M, Kanauchi H, Nakamura K, et al. Demonstration of human telomerase reverse transcriptase in human colorectal carcinomas by in situ hybridazation. Int J Oncol, 2002, 20(1): 15-21.

［11］Nuovo GJ. Co-ladeling wuing in situ PCR: a review. J Histochem, 2001, 49(11): 1329-1339.

［12］王伯沄，李玉松，黄高昇，等.病理学技术.北京：人民卫生出版社，2000.

［13］Nath J, Johnson KL. A review of fluorescence in situ hybridization (FISH): current status and future prospects. Biotech Histochem, 2000, 75(2): 54-78.

［14］Bourner RD, Parry EM, Parry JM. Chemically induced aneuploidy: investigations into chromosome specific effects in mitosis. Mutation Reserch, 1998, 404(1-2): 191-197.

［15］Sheldon S. Fluorescent in situ hybridization: evaluation for ploidy and gene amplification. Methods Mol Med, 2001, 49: 81-91.

［16］Kumar S, Pack S, Kumar D, et al. Detection of EWS-FLI-1 fusion in Ewing's sarcoma/peripheral primitive, neuroectodermal tumor by fluorescence in situ hybridization using formalin-fixed paraffin-embedded tissue. Hum Pathol. 1999, 30(3): 324-330.

［17］Nuovo GJ, Gallery F, Hom R, et al. Importance of different variables for enhancing in situ detection of PCR-amplified DNA. PCR Methods Appl, 1993, 2(4): 305-312.

［18］Man YG, Zhuang Z, Bratthauer G L et al. Detailed RT-ISPCR protocol for preserving morphology and confining PCR products in routinely processed paraffin sections.

Cell Vision, 1996, 3: 389-396.

［19］Sagawa M, Jones JE, Saito Y, et al. Specific primer design and exonuclease III treatment for the reduction of nonspecific staining in direct in situ PCR. Cell Vision, 1998, 5(1): 20-23.

［20］Setoyama M, Kerdel FA, Elgart G, et al. Detection of HTLV-1 by polymerase chain reaction in situ hybridization in adult T-cell leukemia/lymphoma. Am J Pathol, 1998, 152(3): 683-689.

［21］郑宁，余竹元，朱世能.一种新型直接原位PCR法.中华病理学杂志，1998，27(1): 63-65.

［22］Komminoth P, Long AA. In-situ PCR Methodology, application and nonspecific pathways//PCR Applications Manual. Mannheim: Bochringer Mannheim GmbH, 1995: 97-106.

［23］Long AA, Komminoth P, Lee E, et al. Comparison of indirect and direct in-situ PCR in cell preperation and tissue sections. Detection of viral DNA, gene rearrangments and chromosomal translocations. Histochemistry, 1993, 99(2): 151-162.

［24］Drach J, Ackerann J, Fritz E, et al. Presence of a p53 genedeletion in patients with multiple myeloma predicts for short survival after conventional-dose chemotherapy. Blood, 1998, 92(3): 802-809.

［25］Döhner H, Stilgenbauer S, Benner A, et al. Genomic aberrations and survival in chronic lymphocytic leukemia. N ENGL J MED, 2000, 343(26): 1910-1916.

［26］Slamon DJ, Clark GM, Wong SC, et al. Human breast cancer: correlation of relapse and survival with amplification of the HER2/neu oncogene. Science, 1987, 235(4785): 177-182.

［27］Harris L, Fritsche H, Mennel R, et al. American society of clinical oncology 2007 update of recommendations for the use of tumor markers in breast cancer. J Clin Oncol, 2007, 25(33): 5287-5312.

［28］Slamon DJ, Leyland-Jones B, Shak S, et al. Use of chemotherapy plus a monoclonal antibody against HER2 for metastatic breast cancer that overexpresses HER2. N Engl J Med, 2001, 344(11): 783-792.

［29］曾瑄，赵大春，周炜洵，等.荧光原位杂交检测乳腺癌HER2基因状态.中华病理学杂志，2005，34(11): 701-705.

［30］江冬瑞，王弦，吴强.荧光原位杂交技术操作的常见问题分析.临床与实验病理学杂志，2015，31(12):

1426-1427.

［31］刘月平,步宏,杨文涛 . 2019 版中国乳腺癌 HER2 检测指南更新解读 . 中华病理学杂志, 2019, 48（3）: 182-185.

［32］中华医学会病理学分会,中国医师协会病理科医师分会,中国抗癌协会肿瘤病理专业委员会,等 . 分子病理诊断实验室建设指南（试行）. 中华病理学杂志, 2015, 44（6）: 369-371.

［33］《软组织和骨肿瘤分子病理学检测专家共识（2019 年版）》编写专家委员会 . 软组织和骨肿瘤分子病理学检测专家共识（2019 年版）. 中华病理学杂志, 2019, 48（7）: 505-509.

第六章　显微镜技术

随着科学技术的进步，人们越来越需要观察微观世界，显微镜正是这样的设备。17世纪，光学显微镜（简称光镜）的发现使人们可以看到很多肉眼看不到的东西，它突破了人类的视觉极限，使之延伸到肉眼无法看清的细微结构。在简单的放大镜的基础上设计出来的单透镜显微镜，到结构复杂的复式显微镜，以及相差、偏光、微分干涉、荧光等显微观察方式的出现，使之更广泛地应用于医学、生物学等领域。

第一节　光学显微镜技术

光学显微镜是利用光学原理，把人眼所不能分辨的微小物体放大成像，以供人们提取微细结构信息的光学仪器。光学显微镜是由一个透镜或几个透镜的组合构成，是人类进入细胞时代的标志。光学显微镜主要由机械系统和光学系统两部分构成，而光学系统则主要包括光源、反光镜、聚光器、物镜和目镜等部件。

一、基本原理与结构

（一）显微镜的基本光学原理

1. 反射、折射和折射率　如果只考虑光的传播方向，就可以用一条很细的光束来代表光在空间中的传播轨迹，这时把光称为光线。光线在均匀的各向同性介质中，两点之间以直线传播，如小孔成像就是光沿直线传播的结果。当遇到两种物质的分界面时，部分光线返回到原来的物质，称为反射。反射定律告诉我们：反射光线与入射光线分居在法线两侧，反射角等于入射角，反射光线、入射光线和法线处在同一平面内。另一部分光线进入第二种物质，称为折射，入射光线、折射光线和法线三者也同处在一个平面内，入射角的正弦与折射角的正弦之比等于光在这两种物质中传播的速率之比。

如果用 i 表示入射角，γ 表示折射角，v_1 为第一种物质中的光速，v_2 为第二种物质中的光速（图6-1），则 $\dfrac{\sin i}{\sin \gamma} = \dfrac{v_1}{v_2}$。

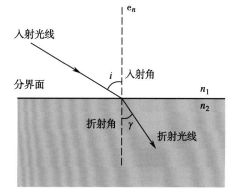

图6-1　光的反射及折射示意图

当这两种物质确定，$\dfrac{v_1}{v_2}$ 为定值。当光线由空气入射到透明物体（如玻璃）时，$\dfrac{v_1}{v_2}$ 变为 $\dfrac{c}{v_2}$。c 为光在真空（或空气）中的传播速度，v 为光在介质中的传播速度。以 n 表示这个比值。

n 称为折射率。与显微镜医学应用有关的物质的折射率：$n_{细胞组织}$=1.35~1.39，$n_{玻璃}$=1.51，$n_{空气}$=1，$n_{水}$=1.33，$n_{硅油}$=1.41。

2. 透镜的性能　透镜是将玻璃、水晶等磨成两面为球面的透明物体。它是组成显微镜光学系统的最基本的光学元件，物镜、目镜及聚光镜等部件均由单个和多个透镜组成。依其外形的不同，可分为凸透镜（正透镜）和凹透镜（负透镜）两大类。中间厚边缘薄的透镜称为凸透镜。中间薄边缘厚的透镜称为凹透镜。

当一束平行于光轴的光线通过凸透镜后相交于一点，这个点称"焦点"，透镜两球面的中心的连线称为光轴。通过焦点并垂直光轴的平面，称"焦平面"。焦点有两个，在物方空间的焦点，称

"物方焦点",该处的焦平面,称"物方焦平面";反之,在像方空间的焦点,称"像方焦点",该处的焦平面,称"像方焦平面"。光线通过凹透镜后,成正立虚像,而凸透镜则成正立实像。实像可在屏幕上显现出来,而虚像不能。

3. 光程 光在物质中走过的路程 r 和这种物质的折射率 n 的乘积叫做光程。光在每种介质中的光程不同,可以把光在不同介质中的传播折算到真空中进行计算。透镜成像时,由物体发出的所有光线通过透镜组后到达像点时,光程都应相等。

4. 影响成像的关键因素——像差 由于客观原因,从一点发出的光经凸透镜并不能完全会聚成一点,即不能生成理论上理想的像,这样理想的像与实际的像之间产生的差别称为像差。各种像差的存在影响了成像质量。下面分别简要介绍各种像差。

(1)色差(chromatic aberration):白光由不同波长的光组成,当白光通过透镜组时,由于折射率随波长的不同发生变化,成像时会形成不同波长的光会聚点不同,产生色差。如图6-2所示。色差是透镜成像的一个严重缺陷。色差产生时,物方一个点,在像方则可能形成一个色斑。色差一般有位置色差,放大率色差。位置色差使像在任何位置观察,都带有色斑或晕环,使像模糊不清。而放大率色差使像带有彩色边缘。

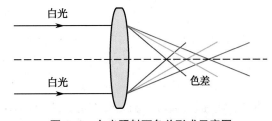

图6-2 白光照射下色差形成示意图

消除色差有两种方法:①由物镜引起的色差,经目镜的色差校准后消除;②仅由物镜消除色差。前者称为消色差,后者称为非消色差。另外,不同公司的显微镜校正色差的方法有所不同,即使物镜和目镜能安装在显微镜上,也不具有互换性。

(2)球差(spherical aberration):对于理想透镜,在轴上的物点发出的宽阔光束,经透镜折射后,不能会聚成一点而弥漫成一个圆斑。对于会聚透镜,经过的光线离轴越远,折射后的像点越靠近透镜。如图6-3所示。

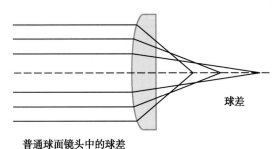

普通球面镜头中的球差

图6-3 白光通过透镜时球差形成示意图

球差是轴上点的单色像差,是由于透镜的球形表面造成的,所以称为球差。球差造成的结果是,如图6-3所示,一个点成像后不再是一个亮点,而是一个中间亮边缘逐渐模糊的亮斑。从而影响成像质量。球差的特点:①图像中心的画质较差;②缩小光圈,球差减小;③透镜的透光度越小,校正越困难。

球差的矫正常利用透镜组合来消除,由于凸透镜、凹透镜的球差是相反的,可选配不同材料的凸凹透镜胶合起来消除球差。旧型号显微镜物镜的球差没有完全校正,应与相应的补偿目镜配合,才能达到纠正效果。

(3)彗差(coma aberration):彗差属轴外点的单色像差。轴外物点以大孔径光束成像时,发出的光束通过透镜后,如果球差完全消除,所有光线都交于同一平面,但仍不交于一点(如图6-4所示)。形成一些圆心在同一直线上的圆,这些圆不同大小且相互交叠,形成尖端很亮,后面逐渐变大变暗的,类似于逗点的形状,形如彗星,故称"彗差"。

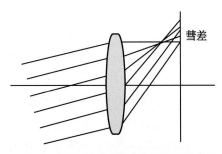

图6-4 白光通过透镜时彗差形成示意图

彗差特点:①若像点的位置远离光轴,彗差成比例增大;②缩小光圈,彗差减小;③用于非对称性弥散,像与原来物体的形状不同。

（4）像散（astigmatism）：像散是轴外发出的光斜射到透镜时产生的，像散也是影响清晰度的轴外点单色像差。当视场很大时，边缘上的物点离光轴远，光束倾斜大，经透镜后则引起像散。物点经过透镜，同时形成会聚在透镜纵断面上的像和会聚在横断面上的像，且这两个像的位置不完全重合，这种现象叫做像散。物点离透镜光轴越远，像散越明显。

5. 显微镜的成像（几何成像）原理　显微镜之所以能将被检物体进行放大，是通过透镜来实现的。单透镜成像具有多种像差，严重影响成像质量。因此显微镜的主要光学部件都由透镜组合而成。显微镜的物镜与目镜都由凸透镜组合而成，但相当于一个凸透镜。为便于了解显微镜的放大原理，简要说明一下凸透镜的5种成像规律：

（1）当物体位于透镜物方二倍焦距以外时，则在像方二倍焦距以内、焦点以外形成缩小的倒立实像；

（2）当物体位于透镜物方二倍焦距上时，则在像方二倍焦距上形成同样大小的倒立实像；

（3）当物体位于透镜物方二倍焦距以内，焦点以外时，则在像方二倍焦距以外形成放大的倒立实像；

（4）当物体位于透镜物方焦点上时，则像方不能成像；

（5）当物体位于透镜物方焦点以内时，则像方无像的形成，而在透镜物方的同侧比物体远的位置形成放大的正立虚像。

显微镜的成像原理就是利用凸透镜（3）和（5）的规律把物体放大的，经过凸透镜的两次成像（如图6-5所示）。当物体处在物镜前，则在物镜像方的二倍焦距以外形成放大的倒立实像。这个像称为中间像。在显微镜的设计上，将此像落在目镜的一倍焦距以内，使中间像又被目镜再次放大，最终在目镜的物方（中间像的同侧）人眼的明视距离（250mm）处形成放大的正立（正立相对中间像而言）的虚像。因此，当我们在镜检时，通过目镜（不另加转换棱镜）看到的像与原物体的像方向相反。

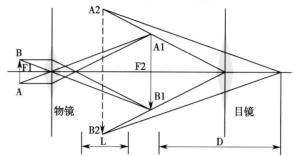

光学显微镜成像原理和光路图

图6-5　光学显微镜的基本成像原理

（二）基本结构

普通显微镜基本构造如图6-6所示。

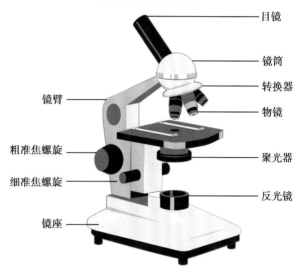

普通光学显微镜的构造

目镜

镜筒

转换器

物镜

聚光器

反光镜

镜臂

粗准焦螺旋

细准焦螺旋

镜座

图6-6　普通光学显微镜的基本构造

显微镜的光学附件包括物镜、目镜、聚光镜及照明装置几个部分。各光学部件都直接决定和影响光学性能的优劣，现分述如下：

1. 物镜　物镜是显微镜最重要的光学部件，利用光线使被检物体第一次成像，因而直接关系和影响成像的质量和各项光学技术参数，是衡量一台显微镜质量的首要标准。物镜的结构复杂，制作精密，由于对像差的校正，金属的物镜筒内由相隔一定距离并被固定的透镜组组合而成。物镜有许多具体的要求，如合轴、齐焦。齐焦即是在镜检时，当用某一倍率的物镜观察图像清晰后，在转换另一倍率的物镜时，其成像亦应基本清晰，而且像的中心偏离也应该在一定的范围内，也就是合轴程度。齐焦性能的优劣和合轴程度的高低是显微镜质量的一个重要标志。它是与物镜的本身质量和物镜转换器的精度有关。物镜的种类很多，可从不同的角度分类，现分类介绍。

根据物镜像差校正的程度进行分类，可分为：

（1）消色差物镜（achromatic objective）：这类物镜仅能校正轴上点的位置色差（红蓝二色）和球差（黄绿光）以及消除近轴点彗差。不能校正其他色光的色差和球差，且场曲很大。

（2）复消色差物镜（apochromatic objective）：复消色差物镜的结构复杂，透镜采用了特种玻璃或萤石等材料制作而成。这种物镜可以校正437~657nm色差。由于对各种像差的校正极为完善，比相应倍率的消色差物镜有更大的数值孔径，这样不仅分辨率高、成像质量优而且也有更高的有效放大率。因此，复消色差物镜的性能很高，适用于高级研究镜检和显微照相。

（3）半复消色差物镜（semi apochromatic objective）：又称氟石物镜，这种物镜不仅能校正红绿蓝三色光的色差，同时能校正红蓝二色光的球差。在结构上透镜的数目比消色差物镜多，比复消色差物镜少，成像质量上，远较消色差物镜好，接近于复消色差物镜。平场物镜（plan objective）是在物镜的透镜系统中增加一块半月形的厚透镜，以达到校正场曲的缺陷的目的。平场物镜的视场平坦，更适用于镜检和显微照相。

（4）超级复消色差物镜（super apochromat objective）：超级复消色差物镜全面补偿了从可见光到近红外区域（430~1 000nm）的球差和色差。对荧光发射光的高灵敏度使该物镜能够采集到锐利、清晰的图像，即使是在明场和微分干涉差显微镜观察时也不会有色偏。在质量和性能方面，它们为每种数字成像需求提供了一种解决方案。

（5）特种物镜：所谓"特种物镜"是在上述物镜的基础上，专门为达到某些特定的观察效果而设计制造的。主要有以下几种：

1）带校正环物镜（correction collar objective）：在物镜的中部装有环状的调节环，当转动调节环时，可调节物镜内透镜组之间的距离，从而校正由盖玻片厚度不标准引起的覆盖差。调节环上刻有 0.11~0.23，在物镜的外壳上也标刻有此数字，表明可校正盖玻片从 0.11~0.23mm 厚度之间的误差。

2）带虹彩光阑的物镜（iris diaphragm objective）：在物镜镜筒内的上部装有虹彩光阑，外方也有可以旋转的调节环，转动时可调节光阑孔径的大小。这种结构的物镜是高级的油浸物镜，它的作用是在暗视场镜检时，往往由于某些原因而使照明光线进入物镜，使视场背景不够黑暗，造成镜检质量的下降。这时调节光阑的大小，使背景变黑，使被检物体更明亮，增强镜检效果。

3）相差物镜（phase contrast objective）：这种物镜是用于相差镜检术的专用物镜，其特点是在物镜的后焦平面处装有相板。

4）无罩物镜（no cover objective）：有些被检物体，如涂抹制片等，上面不能加用盖玻片，这样在镜检时应使用无罩物镜，否则图像质量将明显下降，特别是在高倍镜检时更为明显。这种物镜的外壳上常标刻 "NC"，同时在盖玻片厚度的位置上没有 "0.17" 的字样，而标刻着 "0"。

5）长工作距离物镜：这种物镜是倒置显微镜的专用物镜，它是为了满足组织培养，悬浮液等材料的镜检而设计。

针对不同的应用，还有各类特殊物镜，如双光子专用物镜、全内反射荧光显微镜（TIRF）专用物镜、活细胞培养物镜、紫外极大透过率物镜等。

2. 目镜 目镜的作用是把物镜放大的实像（中间像）再放大一倍，并把物像映入观察者的眼中，实质上目镜就是一个放大镜。显微镜的分辨率能力是由物镜的数值孔径所决定的，而目镜只是起放大作用。因此，对于物镜不能分辨出的结构，目镜放得再大，也仍然不能分辨。

3. 聚光镜 聚光器，正置显微镜中装在载物台的下方。小型的显微镜往往无聚光镜，在使用数值孔径 0.40 以上的物镜时，则必须具有聚光镜。聚光镜不仅可以弥补光量的不足和适当改变从光源射来的光的性质，而且将光线聚焦于被检物体上，以得到最好的照明效果。

（1）阿贝聚光镜（Abbe condenser）：这是由德国光学专家恩斯特·阿贝（Emst Abbe）设计。阿贝聚光镜由两片透镜组成，有较好的聚光能力，但是在物镜数值孔径高于 0.60 时，则色差，球差就显示出来。因此，多用于普通显微镜上。

（2）消色差聚光镜（achromatic aplanatic condenser）：又名"消色差消球差聚光镜"和"齐明聚光镜"。它由一系列透镜组成，对色差球差的校正程度很高,能得到理想的图像,是明场镜检中质量较高的一种聚光镜,其数值孔径值达1.4。因此,在高级研究显微镜常配有此种聚光镜。它不适用于4×以下的低倍物镜,否则照明光源不能充满整个视场。

（3）摇出式聚光镜（swing out condenser）:在使用低倍物镜时（如4×）,由于视场大,光源所形成的光锥不能充满整个视场,造成视场边缘部分黑暗,只中央部分被照亮,要使视场充满照明,就需将聚光镜的上透镜从光路中摇出。

（4）其他聚光镜:聚光镜除上述明场使用的类型外,还有作特殊用途的聚光镜。如暗视场聚光镜（U-DCD）、相差聚光镜（U-PCD）、偏光聚光镜（U-POC）、微分干涉聚光镜等,以上聚光镜分别适用于相应的观察方式。

4. 显微镜的照明装置 显微镜的照明方法按其照明光束的形成,可分为"透射式照明"和"落射式照明"两大类。前者适用于透明或半透明的被检物体,绝大多数生物显微镜属于此类照明法;后者则适用于非透明的被检物体,又称"反射式或落射式照明"。主要应用于金相显微镜或荧光镜检法。

（1）透射式照明:透射式照明法分中心照明和斜射照明两种形式。

1）中心照明:这是最常用的透射式照明法,其特点是照明光束的中轴与显微镜的光轴同在一条直线上。它又分为"临界照明"和"科勒照明"两种。

临界照明（critical illumination）是普通的照明法。这种照明的特点是光源经聚光镜后成像在被检物体上,光束狭而强,这是它的优点。但是光源的灯丝像与被检物体的平面重合,这样就造成被检物体的照明呈现出不均匀性,在有灯丝的部分则明亮;无灯丝的部分则暗淡,不仅影响成像的质量,更影响显微照相,这是临界照明的主要缺陷。其补救的方法是在光源的前方放置乳白和吸热滤色片,使照明变得较为均匀和避免光源的长时间的照射而损伤被检物体。

科勒照明克服了临界照明的缺点,是研究用显微镜中的理想照明法。这种照明法不仅观察效果佳,而且是成功地进行显微照相所必需的一种照明法。光源的灯丝经聚光镜及可变视场光阑

后,灯丝像第一次落在聚光镜孔径的平面处,聚光镜又在该处的后焦点平面处形成第二次的灯丝像。这样在被检物体的平面处没有灯丝像的形成,不影响观察,此外照明变得均匀。观察时,可改变聚光镜孔径光阑的大小,使光源充满不同物镜的入射光瞳,而使聚光镜的数值孔径与物镜的数值孔径匹配。同时聚光镜又将视场光阑成像在被检物体的平面处,改变视场光阑的大小可控制照明范围。此外,这种照明的热焦点不在被检物体的平面处,即使长时间的照明,也不致损伤被检物体。

2）斜射照明:这种照明光束的中轴与显微镜的光轴不在一条直线上,而是与光轴形成一定的角度斜照在物体上,因此成斜射照明。相差显微术和暗视场显微术就是斜射照明。

（2）落射式照明:这种照明的光束来自物体的上方通过物镜后射到被检物体上,这样物镜又起着聚光镜的作用。这种照明法适用于非透明物体,如金属、矿物等。

5. 显微镜的光轴调节 在显微镜的光学系统中,光源、聚光镜、物镜和目镜的光轴以及光阑的中心必须与显微镜的光轴同在一条直线上,所以在镜检前必须进行显微镜光轴的调节,否则不能达到最佳观察效果。

（1）光源灯丝调节:旧式显微镜需要调节灯泡的位置。目前的新型显微镜的光源已经进行了预定心设置,所以不需要调整。

（2）聚光镜的中心调整:实际上显微镜光轴的调整重点即是聚光镜的位置调整。

首先将视场光阑缩小,用10×物镜观察,在视场内可见到视场光阑的轮廓,如果不在中央,则利用聚光镜外侧的两个调整螺钉将其调至中央部分,当缓慢地增大视场光阑时,能看到光束向视场周缘均匀展开直至视场光阑的轮廓像完全与视场边缘内接,说明已经合轴。合轴后再略为增大视场光阑,使轮廓像刚好处于视场外切或略大。

（3）孔径光阑的调节:孔径光阑安装在聚光镜内,研究用显微镜的聚光镜外侧边缘上都有刻数及定位记号,这样便于调节聚光镜与物镜的数值孔径相匹配,原则上说更换物镜时需调整聚光镜的数值孔径,一般物镜的数值孔径乘0.6或0.8略大作为聚光镜的数值孔径。

二、基本概念与参数介绍

我们利用显微镜来观察事物的目的是希望能看清楚一些肉眼所看不到的微小细节。对此就要求显微镜不仅具有放大的作用,而且还要有分辨微小细节的能力。这就需要显微镜的各项光学技术参数达到一定的标准,并且要求在使用时,必须根据镜检的目的和实际情况来协调各参数的关系。只有这样,才能充分发挥显微镜应有的性能,得到满意的镜检效果。

显微镜的光学技术参数包括:数值孔径、分辨率、放大率、焦深、视场宽度、覆盖差、工作距离等。这些参数并不都是越高越好,它们之间是相互联系又相互制约的,在使用时,应根据镜检的目的和实际情况来协调参数间的关系。在显微术中,放大倍数是一个很重要的因素,其重要性贯穿于显微研究工作的始终。在研究工作中,应根据要观察的对象考虑要多大的放大倍数才能进行有效的观察。在观察中,镜下的图像需要以其放大倍数估计其实体的大小来加以确认。在观察后,资料的分析放大倍数是必不可少的重要参数。虽然放大倍数是显微术中的一个重要因素,但对于在显微镜下能看清楚多小的细节,就不取决于放大倍数有多大,而是取决于显微镜区分微小细节的能力。具体的指标为分辨率(resolving power),这是指显微镜能分辨物体上两点间的最小距离。分辨率是标志显微镜性能优劣的主要指标。放大倍数和分辨率是属于显微镜的两个重要的性能指标,其中最主要的是分辨率。一台显微镜的最高放大倍数应为多少是根据它的分辨率而适当确定的。原则上就是要能够将显微镜所能分辨的微小细节放大到肉眼可以分辨的程度。

(一)数值孔径

数值孔径(numerical aperture, NA)是物镜和聚光镜的主要技术参数,是判断两者(尤其对物镜而言)性能高低的重要标志,与分辨率及焦深有关。其数值的大小,分别标刻在物镜和聚光镜的外壳上。

数值孔径与介质折射率和孔径角有关。孔径角又称"镜口角",是物镜光轴上的物体点与物镜前透镜的有效直径所形成的角度,孔径角与物镜的有效直径成正比,与焦点的距离成反比。一般

来说,数值孔径越大,图像的亮度和分辨率越高。显微镜观察时,若想增大 NA 值,孔径角是无法增大的,唯一的办法是增大介质的折射率。基于这一原理,就产生了水浸系物镜和油浸物镜,因介质的折射率值大于1,NA 值就能大于1。数值孔径最大值是 1.7,这个数值在理论上和技术上都达到了极限,如图 6-7 所示。目前,有用折射率高的溴萘作介质,溴萘的折射率为 1.66,所以 NA 值可大于 1.6。这里必须指出,为了充分发挥物镜数值孔径的作用,在观察时,聚光镜的 NA 值应等于或略大于物镜的 NA 值的 0.6~0.8 倍。数值孔径与其他技术参数有着密切的关系,它几乎决定和影响着其他各项技术参数。它与分辨率成正比,与放大率成正比,与焦深成反比,NA 值增大,视场宽度与工作距离都会相应地变小。

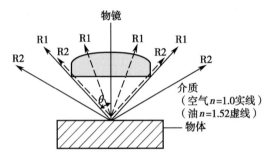

图 6-7 物体与物镜间介质对于数值孔径的影响

(二)分辨率

分辨率又称"鉴别率""解像力",是衡量显微镜性能的又一个重要技术参数。分辨率是指在物体(或样品)上,仪器能够分辨的两点之间的最短距离。该数值越小,仪器的性能越好。显微镜的分辨率用公式表示为: $\delta = 0.61 \dfrac{\lambda}{NA}$。

式中 δ 为最小分辨距离;λ 为光线的波长;NA 为物镜的数值孔径。可见物镜的分辨率是由物镜的 NA 值与入射光的波长两个因素决定,与放大倍数无关。由分辨率公式可知:NA 值越大,波长越短,则值越小,仪器可以分辨的距离越小,分辨率就越高。要提高分辨率,即减小 δ 值,可采取以下措施

1. 降低波长 λ 值,使用短波长光源。
2. 增大介质 n 值和提高 NA 值。
3. 增大孔径角。
4. 增加明暗反差。

光学显微镜的分辨率极限:光学显微镜使用

可见光（400~700nm）成像，这时 λ 可选择可见光的中心波长 550nm，若使用 NA 为 1.4 的油浸物镜，根据分辨率公式：$\delta = 0.61 \times \dfrac{550nm}{1.4} = 239nm$

光学显微镜的分辨率极限约为 239nm。

（三）放大率

放大率就是放大倍数，是指被检验物体经物镜放大再经目镜放大后，人眼所看到的最终图像的大小对原物体大小的比值，是物镜和目镜放大倍数的乘积。放大率也是显微镜的重要参数，但也不能盲目相信放大率越高越好，在选择时应首先考虑物镜的数值孔径。

（四）焦深

焦深为焦点深度的简称，使用显微镜观察样品，当焦点对准某一物体时，不仅位于该点平面上的各点都可以看清楚，而且在此平面的上下一定厚度内，也能看得清楚，这个清楚部分的厚度范围就是焦深。焦深大，可以看到被检物体的全层，而焦深小，则只能看到被检物体的单层。使用数值孔径大、放大倍数高的透镜，可以提高分辨率，但是焦深变小，为了增大焦深，可以缩小聚光镜的孔径光阑，但此时的分辨率会降低。焦深与其他技术参数有以下关系：

1. 焦深与总放大倍数及物镜的数值孔径成反比。

2. 焦深大，分辨率降低。

低倍物镜的景深较大，所以在低倍物镜成像时聚焦精度变差，分辨率不高。

（五）视场直径

观察显微镜时，所看到的明亮的圆形范围叫视场，它的大小，是由目镜里的视场光阑决定的。视场直径也称视场宽度，是指在显微镜目镜下看到的圆形视场内所能容纳被检物体的实际范围。视场直径愈大，愈便于观察。视场直径一般用 Φ 表示（$\Phi = \dfrac{FN}{Mob}$，FN——视场数，Mob——物镜放大率）。

视场数（field-of-view number，FN），标刻在目镜的镜筒外侧。例如，使用 20 倍的物镜成像，在目镜下看到的物体的直径为 18mm，则样品的实际大小为 18mm/20=0.9mm。

由视场直径的公式可看出：

1. 视场直径与视场数成正比。

2. 增大物镜的倍数，则视场直径减小。因此，若在低倍镜下可以看到被检物体的全貌，而换成高倍物镜，就只能看到被检物体的很小一部分。

（六）覆盖差

盖玻片也是显微镜的光学系统中重要的一环。由于盖玻片质量参差不齐，其厚度不完全相同，光线从盖玻片进入空气产生折射后的光路发生了改变，从而产生了像差，这就是覆盖差。覆盖差的产生影响了显微镜的成像质量。国际上规定，盖玻片的标准厚度为 0.17mm，许可范围在 0.16~0.18mm，在物镜的制造上已将此厚度范围的像差计算在内。物镜外壳上标刻的 0.17，表明该物镜要求盖玻片的厚度为 0.17mm。

（七）工作距离

一般情况下，工作距离即指物镜前透镜的表面到盖玻片之间的距离，若样品上无盖玻片覆盖，工作距离是指物镜前透镜的表面到被检物体之间的距离。平时所说的调焦，实际上是调节工作距离。在物镜数值孔径一定的情况下，工作距离短孔径角则大。因此，在使用数值孔径大的高倍物镜观察样品时，由于孔径角很大，对应的工作距离很小，聚焦时离样品很近。

第二节　各种显微镜检术介绍

前面讲述了显微镜的光学原理以及附件，下面将分类介绍一下各类研究用镜检术。在生物研究领域，透射式明场显微镜得到广泛应用，在此基础上各种特殊的镜检方法也得到应用，如相差、荧光、干涉、暗场，这些镜检方法在高档显微镜上均能同时实现。在此将分类介绍。

一、明视场观察

明视场（bright field）镜检即普通光学显微镜，是大家比较熟悉的一种镜检方式，广泛应用于病理、检验，用于观察被染色的切片，所有正立式显微镜均能完成此功能。在此不再赘述。

二、暗视场观察

暗视场（dark field）的特点和明视场不同，不直接观察到照明的光线，而观察到的是被检物体反射或衍射的光线。因此，视场成为黑暗的背景，而被检物体则呈现明亮的像。暗视场的原理是根据光学上的丁铎尔现象，微尘在强光直射通过的情况下，人眼不能观察，这是因为强光绕射造成的。若把光线斜射它，由于光的反射，微粒似乎增大了体积，为人眼可见。暗视场观察所需要的特殊附件是暗视场聚光镜。它的特点是不让光束由下至上的通过被检物体，而是将光线改变途径，使其斜射向被检物体，使照明光线不直接进入物镜，利用被检物体表面反射或衍射光形成的明亮图像。暗视场观察的分辨率远高于明视场观察，最高达 $0.02\sim0.004\mu m$。

三、相衬镜检法

在光学显微镜的发展过程中，相衬（phase contrast）镜检术的发明成功是近代显微镜技术中的重要成就。我们知道，人眼只能区分光波的波长（颜色）和振幅（亮度），对于无色透明的生物标本，当光线通过时，波长和振幅变化不大，在明场观察时很难观察到标本。

相衬显微镜利用被检物体的光程之差进行镜检，也就是有效地利用光的干涉现象，将人眼不可分辨的相位差变为可分辨的振幅差，即使是无色透明的物质也可清晰可见。这大大便利了活体细胞的观察，因此相差镜检法广泛应用于倒置显微镜中。

相差镜检法在装置上与明场不同，有一些特殊要求：

1. 环状光阑（ring slit）装在聚光镜的下方，而与聚光镜组合为一体——相差聚光镜。它是由大小不同的环形光圈装在一圆盘内，外面标有 $10\times$、$20\times$、$40\times$、$100\times$ 等字样，与相对应倍数的物镜配合使用。

2. 相板（phase plate）装在物镜的后焦平面处，它分为两部分，一是通过直射光的部分，为半透明的环状，叫共轭面；另一是通过衍射光的部分，叫"补偿面"，有相板的物镜称"相差物镜"，外壳上常有"Ph"字样。

相差镜检法是一种比较复杂的镜检方法，想要得到好的观察效果，显微镜的调试非常重要。除此之外还应注意以下几个方面：

（1）光源要强，全部开启孔径光阑；

（2）使用滤色片，使光波近于单色。

四、偏光显微镜

偏光显微镜（polarizing microscope）是鉴定物质细微结构光学性质的一种显微镜。凡具有双折射的物质，在偏光显微镜下就能分辨得清楚，当然这些物质也可用染色来进行观察，但有些则不可能，而必须利用偏光显微镜。

1. 偏光显微镜的特点，就是将普通光改变为偏光进行镜检的方法，以鉴别某一物质是单折射（各向同性）或双折射性（各向异性）。双折射性是晶体的基本特性。因此，偏光显微镜被广泛地应用在矿物、化学等领域。在生物学和植物学也有应用。

2. **偏光显微镜的基本原理**　偏光显微镜的原理比较复杂，在此不作过多介绍，偏光显微镜必须具备以下附件：①起偏镜；②检偏镜；③专用无应力物镜；④旋转载物台。

3. **偏光镜检术的方式**

（1）正相镜检（orthscope）：又称无畸变镜检，其特点是使用低倍物镜，不用伯特兰透镜（Bertrand lens），同时为使照明孔径变小，推开聚光镜的上透镜。正相镜检用于检查物体的双折射性。

（2）锥光镜检（conoscope）：又称干涉镜检，这种方法用于观察物体的单轴或双轴性。

4. **偏光显微镜在装置上的要求**

（1）光源：最好采用单色光，因为光的速度，折射率和干涉现象由于波长的不同而有差异。一般镜检可使用普通光。

（2）目镜：要带有十字线的目镜。

（3）聚光镜：为了取得平行偏光，应使用能推出上透镜的摇出式聚光镜。

（4）伯特兰透镜：聚光镜光路中的辅助部件，这是把物体所有造成的初级相放大为次级相的辅助透镜。

5. **偏光镜检术的要求**

（1）载物台的中心与光轴同轴。

（2）起偏镜和检偏镜应处于正交位置。

（3）制片不宜过薄。

五、微分干涉差显微镜

微分干涉镜检术（differential interference

contrast，DIC）出现于 20 世纪 60 年代，它不仅能观察无色透明的物体，而且图像呈现出浮雕样的立体感，并具有相差镜检术所不能达到的某些优点，观察效果更为逼真。

1. 原理　微分干涉镜检术是利用特制的沃拉斯顿棱镜（或诺马斯基棱镜）来分解光束。分裂出来的光束的振动方向相互垂直且强度相等，光束分别在距离很近的两点上通过被检物体，在相位上略有差别。由于两光束的裂距极小，而不出现重影现象，使图像呈现出立体的三维感觉。

2. 微分干涉镜检术所需的特殊部件

（1）起偏镜；

（2）检偏镜；

（3）沃拉斯顿棱镜 2 块。

3. 微分干涉镜检时的注意事项

（1）因微分干涉灵敏度高，制片表面不能有污物和灰尘。

（2）具有双折射性的物质，不能达到微分干涉镜检的效果。

（3）倒置显微镜应用微分干涉时，不能用塑料培养皿。

六、荧光显微镜

荧光显微镜（fluorescence microscope）是以紫外线为光源来激发生物标本中的荧光物质，产生能观察到的各种颜色荧光的一种光学显微镜。

荧光显微镜是由光源、滤色系统和光学系统等主要部件组成。荧光显微镜与普通光学显微镜的主要区别在于光源和滤光片不同。通常用高压汞灯作为光源，可发出紫外线和短波长的可见光；滤光片有二组，第一组称激发滤片，位于光源和标本之间，仅允许能激发标本产生荧光的光通过（如紫外线）；第二组是阻断滤片，位于标本与目镜之间，可把剩余的紫外线吸收掉，只让激发出的荧光通过，这样既有利于增强反差，又可保护眼睛免受紫外线的损伤。光学系统主要由反光镜、聚光镜、目镜、物镜、照明系统等组成。

荧光显微镜是用来观察标本中的自发荧光物质或以荧光素染色或标记的细胞和结构。标本中的荧光物质在紫外线激发下产生各种颜色的荧光，借以研究该荧光物质在细胞和组织内的分布，广泛应用于生物，医学等领域。其标本染色简便、

荧光图像色彩鲜亮，而且敏感度较高。

1. 荧光镜检术一般分为透射式和落射式两种类型。

（1）透射式：激发光来自被检物体的下方，聚光镜为暗视场聚光镜，使激发光不进入物镜而使荧光进入物镜。它在低倍情况下明亮，而高倍则暗，在油浸和调中时较难操作，尤以低倍的照明范围难于确定，但能得到很暗的视野背景。透射式不用于非透明的被检物体。

（2）落射式：透射式目前几乎被淘汰，新型的荧光显微镜多为落射式，光源来自被检物体的上方，在光路中具有分光镜，所以对透明和不透明的被检物体都适用。由于物镜起了聚光镜的作用，不仅便于操作，而且从低倍到高倍，可以实现整个视场的均匀照明。

2. 荧光镜检术的注意事项

（1）观察对象必须是可自发荧光或已被荧光染料染色的标本；

（2）载玻片、盖玻片及镜油应不含自发荧光杂质；

（3）选用最好的滤片组；

（4）激发光长时间的照射，会发生荧光的衰减和淬灭现象，因此尽可能缩短观察时间，暂时不观察时，应用挡板遮盖；

（5）荧光几乎都较弱，应在较暗的室内进行；

（6）电源最好装稳压器，否则电压不稳不仅会降低汞灯的寿命，也会影响镜检的效果；

（7）启用高压汞灯后，不得在 15 分钟内将其关闭，一经关闭，必须使高压汞灯彻底冷却后方可再次启用，严禁频繁开闭，否则会大大降低汞灯的使用寿命；

（8）较长时间观察荧光标本时，最好佩戴阻挡紫外线的护目镜。

第三节　在医学中的实际应用

一、普通光学显微镜

作为应用范围最广的显微镜，普通光学显微镜不仅应用于日常临床检验中对于组织切片的观察，也广泛应用于血液学及微生物学检验中。

显微镜复检广泛应用于尿常规、粪便常规和

血常规中,其中血常规有 20% 的标本需要进行显微镜复检,有研究通过收集 1 076 例临床血常规标本,首先用血细胞分析仪筛检,对出现异常提示标本进行显微镜涂片复检。结果显微镜复检阳性率为 32.6%。提示应用血细胞分析仪时应进行必要的显微镜复检,保证血细胞分析结果的准确性。此外,对于胸/腹水常规细胞计数、脑脊液常规细胞计数、以及脑脊液细胞学,光学显微镜也应用广泛。

而使用光学显微镜对血尿中红细胞形态进行鉴别分型及计数,结果对照血尿判断标准归类肾小球性和非肾小球性血尿。在血尿肾源性诊断上敏感性为 87.3%,特异性为 82.7%,且肾小球源性血尿红细胞畸形率明显高于非肾小球源性血尿。证明普通光镜下,尿红细胞形态检查敏感性和特异性都较高,对血尿来源的定位诊断具有一定指导作用,且成本较低、使用方便。

二、相差显微镜

相差显微镜(phase contrast microscope)是用于观察组织培养中活细胞形态结构的。活细胞无色透明,一般光镜下不易分辨细胞轮廓及其结构。相差显微镜的特点是将活细胞不同厚度及细胞内各种结构对光产生的不同折射作用,转换为光密度差异(明暗差),使镜下结构反差明显,影像清楚。

相差显微镜主要用于观察活细胞或不染色或染色缺乏反差的样本。可以观察到透明标本的细节,适用于对活体细胞生活状态下的生长、运动、增殖情况以及微细结构的观察。广泛应用于组织培养研究中的倒置相差显微镜(inverted phase contrast microscope),它的光源和聚光器在载物台的上方,物镜在载物台的下方,便于观察贴附在培养器皿底壁上的活细胞。

三、微分干涉显微镜

微分干涉显微镜主要应用于活细胞中颗粒和细胞器的运动。适用于显微操作,目前基因注入、核移植、转基因等显微操作通常在微分干涉显微镜下进行,例如在研究细胞分泌过程中细胞内的变化过程时,通过图像增强的微分干涉显微镜(VEC-DIC)观察给予刺激因素前后胰岛 MIN6 细胞形态的改变。

四、荧光显微镜

荧光显微镜主要应用观察标本中的自发荧光物质或以荧光素染色或标记的细胞和结构。标本中的荧光物质在紫外线激发下产生各种颜色的荧光,借以研究该荧光物质在细胞和组织内的分布。组织中的自发性荧光物质如神经细胞和心肌细胞等内的脂褐素呈棕黄色荧光,肝贮脂细胞和视网膜色素上皮细胞内的维生素 A 呈绿色荧光,某些神经内分泌细胞和神经纤维内的单胺类物质(儿茶酚胺、5-羟色胺、组胺等)在甲醛作用下呈不同颜色的荧光,组织内含有的奎宁、四环素等药物也呈现一定的荧光。细胞内的某些成分可与荧光素结合而显荧光,如溴化乙锭与吖啶橙可与 DNA 综合,进行细胞内 DNA 含量测定。荧光显微镜更广泛用于免疫细胞化学研究,即以异硫氰酸或罗丹明等荧光素标记抗体(一抗或二抗),用该标记抗体直接或间接地与细胞内的相应抗原结合,以检测该抗原的存在与分布。

荧光原位杂交(fluorescence in situ hybridization,FISH)是应用荧光标记物标记已知碱基序列的核酸分子作为探针,与组织、细胞中待测的核酸按照碱基配对的原则进行特异性结合而形成杂交体,利用荧光显微镜观察,从而对组织细胞中的待测核酸进行定性、定位和相对定量分析的一种研究方法。通过 FISH 的特异性探针对特定染色体标记染色,FISH 不仅能够进行生物染色体进化的研究,还可以通过标记 DNA 在染色体上的具体位置进行人类基因图谱的绘制。目前,FISH 广泛应用于细胞遗传学、遗传毒理学、肿瘤细胞遗传学的研究,以及遗传病的基因诊断、产前诊断等临床医学工作中。

此外,荧光显微镜也应用于显微外科手术中。在颅内恶性肿瘤切除术中应用剂量荧光素钠(FLS)和 560nm 荧光显微镜,通过回顾性分析 2016 年 9 月至 2018 年 2 月手术治疗的 51 例颅内恶性肿瘤的临床资料,在 560nm 荧光显微镜下判断肿瘤边界指导完成肿瘤切除。结果显示 51 例中,胶质母细胞瘤 33 例,间变性星形细胞瘤 6 例,转移瘤 4 例,间变性少突胶质细胞瘤 3 例,胶质肉瘤 3 例,髓母细胞瘤 2 例。术中荧光均显影,可以明显提高肿瘤边界的可视化。51 例无任何过敏反应或其他不良反应。术后随访 5~16 个月,中位随访时间为 9.5 个月。术后卡诺夫斯凯计分(KPS)提高 16 例,下降 15 例,与术前相同 20 例。显示应用小剂量 FLS 联合 560nm 荧光显微镜辅助切除颅内恶性肿瘤安全、有效,有助于辨别肿瘤边界,提高肿瘤切除程度。

目前,随着光学显微镜和计算机技术的结合,光学显微镜正在向自动化和智能化方向发展。显微目标图像处理技术能极大地提高光学显微镜的性能和效用,对于光学显微镜的发展和应用有重要意义。随着智能光学显微镜以及各种图像处理软件的开放和利用,光学显微镜向各种观察提供更直观、更清晰的图像,向各类检验提供更准确的判断依据发展。

第四节 激光扫描共聚焦显微镜技术

激光扫描共聚焦显微镜(laser scanning confocal microscope, LSCM),又称黏附式细胞仪(adherent cell analysis, ACAS),是根据 Minsky 提出的共焦激光显微镜理论,由国外某公司首先推出的新型激光扫描显微成像系统,是集高、精、尖细胞分析及工程技术于一体的新技术。

普通的光学显微镜在观察生物样品时,物镜焦平面以外的样品部分发出的光会减低图像的清晰度,尤其是在观察较厚的样品时,这种清晰度会严重降低。针对这一点,激光扫描共聚焦显微镜能够对样品中的任一点清晰成像,其图像的对比度较普通光学显微镜有明显的改善。不仅如此,该仪器突破了普通光学显微镜不能对细胞或组织内部进行定位检测的限制,实现了对细胞内部非侵入式和光段(optical section)扫描成像。由于它的高灵敏度和能观察空间结构的独特优点,从而使对被检物体样品的观察从停留在表面、单层、静态平面进展到立体、断层扫描、动态的全面观察,所以它在生命科学及其他研究中得到迅速应用。由于其同时具备了普通显微镜和荧光显微镜的功能,并配有现代电子摄像和微机数字图像分析系统,将细胞变成"微小试管",还可以结合特异的荧光抗体进行一系列亚细胞水平的结构和功能的研究,是目前对细胞形态、功能进行研究的先进手段之一。利用该仪器,目前可以做到测定细胞内 DNA、RNA、骨架蛋白、细胞内 pH 值、Ca^{2+} 的浓度、膜电位、过氧化物、细胞间通信等,还可进行细胞手术,细胞筛选及定量共聚焦三维图像分析,为活细胞功能的研究开辟了新途径。因此,激光扫描共聚焦显微镜已成为现代细胞生物物理学研究不可缺少的工具。自从 20 世纪 80 年代第一台激光扫描共聚焦显微镜问世以来,经过科学家们联合开发、创新,已更新了数代,相关公司都先后生产出多种不同型号的激光聚焦扫描显微镜。

一、工作原理

(一)仪器系统概述

激光扫描共聚焦显微镜的主要结构如图 6-8 所示。它主要由六大部分组成:

1. **计算机系统** 这是 LSCM 的神经中枢,由它控制着机械、光学、声学系统及各种外围设备。同时,它还是人机交互界面,操作者就是通过它进行各个过程控制、数据采集和加工等。

2. **激光照射系统** 包括激光器和声光调节器等,它的主要功能是将激光器发出的激光束,通过声光调节器时进行调节与整形,使之成为较大的平行光束;

3. **显微镜系统** 主要由倒置显微镜和共聚焦系统组成。

4. **检测系统** 由检测器、检测放大器等元件组成,它可以将收集到的光学信号转变为电信号,并进行适度的放大,显示成直观的图像、图形等。

5. **X–Y 平台系统**。

6. **Z 轴步进马达**,与 X–Y 平台系统功能相似,可以移动样品,转换显微镜扫描的部位。

(二)共聚焦成像原理

有关共聚焦显微镜的某些技术原理,早在 1957 年就有人提出。到 20 世纪 80 年代第一台共聚焦显微镜问世,至今已经更新了数个型号的共聚焦显微镜。虽然共聚焦显微镜发生了很大变化,整体性能得到了极大的提高,其基本原理却没有发生变化,仍然是共聚焦成像。如图 6-9 显示为激光共聚焦显微镜光路原理。

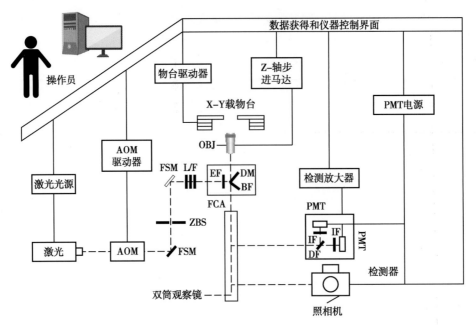

图 6-8　共聚焦显微镜结构模式图

FSM. 表面镜；L/F. 透镜 / 滤片支架；FCA. 荧光厢附件；OBJ. 物镜；PMT. 光电倍增管；ZBS. 零序列快门；EF. 激光滤片；DM. 分光器；AOM. 声光调制器；BF. 阻隔滤片；IF. 干涉滤色镜；DF. 分色滤色镜。

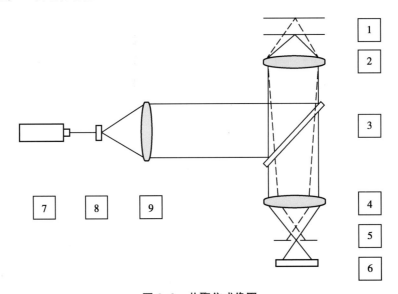

图 6-9　共聚焦成像图

1. 样品；2. 物镜；3. 分光器；4. 聚光镜；5. 检测针孔；6. 检测器；7. 激光器；8. 照明针孔；9. 平行光透镜。

激光器发出的激光经过会聚等成为点光源（point light source），而后经过光的扩束和整形，变成一束直径较大的平行光束，长通分色反光镜（long pass diachronic）使光束偏转 90°，经过物镜会聚在物镜的焦点上，即在样品的相应位置上形成一个轮廓分明的小的光斑（light spot），样品中的荧光物质在激光的激发下发出沿各个方向的荧光，一部分荧光经过物镜收集，并沿原照射光路返回，经过分光器，聚焦透镜（focusing lens），会聚在聚焦透镜的焦点上，然后通过焦点处的针孔（pinhole），由检测器（detector）接收并转变成电信号。从图 6-9 可以看出，只有在物镜的焦点处发出的荧光才能够到达检测器（实线），样品其他位置发出的荧光均被针孔阻挡掉（虚线）。光源与检测器前方均有一个针孔，分别称为照明针孔与检测针孔。二者的几何尺寸一致；相对于焦平面上的光斑,它们是共轭的,即:光斑通过一系列透镜,最终可同时聚焦于照明针孔与检测针孔;这正是"共聚焦"的含义所在。针孔是共聚焦显微镜与普通光学显微镜最主要的区别,由于它的存在可以阻挡被测样品其他位置发出的荧光,它对图像的清晰度和分辨率有重要的影响。

共焦光学系统由于使用照明点和探测点共轭这一独特结构,从而有效抑制同一焦平面上的非测量点的杂散光以及不同光束中不同表面杂散光,大大减少测量的杂散光,有限度地改善横向分辨率,配合以高质量的物镜镜头和高灵敏度的电荷耦合器件(charge-coupled device,CCD)以达到极高的像素分辨率;由于使用共轭光路,使得来自样品的非焦平面光线被阻挡,不能进入探测器,从而大大降低非焦平面。

光线对图像的干扰,正是由于这一点,使共聚焦光路具有深度辨别能力,即具有了纵向分辨力,可对样品进行无损伤的光学切片。实行共轭光路激光扫描克服了普通共轭光路不能够对快速运动和变化的样品进行观察的缺陷,因而具备了时间分辨力。

共聚焦显微镜的最小分辨率受物镜的限制,它的最小横向(X、Y 平面)分辨距离 Δ 可通过下面的公式计算: $\Delta = 0.61\lambda/NA$

其中,λ 为波长,即检测器接受的光波波长,NA 为物镜的数值孔径。

对于波长 $\lambda=520nm$,NA 为 1.3 的物镜,通过上述公式可以计算出最小分辨距离为 0.25μm;如果选用 NA 为 0.55 的物镜,最小横向分辨距离为 0.57μm。当以荧光作为检测光时,不同的荧光探针在激发光的激发下,发射的荧光波长不同,其横向分辨率也不同。例如,荧光探针的发射波长为 650nm,用 NA 为 1.3 的物镜,其最小横向分辨距离为 0.3μm。

纵向(Z 轴方向)的最小分辨距离,不仅与物镜的数值孔径和检测波长有关,还与物镜组的焦距长度和针孔大小有关,需要用复杂的公式计算,一般来说最小纵向分辨距离是最小横向分辨距离的三倍以上。

(三)参数的选择

要进行样品检测,可根据自己实验的目的和要求,选择符合自己要求的参数,以便使实验结果更可靠准确。不同的样品所采用的参数不尽相同;同一样品,使用不同标记与处理方法,采用的参数也不同;即使样品与处理方法都相同,用不同型号的显微镜,采用参数又不同。下文主要讨论各参数选择的一般原则以及各参数之间的关系。

1. confocal(共聚焦)　它提供用户是选择共聚焦扫描成像还是非共聚焦扫描成像。如果选用非共聚焦扫描成像,则计算机会自动将针孔直径设置为225μm,这种情况下,样品成像与普通的荧光扫描显微镜类似;如果选用共聚焦扫描成像,则需要选择针孔直径。选择原则可参考 LSCM 操作手册。

2. pinhole(针孔)　该项内容是在用户选择共聚焦扫描成像之后,设置针孔直径。如 ACAS 570 使用的是条形针孔(strip pinhole),可选择的针孔直径为 40μm、60μm、80μm、100μm、225μm、400μm、500μm、800μm、1600μm。针孔大小与 X、Y、Z 方向的分辨率密切相关,因而,要根据实际使用各种物镜来确定其数值。ACAS570 操作手册给出使用各种物镜样品的光学切片(section)厚度与针孔直径的曲线图(图 6-10)。该图是基于反射扫描成像测定的,用荧光作为检测光,选择同样的针孔直径比相应条件的反射成像大一些。

3. detector(检测器)　LSCM 使用的检测器是光电倍增管(PMT),它有一个轴向检测器 PMT1 和旁轴检测器 PMT2。单图扫描成像要求使用的是 PMT1(主要用来做动态荧光扫描或组织切片荧光检测),双图扫描成像要求同时使用 PMT1 和 PMT2(主要用于比率法测量 pH 及有关量的绝对值)。

4. PMT(光电倍增管)　该项主要是设定加在 PMT 上的电压。PMT 上加不同的电压将使检测器的灵敏度不同。电压越高,则光信号转换成的电信号越强。如荧光强度较低,可选择较大的电压;反之,则选择较小的电压。但选择电压的高低,并不会对荧光信号的信噪比产生影响。在用比率(ratio)法测定如 pH 值、Ca^{2+} 浓度等绝对量或绝对量的变化值,选用双图扫描成像时,应注意使 PMT1、PMT2 所加的电压与产生工作曲线(working curve)时选用的电压一致。

5. stepsize(扫描步长)　表示相邻扫描点

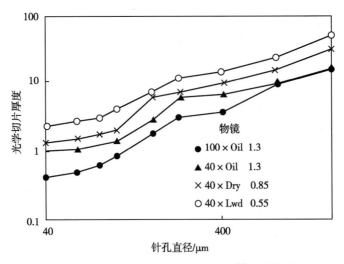

图 6-10　物镜、针孔直径与样品光段扫描厚度的关系

之间的距离,它可以从 0.1μm 到 100μm 之间变化。步长的选择与横向、纵向的最小分辨距离有关,一般选择与其最小分辨距离相等。选择比最小分辨距离的更小步长,可能会使扫描成像的荧光图像与实际样品中的荧光分布有一定的差别。另外,步长的选择还应考虑样品上汇聚的光斑大小。选择比相应物镜光斑更小的步长,并不能提高图像的分辨率,却增加了扫描时间。步长的选择要根据细胞的大小、密度、检测量的变化快慢等因素综合确定。例如,细胞较大,而检测量变化较快,可选用较大的步长,以缩短每一次扫描所用的时间。

6. X points、Y points(X、Y 扫描点数) 扫描点数 × 扫描步长 = 扫描距离,X、Y 方向的扫描距离代表实际检测的样品区域大小。扫描点数的选择,要根据细胞的种类、分布、密度、检测量变化快慢、扫描区域大小等因素综合确定。

7. laser Pwr(激光功率) 表示激光器的输出功率,可以在 1~100mW 之间变化。

8. scan Str(激光扫描强度) 设置用来扫描样品的激光强度占激光器输出功率的百分比。其大小选择应综合考虑激光输出率、荧光染料发光效率、样品荧光染料浓度、荧光染料光漂白率。除此以外,还应考虑 PMT 电压、扫描步长、扫描点数。对于光学效率高、样品荧光染料浓度高、荧光漂白率低的样品,可选择较高的扫描激光强度。

9. speed(扫描速度) 载物台的最大移动速度是每秒量级,实际上这是极限速度。如果每

次的移动距离很短,则载物台的移动达不到这个速度。一般来说,如果扫描步长是多长,则扫描速度也选择该数值。

10. samples/pt(点重复扫描次数) 激光在样品某一扫描点重复照射次数。如 ACAS570 使用的是台阶扫描技术,在移动到某一扫描点后,可停留在该点,通过声光调制器(AOM)控制激光多次闪耀照射扫描点,然后取多次照射的平均荧光强度,多次照射同一扫描点可极大减少噪声,提高信噪比,因而可以测量荧光暗淡模糊的样品,有效地提高荧光图像的质量。由于汇聚光斑的直径很小,样品中其他位点受到极少的光照射,因而减少了对非扫描点的光漂白和光操作。但多次扫描同一点,可能会对该扫描点带来一定的荧光漂白效应和光操作,而且要花费更多的时间。因而可根据不同的荧光染料及检测量变化的快慢加以选择。

11. Bk Sub Val(背景消除) 在用荧光作为检测量时,为了消除背景干扰,可以从各个扫描点信号中减去同一强度的背景信号。有两种消除背景干扰的方式:

第一种,自动消除方式,计算所扫描点的平均背景值,然后,从检测信号中减去该值。如不选择该项,则计算机自动选择这种方式。

第二种,人为确定背景消除,它允许人为设定一个背景值,然后从检测信号中减去该值。该项功能一般是在扫描完成后,用于图像处理。

参数 "Auto Zoom" 和 "Display" 是用来设置计算机屏幕显示图像的方式,可根据需要对图像

进行不同倍数的屏幕放大显示。

由于共聚焦激光显微镜涉及激光、光学、精密仪器、计算机、荧光光谱和生物学、细胞化学、形态学等许多学科的知识，因而，要设计一个好的检测方案，必须对该仪器有一定的了解。这里主要讨论了有关仪器硬件参数的设置，这些参数的选择和设置，彼此之间有着非常密切的关系，因而，对各个参数的选择应当综合考虑。而且除了要考虑各个参数之间的关系外，还要考虑所要观察的细胞类型及大小、荧光染料种类及浓度、是做形态学观察还是做细胞的生理、生化指标的动态变化观察等诸多因素。

二、对生物材料的基本要求

生物材料的范围很广，在这里我们主要指在医学范围内，主要是细胞材料，因此，我们这里所讲主要是针对如何将细胞制成可供观察的生物样品的基本要求。

由于 LSCM 观察的主要对象是活细胞，因此进行研究的前提是在贴壁细胞培养条件下进行的，细胞培养的方法与传统的细胞培养方法相同，但培养皿必须是专用塑料器皿，一般的玻璃培养皿不适合该仪器的观察。在实际工作中，有些细胞不易单层黏附培养（如肌纤维、神经细胞、红细胞等），有的细胞主要采用悬浮培养的办法（如淋巴细胞等），欲测定这些细胞必须作细胞黏附处理。根据实践经验，下面介绍几种简易的黏附细胞的方法。

（一）多聚赖氨酸（poly-L-lysine）法

此法适合于大多数悬浮培养的细胞，主要步骤是：1ml 水中加入 0.5~1mg 的多聚赖氨酸过滤灭菌。使用时取少量稀释成 0.1% 的浓度涂在培养皿或盖玻片上，10~20min 后即可在上面培养细胞，如暂时不用来培养细胞则可放在干燥、无菌环境中保存。需要注意的是某些细胞，如血小板用此法培养时，会产生钙的高峰值，如果进行钙的测量研究要加以区别。

（二）蛋清（albumen，egg white）法

实践证明，蛋清可以黏附散在的细胞。方法是取一个鸡蛋的蛋清，加 1ml 的氢氧化铵和 500ml 蒸馏水，充分混合，数层滤纸过滤 5min 后备用，将清洁好的玻片放在这种混合液中 1min 后提出，在滤纸上晾干或在 60℃ 干燥箱中烤干备用。

（三）Cell-Tak 法

它是贝壳中提炼出来的胶状物，实践证明它对很多种类的细胞都有良好的黏着作用，也没有像多聚赖氨酸那样产生钙高峰值的副作用。但 Cell-Tak 的价格昂贵，而且大多依赖进口，所以难以普及应用。

除以上几种外，还可选用明胶和琼脂，以及 pronectin F（普连蛋白 F）、fibronectin（纤维粘连蛋白）、laminin（层粘连蛋白）等。对于大多数的样品来说，细胞黏附后，还要进行荧光标记，方可进行观察。关于荧光探针的选择、标记方法，后面会有详细讨论。

三、荧光定性、定量测量

前面已经提到，为对细胞某些结构、分子与离子实施动态的观察与测量，就要对样品进行荧光标记。荧光探针发展非常迅速，目前已有上千种不同的荧光探针，而且还有新的探针不断问世。通常每项检测内容均可有几种甚至几十种探针可供选择。一般而言，选择标记合适、经济合算的探针是合理进行实验的必要步骤。那么如何进行探针的选择呢？首先介绍一下有关荧光探针的光谱性质和测量原理。

（一）荧光测量的基本方法

1. 单激发光发射（single-excitation and single-emission） 通常条件下荧光强度 F 与探针浓度 C（探针浓度较低）有下列关系：$F=K(\lambda)C$，即荧光强度与荧光探针浓度成正比，其中 $K(\lambda)$ 为与浓度无关的系数。通过测量细胞荧光强度即可获得细胞内荧光探针的浓度或含量。为了使不同的实验结果具有可比性，要求实验所用的激发光强度、PMT 所加电压相同。由于确定公式中的 $K(\lambda)$ 值比较困难（它与激发光强度、荧光探针的吸收系数、荧光发射准备就绪等因素有关），此方法多用于定性测量，如比较细胞内荧光探针所标记物质的含量高低，分析细胞内物质动态变化规律。

2. 比率法（ratio method） 用于定量测量细胞内荧光标记物质的浓度或含量，包括单激发双发射（single-excitation and dual-emission）方法和双激发单发射（dual-excitation and single-emission）方法。以单激发双发射为例。某种荧光探针在波长为 λ_1 和 λ_2 处的荧光强度为 $I_{\lambda1}$、$I_{\lambda2}$，两强度比值为：$I_{\lambda1}/I_{\lambda2}=K(I_{\lambda1})C/K(I_{\lambda2})C=K(\lambda_1)/K(\lambda_2)$。$K(\lambda_1)/K(\lambda_2)$ 的值仅取决于探针的荧光光谱性质，与荧光探针浓度和激发光强度无关。细胞内环境变化（如胞质 pH、离子浓度变化等）可导致某些荧光探针的荧光光谱变化，因此通过测量细胞内的这些探针的 $I_{\lambda1}/I_{\lambda2}$ 比值就可推算出细胞内荧光标记物质的浓度或含量。比率法的优点是测量结果不受细胞内荧光探针浓度、分布及测量过程中探针是否泄漏等因素的影响。但并非所有探针均可采用比率法，能否用比率法测量主要取决于探针的光谱性质（吸收光谱或发射光谱）。

3. 工作曲线（working curve）　工作曲线是用来把荧光强度（或比值）换算成所测量物质的浓度或含量的曲线。以胞质 pH 荧光探针 SNAFL-calcein 为例，图 6-11 显示为该探针在不同 pH 溶液中的荧光光谱。

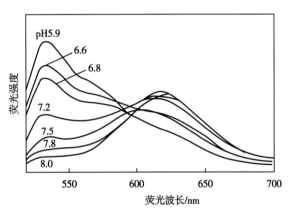

图 6-11　SNAFL-calcein 荧光光谱与溶液 pH 的关系曲线（激发光波长 λ 为 514nm）

假设在 pH 7.0 溶液中，波长 λ_1 的荧光强度为 $I_{\lambda1}$，λ_2 的荧光强度为 $I_{\lambda2}$，两者比值为 Ratio= $I_{\lambda1}/I_{\lambda2}$。不同 pH 液中可得到相应的 $I_{\lambda1}/I_{\lambda2}$ 比值，然后以 pH 值为横坐标，$I_{\lambda1}/I_{\lambda2}$ 比值为纵坐标，用最小二乘法拟合曲线（图 6-12）。

如测得某种细胞浆内该探针的两种波长荧光强度比值 $I_{\lambda1}/I_{\lambda2}=1.1$，由工作曲线可得到该细胞胞浆 pH 为 7.3。比率法的测量结果与所选取的测量波长大小无关，但要求制定工作曲线所取的波长与实际测量所用的波长一致。双激发单发射

探针的工作曲线制定和测量原理与上述方法基本相同。

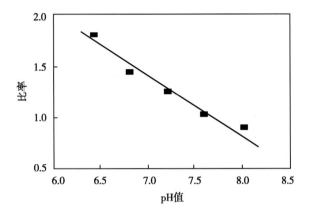

图 6-12　SNAFL-calcein 工作曲线

纵坐标为 I_{530}/I_{605} 比率；激发光波长 λ 488nm。

以下以溶酶体 pH 荧光探针 FITC-dextran 为例，来说明单激发单发射荧光探针的工作曲线制定。图 6-13 为该探针的吸收光谱。

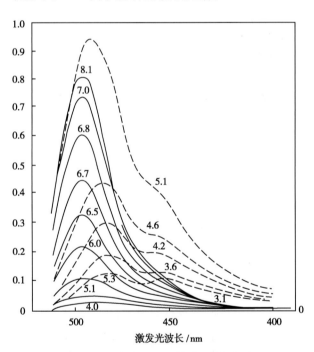

图 6-13　FITC-dextran 吸收光谱与溶液的关系曲线（荧光波长 λ 为 519nm）

假设探针浓度相同而 pH 不同的溶液中，波长为 530nm 的荧光强度分别为 $I_{(4.6)}$、$I_{(5.0)}$、$I_{(5.4)}$、$I_{(5.8)}$、$I_{(6.2)}$、$I_{(6.6)}$，取 $I_{(4.6)}$ 为一个单位量，其他测量值与之相比，以溶液 pH 值为横坐标，荧光 3.0 比值为纵坐标，用最小二乘法拟合出该探针的工作曲线（图 6-14）。

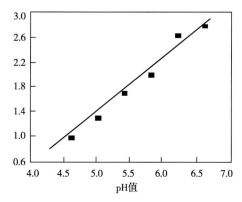

图 6-14 FITC-dextran 工作曲线
（激发光波长 λ 为 488nm, 荧光波长 λ 为 530nm）

用这种方法得出的工作曲线换算荧光标记物质的浓度或含量时，要求测量过程中细胞内的荧光探针含量保持不变；如有探针泄漏，则要考虑进行修正。如 ACAS570 的氧离子激光器可提供多种波长的激发光。但该仪器不能同时用两种不同波长激光照射样品，因此不能用于双激发单发射方式测量荧光探针浓度或含量。该仪器配置了两组荧光滤波片，可用于单激发双发射荧光探针的定量测量。

（二）选择荧光探针的原则

通过上面的描述，选择荧光探针时主要从以下几方面进行考虑：

1. 所用仪器采用的激光器 不同的激光器所能产生的激发光不同，主要是激发光的波长不同。每种荧光探针总要在合适波长的激发光激发下才能发射很好的荧光。所以我们首先要考虑显微镜是否可以发射选择的探针所需的发射光。

2. 荧光探针的光稳定性与光漂白性 在进行荧光定量和动态观察时，往往要求探针有较好的光稳定性；如果探针的光稳定性不能完全满足要求，可以减少激光扫描的次数或降低激发光的强度，来减轻光漂白程度。如果进行膜流动性或细胞间通信检测，则要求探针要有一定的光稳定性与光漂白性。

3. 需做荧光的定性或定量 如果只作荧光定性，或只观察荧光的动态变化，就可以选择单激发光激发探针；如果需要进行荧光定量测量，则最好选择双激发光激发探针，便利于制作工作曲线。

4. 荧光探针的特异性与毒性 一般说来，我们尽量选择特异性高的探针。对活细胞标本进行检测，还要注意尽量选用毒性小的探针。

5. 荧光探针适用的 pH 值 多数情况下，细胞的 pH 值在 7.4 附近，如果 pH 值偏离该数值较多，则需要考虑 pH 值是否对探针有影响。我们还要注意染液的 pH 值是否会影响探针与细胞特定成分的结合。

6. 仪器所配备的荧光滤波片 要选择与滤波片、检测器相匹配的探针。与前面讲的类似，检测器只对一定波长的荧光敏感，荧光滤波片也只能除去某一范围波长的荧光，所以我们要考虑探针发射的荧光经过滤波片，除掉杂光后，波长是否在此范围之内。

（三）常用荧光探针性质及应用

荧光探针即是荧光染料，种类繁多，目前用作商品出售的荧光探针多达千余种，常用的荧光探针如附表所列。下面着重简单介绍几种荧光探针。

1. 测定 DNA、RNA 的荧光探针

（1）碘化丙啶（propidium iodide, PI）和溴化乙锭（ethidium bromide, EB）都是嵌入到双链DNA、RNA 的碱基对中与之结合，无碱基特异性，但亲和能力很强。所以，如欲分析特异性 DNA分布、含量，标记前应用 RNA 酶处理，排除双链RNA 干扰，同理如欲分析特异 RNA 分布、含量，标记前应用 DNA 酶处理。PI 和 EB 的理化特性相类似，但一般用前者测得的 DNA 分布变异系数低，因此应用较后者更为广泛。

（2）HO33342（Hoechst 33342）是一种 DNA特异性的荧光染料，与 DNA 结合是非嵌入式，主要结合在 T 碱基区。该染料的显著特点是能对活细胞 DNA 具有良好的亲和力，特异性强。但是，它需要紫外光激发，才能发出明亮的蓝色荧光。

（3）吖啶橙（acridine orange, AO）是一种三环杂芳香类染料，既可标记 DNA，又可标记 RNA。它与核酸结合的方式与前述的几种大不一样。它一方面可以嵌入核酸双链的碱基对之间，另一方面可与单链核酸的磷酸发生静电相互作用。AO不易自由进入活细胞，如想对活细胞的核酸进行AO 染色，可选用表面活性剂聚乙二醇辛基苯基醚（Triton X-100）在低 pH 值（pH 为 1.5）低温下短时间处理细胞，其目的主要是造成让 AO 与活细胞内核酸充分结合的条件，同时防止在表面活性剂的作用下细胞被溶解，未固定的核酸被溶解。

上述预处理后用高 pH（pH 为 6）进行 AO 染色，染色结果，绿色荧光代表 DNA 含量，红色荧光代表 RNA 含量。

2. pH 荧光探针

（1）SNAFL-calcein-AM 为胞浆 pH 荧光探针，适用于单激发双发射定量测量。它是一种亲水性探针，与乙酰氧基甲酯（acetoxymethyl ester, AM）结合后变成亲脂性，容易通过质膜进入胞浆，在胞浆中 SNAFL-calcein-AM 上的 AM 被胞浆内的酯酶（esterase）水解，变成 SNAFL-calcein 后不能透过质膜。SNAFL-calcein 吸收峰波长为 506nm，发射峰波长为 535nm，激发系数（excitation coefficient）$\varepsilon = 27 \times 10^{-3} cm^{-1} mol^{-1} L$，工作曲线制定：细胞在含 SNAFL-calcein-AM（10μml）的 PBS 液中温育 30min，洗去细胞外液探针，然后分别在含 nigericin（尼日利亚霉素，10μg/ml）的不同 pH 值的 Mes（2-吗啉乙磺酸）液中温育 20min，测量细胞的 530nm 和大于 605nm 的荧光强度比值 Ratio（$= I_{530}/I_{605}$），可按前述方法给出工作曲线（图 6-12）。

（2）BCECF-AM BCECF-AM 全称为 2,7-bis-（2-carboxyethyl）-5-（and 6）-carboxyfluoresce-in-acetoxymethyl ester，中文名是 2′,7′-二（2-羧基乙基）-5（6）-羧基荧光素乙酰氧甲酯。也是一种胞浆 pH 探针。其分子量为 821D，去除 AM 后，BCECF 吸收峰波长为 482nm，发射峰波长为 520nm，$\varepsilon = 30 \times 10^{-3} cm^{-1} mol^{-1} L$。适用于双激发单发射或单激发双发射比率法的测量。

（3）FITC-dextran 由于右旋糖酐（dextran）的不同，FITC-dextran 分子量稍有不同，图 6-13 所示探针光谱为分子量 38 900Da。该探针对质膜和溶酶体膜不通透（membrane impermanent），但可通过细胞胞饮作用（pinocytosis）进入溶酶体，在溶酶体内保持较长时间而不被溶解。该荧光探针适用测量 pH 范围为 4~6，有两种测量方法：双激发单发射方法（比率法）和单激发单发射方法。图 6-14 中给出 FITC-dextran 单激发单发射工作曲线，因为静息状态的巨噬细胞溶酶体 pH 为 4.6，所以图中用 pH 4.6 液体的荧光强度为单位量。

3. 膜电位荧光探针

膜电位荧光探针根据响应时间分为快反应探针（fast-response probe）和慢反应探针（slow-response probe）。快反应的荧光探针仅存于细胞膜（或细胞器膜）之间，细胞内外电势差改变引起膜内的电声强度改变（膜中的电场强度 E 与细胞膜内外的电势差 $\Delta\varphi$ 之间的关系为：$E = \Delta\varphi/d$，d 为膜厚度），导致荧光探针结构和发光效率改变。通过检测细胞的荧光强度即可得知膜电势 $\Delta\varphi$。快反应探针的响应时间为毫秒级，适用于测量膜电位快速变化的细胞，如心肌细胞、神经细胞等。但膜电位引起的探针荧光强度变化小于 10%，荧光信号灵敏度不高。慢反应荧光探针通常带有一定的电荷，通过静电相互作用分布于细胞（器）内外，其分布（细胞内外荧光强度分别用 I_e、I_c 表示）与膜电位 $\Delta\varphi$ 的关系可用能斯特（Nernst）方程表示。

$$\Delta\varphi = \frac{RT}{ZF} \ln \frac{I_e}{I_c}$$

其中 $R = 8.314 J/K$，T 为测量时的温度（℃），F 为法拉第常数等于 96 487C/mol，Z 为荧光探针所带电荷。膜电位变化可引起细胞内荧光强度较大改变，具有较高的灵敏度。但慢反应探针在细胞内分布达到平衡需要较长时间（几秒钟到几分钟），对膜电位的变化响应时间较长，通常用于测量膜电位变化趋势。

（1）DiBAC₄：细胞膜电位慢反应荧光探针，全称为 bis-（1,3-dibutylbarbituric acid）trimethine oxonol，分子量 516.4Da，吸收峰波长为 340nm，发射峰波长 517nm，$\varepsilon = 123 \times 10^{-3} cm^{-1} mol^{-1} L$，生理液中带有负电荷，仅存于胞浆中，细胞核不会着色。探针在细胞外液中无荧光，进入细胞内与胞浆蛋白结合后发出荧光，细胞外液中如含有血清蛋白则会引起较强背景荧光。测量时要求保留外液的荧光探针，膜电位超极化外液探针进入细胞，导致胞浆中探针浓度增加，二聚体（dimmer）增多，荧光强度降低；膜电位去极化探针排出，胞浆内单聚体（monomer）增多，荧光强度增加。荧光探针的跨膜输运速率与细胞膜面积、细胞体积等因素有关，实验中应尽量选择形状与大小相近的细胞，用规化曲线（normalized curve）比较不同的实验结果。

（2）罗丹明 123（rhodamine123）：慢反应膜电位探针，分子量 381Da，生理液中带有负电荷，对细胞质膜和线粒体膜均具有很好的通透性。吸收峰波长为505nm，发射峰波长534nm，$\varepsilon=98\times10^{-3}$ cm^{-1}mol^{-1}L，染色后胞浆和线粒体中均有荧光探针，但由于线粒体基质的电位相对于细胞胞浆的电位低很多，因此线粒体内荧光强度比胞浆内荧光强度高很多。可根据细胞荧光图像分别圈定线粒体区域和胞浆区域，计算线粒体区域的平均荧光强度I_m和胞浆区域的平均荧光强度I_c，通过能斯特方程计算线粒体跨膜电势差。选择共聚焦断层扫描成像方式可以减少线粒体区域内包含的胞浆内荧光，但断层扫描荧光图像中可能同时包含有完整的线粒体和某一线粒体的一部分，因此计算线粒体区域荧光时应选择荧光强度较高的区域。定性测量（观察）时不能以细胞内的荧光强度变化表示线粒体膜电位变化，因为如果刺激过程中线粒体跨膜电位增加（绝对值较低），线粒体内荧光探针将排到胞浆中，随后又将被排出细胞外。

4. 流动性测量探针

（1）膜磷脂流动性NBD-C6-HPC：磷脂（phospholipid）特异性荧光标记探针，全称：2-〔（6-7-nitrobenz-2-oxa-1，3-diazol4-yl）amino〕dodecanonyl-l-hexadecanoly-sn-glycero-3-phosphocholie，分子量856Da，吸收峰波长为466nm，发射峰波长531nm，$\varepsilon=19\times10^{-3}$cm^{-1}mol^{-1}L。这种探针在强激光照射下会引起探针的光漂白，因而可用荧光漂白后恢复技术测量膜磷脂的流动性。常温下用该探针可能会进入细胞内，因此膜磷脂标记和测量应在低温环境下进行。

（2）膜受体流动性FITC（fluorescein-5-isothiocyanate，Isomer I）：一种常用的标记受体的荧光探针，分子量为389Da，吸收波长为495nm，发射波峰为519nm，$\varepsilon=76\times10^{-3}$cm^{-1}mol^{-1}L，与受体结合后其荧光效率稍有降低，该探针的发光效率受溶液pH影响。FITC在强激光照射下发光效率降低，利用这种性质和荧光漂白后恢复技术可测量膜上受体-配体复合体的流动性，但其光漂白性较NBD-C$_6$-HPC差，因此漂白所用的激光功率相对较高。考虑到常温下可能有配体-受体复合体随内吞作用进入细胞，因此膜受体荧光标记和流动性测量应在低温环境中进行。

5. 细胞内游离 Ca^{2+} 探针

（1）定性测量探针fluo-3-AM：分子量1 130Da，溶液中无荧光，进入细胞后其上的AM被胞浆内酯酶水解，随后fluo-3与胞浆内游离Ca^{2+}结合后发出荧光，其解离常数（dissociation constant）在0.23~0.37μm，可以检测胞浆内高浓度的游离Ca^{2+}。fluo-3-Ca^{2+}吸收峰波长464nm，发射峰波长526nm，$\varepsilon=23\times10^{-3}$cm^{-1}mol^{-1}L。常用于测量细胞内游离Ca^{2+}动态变化。如果细胞外有Ca^{2+}（生理液中的Ca^{2+}浓度远高于细胞内），要注意防止细胞内的fluo-3泄漏产生细胞外荧光，为消除这种影响，可在细胞外液中加入熄灭fluo-3-Ca^{2+}荧光的抗体。

（2）定量测量探针lndo-1-AM：分子量1 010D，吸收峰波长361nm，发射峰波长422nm，$\varepsilon=33\times10^{-3}$cm^{-1}mol^{-1}L；Fura-2-AM，分子量1 002Da，吸收峰波长370nm，发射峰波长474nm，$\varepsilon=30\times10^{-3}$cm^{-1}mol^{-1}L；quin-2-AM，分子量830Da，吸收峰波长347nm，发射峰波长447nm，$\varepsilon=4.4\times10^{-3}$cm^{-1}mol^{-1}L。这些荧光探针在溶液中均有荧光，测量时要求洗去细胞外液探针；探针进入细胞内AM被切掉后，不能透过质膜。适合于用比率法测量胞浆中游离Ca^{2+}的绝对浓度，这些探针要求用紫外激光作激发光源，其荧光发射峰波长也较短，需选择短波长荧光滤玻片。如用ACAS570所配备的530nm的荧光滤玻片，则需要提高激发光强度。

6. 细胞蛋白荧光探针

（1）直接法指配体、抗体或蛋白直接与荧光探针结合，如Con A-FITC（Con A：伴刀豆凝集素A），zymosan A-FITC（zymosan：酵母聚糖）、IgG-FITC等。利用配体或抗体与相应受体或抗原特异性结合，显示细胞内受体或抗原的分布、数量等。这种方法的优点是特异性高，但由于配体、抗体上所能结合的荧光探针数目较少（如一个Con A分子仅能结合4~6个FITC分子），荧光强度较低。虽然可以通过增加激发光强度来获得更高的荧光强度，但可能带来探针光漂白作用和引起细胞的光操作。

（2）间接法典型的方法有ABC法和一抗二抗结合荧光探针。间接法标记细胞的荧光强度较直接法高。因此，间接法标记细胞可用较低强度的激发功率获得较高的荧光强度，从而降低荧光测量过程中探针的光漂白和引起细胞的光损伤，提高了测量的灵敏度，但间接法存在着非特异性标记的问题。用 FITC 标记配体或抗体,还要考虑环境 pH 对 FITC 发光效率的影响。如可能应采用固定细胞方法,使不同的实验中 FITC 所处环境 pH 相同,以保证 FITC 荧光效率相同。

四、在医学研究中的实际应用

(一)在肿瘤研究中的应用

激光扫描共聚焦显微镜(LSCM)能够借助荧光标记和荧光探针直观、清晰地展现亚细胞水平的结构和功能,在肿瘤研究中应用广泛。

1. 结直肠癌转移机制研究 通过荧光标记,研究人员重点对跨膜蛋白 -1(NRP1)进行研究,NRP1 是一种特殊的神经纤维网蛋白,其与癌症的进展,尤其是转移直接相关;研究人员在结直肠癌中鉴别出了两个新型的人类 NRP1 剪接突变体,这两个突变体均在 N- 糖基化修饰上存在缺陷。通过 LSCM 观察发现,这种缺陷会导致在 HGF(肝细胞生长因子)的刺激下,NRP1 突变体不断穿梭于细胞表面和细胞内部,同时还会降低 NRP1 突变体的降解水平以便其在核内体上积累,核内体是细胞内部一种膜结合区室。

这些 NRP1 突变体会形成一种携带 MET 和 β1- 整联蛋白受体的复合体,其能将这些受体运输到核内体中,这种复合体还能提供持续性的核内体信号来激活 FAK/p130Cas 通路,从而促进结直肠癌细胞的迁移、侵袭和转移;此外,形成 NRP1 突变体 /MET/β1- 整联蛋白复合体的结肠癌细胞还会对抑制 MET 酪氨酸激酶活性的药物出现耐受,这就表明,携带这些突变体的结直肠癌患者很有可能并不会对 MET 靶向性疗法产生反应。

2. CAR-T 治疗研究中的应用 表达嵌合抗原受体(CAR)的基因工程 T 细胞正迅速成为治疗血源性和非血源性恶性肿瘤的一种有前途的新疗法。CAR-T 治疗可诱导快速和持久的临床反应,但却存在独特的细胞毒性。此外,CAR-T 细胞疗法的疗效易受免疫抑制机制的影响。通过荧光探针标记细胞外囊泡,LSCM 观察发现 CAR-T 细胞会释放细胞外囊泡,主要以外泌体的形式存在,而这些外泌体的表面携带 CAR。进一步研究发现含有 CAR 的外泌体表达高水平的细胞毒性分子,可以显著抑制肿瘤生长。通过进一步的实验,研究人员发现与 CAR-T 细胞疗法相比,CAR 外泌体不表达程序性细胞死亡蛋白 1(PD1),重组 PD-L1 的治疗不会削弱 CAR 外泌体的抗肿瘤作用。研究人员在细胞因子释放综合征的体内临床前模型中进行的实验表明,CAR 外泌体的应用相对于 CAR-T 治疗而言更安全。因此,该研究表明使用外泌体作为仿生纳米囊泡,这可能在未来治疗肿瘤的方法中发挥作用。

3. 在白血病细胞诊断研究上的应用 Nakato 等用 LSCM 和荧光染料 Fluo-3 对鼠嗜碱性白血病细胞进行受体激活后胞内胞外 Ca^{2+} 信号变化的观察,发现 Ca^{2+} 的变化有空间特异性,在开始变化的瞬间,首先发生在细胞周边的伪足,以后向细胞内扩散,Ca^{2+} 信号的成像与细胞核的成像十分相似,揭示 Ca^{2+} 信号转导可达核内。Imamure 等用一种新的荧光标记技术对核的核仁组织区(nucleolus organizer region, NOR)进行三维成像和定量分析,发现在细胞的恶性变过程中,NOR 在数量和容量上有明显增加,并可见其造型奇特,与良性病变有明显区别,他们认为 NOR 与 LSCM 技术相结合对恶性细胞的诊断是有帮助的。Beil 等对恶性肿瘤的染色体用 LSCM 行三维成像,分辨其恶性程度,并与传统的病理学方法进行比较。符合率达 90% 以上,证明此法能准确地判断肿瘤细胞的恶性程度,具有可靠的临床意义。LSCM 在细胞诊断学上有着巨大潜力。

(二)受体介导巨噬细胞内吞研究中的应用

研究中测量了 PBS 液中受体介导内吞过程中巨噬细胞生理参数的变化。

1. 膜磷脂和受体流动性 利用 NBD-C6-HPC 荧光标记细胞膜磷脂和 FRAP(荧光漂白恢复)技术测量膜磷酸脂流动性,结果显示膜磷脂流动性随配体刺激时间增加而逐渐下降。利用亲和素 - 生物素复合物法(avidin biotin complex, ABC)和 FRAP 技术,测量了内吞过程中膜上伴刀豆凝集素 A(Con A)受体的流动性,首先比较了直接法和 ABC 法标记的膜受体荧光强度,讨论了它们在膜受体流动性测量中的优点;然后用 ABC 法标记膜上 Con A 受体,测量结果显示受体介导内吞过程中膜上 Con A,受体复合体的流动性随刺激时间增加而呈下降趋势。受体介导内吞过程中膜磷脂流动性降低可能是受膜受体流动性降低的影响。

2. 细胞跨膜电位和线粒体膜电位 利用荧光探针 DiBAC4 标记细胞跨膜电位，结果显示配体刺激可引起细胞跨膜电位迅速下降（超极化），此后趋于稳定。用罗丹明 123 标记线粒体跨膜电位，测量结果显示线粒体跨膜电位（绝对值）先增加而后下降，提示内吞开始阶段巨噬细胞呼吸爆发所产生的能量转变成线粒体的跨膜电势能，随后线粒体的电势能又转变成化学能（ATP）。

3. 胞浆 pH 和溶酶体 pH 用 SNAFI-calcein 标记胞浆 pH，测量结果显示内吞过程中胞浆 pH 呈下降趋势。用 FITC-dextran 标记溶酶体，通过共聚焦断层扫描成像方法，观测了内吞过程中溶酶体的分布变化，静息状态溶酶体主要位于核周围，配体刺激引起溶酶体向细胞质膜边缘运动；荧光动态测量显示配体加入 5~7 分钟后溶酶体 pH 迅速上升；15 分钟左右溶酶体内的一部分荧光探针排出细胞。胞浆的酸化可能有抑制细胞内吞作用和溶酶体内容物外排作用；溶酶体碱化有利于用溶酶体内容物外排。

4. 细胞内游离 Ca^{2+} 用 fluo-3 标记 Ca^{2+}，测量细胞内游离 Ca^{2+} 浓度的变化。结果显示 Con A 加入细胞外液后，胞内游离 Ca^{2+} 在 1 分钟之内迅速上升和下降；同时加入 Con A 和 NH_4Cl 胞内游离 Ca^{2+} 在 1 分钟内迅速上升和下降，但峰值高度较单独用 Con A 刺激低；加入 Con A 和 $MgCl_2$ 后，胞内游离 Ca^{2+} 浓度逐渐降低。

五、在免疫系统研究中的应用

（一）抗疟疾免疫反应引起器官损伤的机制

疟疾是世界上最致命的传染病之一，它可以通过蚊子叮咬将大量疟原虫带入血液。这种寄生虫通常会导致周期性的流感样和严重发烧等症状的发生，严重情况下伴有组织损伤，并可能导致致命的器官衰竭。

中性粒细胞是人体最丰富的白细胞，它能够识别并破坏侵入我们身体的有害微生物。早在 2004 年，Max Planck 感染生物学研究所的 Arturo Zychlinsky 领导的研究小组发现了中性粒细胞的特殊防御机制：中性粒细胞通过自杀对病原体作出反应。它们分解细胞和核膜并释放大量的 DNA 分子，这些 DNA 网状结构会形成"陷阱（NET）"，从而可以捕获和杀死微生物。然而，NET 不仅对病原体构成危险，也会攻击人体自身的组织。因此，如何控制中性粒细胞的激活时间与范围成为了控制副作用的关键。由 Arturo Zychlinsky 和 Borko Amulic 领导的研究小组的研究人员表明，因疟疾感染引发的 NET 可能导致器官损伤。这些发现扩大了我们对典型疟疾并发症（例如，肝肾衰竭、肺水肿和脑肿胀，这些疾病可能导致患者死亡）的理解。

为了确定 NET 在疟疾中的作用，研究人员进行了小鼠实验，并且使用了能够感染啮齿动物并引发肝损伤的特殊疟疾变体，用于模拟人类中出现的相似症状。通过对样本进行特异性荧光标记染色——瓜氨酸组蛋白 H3（绿色），弹性蛋白酶（红色）和 DAPI（蓝色），研究人员首先观察到，感染小鼠血液中的中性粒细胞和 NET 浓度很高。为了探究 NET 与肝损伤之间是否存在联系，他们感染了不能形成 NET 的转基因小鼠。结果很明显，尽管体内有相同程度的疟疾感染，但转基因小鼠没有出现肝损伤的症状。研究人员认为血液中高浓度的 NET 会促使受感染的红细胞附着在血管壁上以及促进中性粒细胞的聚集——两者都是受感染动物器官损伤的重要原因。积累的血细胞阻塞了器官中的毛细血管，缺氧和血管受损造成的出血会导致受影响的器官完全衰竭。

（二）CD11c⁺ 树突细胞促进机体 HIV 感染

$CD11c^+$ 树突细胞是一类树突细胞（一类免疫细胞），其仅存在于人类的生殖器组织中，尤其是阴道、内包皮和肛门的上皮组织中（形成表面的组织薄层），在生殖器组织中的定位意味着，这些新发现的 $CD11c^+$ 树突细胞或许就是与人类免疫缺陷病毒（HIV）相互作用的第一批免疫细胞。

通过将人体腹部组织切成薄片并进行 HLA-DR、CD11c、CD1c、MR 和 Langerin 染色以进行荧光显微镜检查，研究者 Andrew Harman 教授发现，$CD11c^+$ 树突状细胞基本位于基底膜。进一步研究发现，树突细胞所扮演的角色就是捕获任何进入机体的病原体，随后再将病原体传递给 $CD4^+$ T 细胞。$CD4^+$ T 细胞主要负责驱动机体对病原体的免疫反应，更有意思的是，其也是病毒进行复制的主要 HIV 靶向性细胞。一旦树突细胞捕获病原体，其就会与淋巴结中的 $CD4^+$ T 细胞相互沟通,并让机体免疫系统不断更新,这些信息就会使得免疫系统做好准备,要么对细菌或病毒耐受,要么对其发起攻击。然而,如果 CD4⁺ T 细胞的水平降低到临界水平以下,机体就无法产生足够的免疫反应来抵御 HIV 了。

如今研究人员发现,相比其他已知的树突细胞而言,CD11c⁺ 树突细胞对于 HIV 感染的易感性较强,而且 CD11c⁺ 树突细胞与 CD4⁺ T 细胞相互作用要比其他树突细胞更为有效;更重要的是,CD11c⁺ 树突细胞能将病毒传递给 CD4⁺ T 细胞,使其成为 HIV 感染的关键驱动器,由于这些树突细胞能与 CD4⁺ T 细胞发生有效的相互作用,因此其就能够成为开发疫苗的重要候选细胞。

研究者 Harman 表示,他们能在捐赠的生殖器组织中发现这些 CD11c⁺ 树突细胞,而且在术后 30 分钟对所取出的组织进行分析;同时研究者还开发出了破碎 RNA 原位杂交技术,该技术能让他们观察到存活的 CD11c⁺ 树突细胞如何摄取 HIV 病毒并将其传递给 CD4⁺ T 细胞。

(三)单核细胞的起源和免疫调节功能

单核细胞由功能特异性白细胞组成,在免疫系统中起着重要作用。根据细胞表面的一组蛋白质,它们可以分为两种主要的亚型,分别称为经典和非经典单核细胞,它们在免疫系统中起着不同的作用。到目前为止,非经典的单核细胞一直被认为是在血液中循环的监测细胞,用来招募其他免疫细胞到血管壁的损伤部位。然而,由 Johan Duchene 等研究人员确定了这些细胞的特定标记,随后通过在小鼠组织内应用 LSCM 观察,发现非经典单核细胞在某些组织的适应性免疫反应中也扮演着直接的调节角色。

典型的单核细胞会迁移到体内的炎症部位,随后会进一步分化,产生一系列特殊的免疫细胞,激活免疫反应的其他成分。在对小鼠的研究过程中,研究人员发现一种蛋白质——PD-L1 在非经典单核细胞表面也有很高的表达,并将其作为追踪非经典单核细胞的标记物。PD-L1 是一种已知的、经过充分研究的分子,它存在于癌细胞表面,并能使恶性肿瘤细胞的免疫反应失效。

通过荧光探针标记 PD-L1 蛋白,研究人员发现,在骨髓中发育的经典单核细胞,当它们第一次接触到皮质骨附近的特殊血管时,就会转化为非

经典单核细胞。这是第一个实验证明这两种单核细胞都起源于骨髓。例如,由炎症反应引起的微环境条件的改变会对转化过程产生负面影响。

此外,研究小组还证明了非经典单核细胞在适应性免疫系统中能做的不仅仅是充当发出警报的哨兵。它们还能够渗透进入特定类型的炎症组织——三级淋巴器官,例如在心肌梗死的情况下,它们通过调节其他免疫细胞的特定亚群的活动来直接调节适应性免疫反应。PD-L1 作为新标记已经被证明是一个非常有价值的工具,它将有助于进一步阐明非经典单核细胞的生物学作用。

六、在循环系统疾病中的研究

传统观点认为心肌细胞是终末分化细胞,Kajstura 等的研究结果却对之提出挑战。他们在缺血性心脏病和扩张性心肌病的患者接受心脏移植时取得疾病心肌的标本,同时以死于其他疾病的患者的正常心肌为对照,用碘化丙啶标记 DNA、α 肌小节肌动蛋白抗体(α-sarcomeric actin antibody)标记胞浆。他们在 LSCM 下观察到典型的核分裂、胞浆的移动及子细胞的形成,精确数据收集与分析后,发现正常人有 14% 的心肌细胞处于有丝分裂中,而在缺血性心脏病末期为其 10 倍。

Liu 等在研究血管紧张素 II(angiotensin II,Ang II)与心肌肥大的关系中,结扎 Sprague-Dawley 鼠的左冠状动脉,3 天后取左室心肌细胞,实验组在含 Ang II 9~10 mol/L 汉克平衡盐缓冲溶液(HBSS)中培养 3~7 天,其中两组在加入 Ang II 前 30 分钟分别用氯沙坦(7~10mol/L),PD123319(7~10mol/L)预处理;然后用 FITC 标记胞浆,PI 标记胞核,在 LSCM 下精确测量计算细胞的体积,在 z、y 轴上进行三维重建,以细胞荧光强度反映细胞蛋白含量,结果表明,加入 Ang II 后细胞体积增加 23%,蛋白含量增加 28%;血管紧张素 II 受体 1 型(AT1)受体阻断剂氯沙坦可完全阻断 Ang II 的作用而血管紧张素 II 受体 2(AT2)受体阻断剂 PD123319 却无作用,可见 Ang II 通过激活 AT1 受体促进细胞生长来调节细胞反应。

病理状态下血细胞通常存在不同程度的胞膜、胞浆、胞核或细胞器的损伤和功能障碍,了解

其损伤机制对探讨病因、发病机制、诊断和治疗有重要意义。Liu 等应用 LSCM 发现镰状红细胞贫血症中除血红蛋白 S 变性形成 Heinz 小体外，一些镰状红细胞的跨膜双脂质层有不对称缺失，这种膜脂质的不对称分布通常的方法检测不到，用 LSCM 则可看到，并发现镰状红细胞内脂质与蛋白质是分离的，而在 Heinz 小体上两者聚集在一起，他们认为 Heinz 小体为膜脂质提供了一个疏水性表面，导致许多脂质与其结合。在急性早幼粒细胞白血病（APL）中，核小体内的早幼粒细胞白血病蛋白（PML）与白血病发生密切相关，它的受抑可能会导致早幼粒白血病细胞的生长失控，Chelbi 等发现干扰素可诱导 PML 蛋白过度表达，PML 蛋白可传递干扰素的抗分化作用，从而抑制白血病细胞的生长，由此揭示了干扰素抑制急性早幼粒白血病细胞恶性生长的机制。

用 LSCM 研究观察到凋亡细胞的细胞器是完整的，并保留了胞膜表面的免疫活性。Torigoe 等使用激光共聚焦显微镜发现激活的 T 淋巴细胞与抗原一接触，就可触发胞内 Ca^{2+} 浓度快速上升，进而诱发凋亡。Kressel 等将 DNA 片段 3′-端作荧光标记，结合 LSCM 观察放线菌素 D 诱导的 K562 细胞凋亡时发现，与细胞坏死过程明显不同。凋亡初期，核内的非核仁区 DNA 片段沿核膜呈新月状分布，核仁无变化；凋亡加速期，细胞核变成几个强染标记的圆形小体，而 NaN_3 或快速冻融引起坏死的细胞无此变化，上述变化在电镜观察时仅见电子密度的变化。

通过 LSCM 可直接观察标记后药物亚细胞水平分布，可了解药物对某些胞内结构的特殊亲和力和药物胞内代谢过程，由此可了解它的作用机制。Kabuto 等将抗癌药 MX2 与阿霉素（ADM）进行体内外研究发现，两种药物细胞内分布不同，他们发现 MX2 在细胞内的流入和流出较快，主要集中在核周胞浆中，而 ADM 主要聚集在细胞核内，核内的浓度比 MX2 高 1.5 倍，这个结果提示了 MX2 在细胞毒方面除了抑制 DNA 拓扑异构酶 I 外还有其他抑制。以上实验揭示了 LSCM 技术在细胞药物动力学方面也有一定的优势。

多药耐药基因的研究是近年来血液病学研究的前沿，使用 PCR 等分子生物学技术对细胞耐药基因的过度表达已作了许多有意义的研究，但对敏感细胞株和耐药细胞株的形态学特征尚无明确的认识。Kavamura 应用 LSCM 发现耐药细胞株较敏感的父代细胞在细胞骨架上有改变，主要是微管系统较发达，可能与药物的转运有关。Gervasoni 等在使用此技术时观察到在敏感细胞柔红霉素可快速渗入胞浆、胞核，并呈均匀弥散分布，而在多药耐药细胞株中柔红霉素在核内的沿核膜周边呈小泡状分布，与核结构是明显分离开的，这种现象称作点状分布（punctate pattern）。更进一步的研究表明，"点状分布"依赖于葡萄糖和能量的存在，且分布过程与囊泡融合密切相关，与 P- 糖蛋白表达是否升高无关。这种化疗药物的再分布现象可被二氟沙星（difloxacin）逆转，以往对 difloxacin 的安全性缺乏检测手段。通过 LSCM 研究发现 difloxacin 在临床上能达到的安全范围血浓度时就有明显的逆转耐药作用。LSCM 在研究药物的流动分布，逆转剂方面有着其他方法无可比拟的特点。

不断的损伤修复是机体细胞生命活动的主要特征之一，血细胞也不例外，通过 LSCM 可独一无二的直接、动态地观察到细胞的损伤和修复，并可进一步从分子水平来阐述其机制。

Sauer 等用 LSCM 观察到补体 C8 可引起红细胞膜的穿孔，穿孔过程较慢，需数分钟。而 Ca^{2+} 是细胞去微粒（将较大颗粒状废弃物通过膜包裹后排出细胞的过程）后，胞膜修复所必需。LSCM 有光活化及测定功能，某些生物活性物质或其他化合物平时处于稳定状态即笼锁状态时，功能被封闭，一旦被特异波长的瞬间光照激发后，其生物活性功能被活化叫光活化解笼锁，使其在生物代谢中发挥作用，利用这一特性人们可以通过限定光的波长、光照时间而达到控制生物活性物质作用的时间和部位。光致敏细胞常可作为杀伤肿瘤细胞的化疗药物的载体，光照可促使化疗药物的释放，Rolla 等用 LSCM 观察到了光照瞬间细胞的细微变化，发现光照瞬间细胞的破坏程度与光照时间、光敏剂浓度有关。

七、在眼科学中的应用

在眼组织中，应用 LSCM 观察最多的是晶状体。Bassnett 用罗丹明 123（Rhodamin123）和噻唑橙（thiazole orange）分别着染线粒体和细胞核，先后观察了大白鼠和猴晶体胚胎发育过程,以及成年鼠和猴晶体上皮细胞、纤维细胞中线粒体与细胞核的分布及其变化,证实了线粒体与核在晶体上皮细胞、纤维细胞的分化过程中同步破坏、消失的关系。1995 年,Bassnett 接着又用 LSCM 观察了用 DicC6 及博丹 – 氟神经酰胺(Bodinphy-FL-Ceraminde)着染的内质网和高尔基体在晶体上皮细胞分化中的变化,提示膜性细胞器特别是线粒体在晶体上皮细胞分化过程中与核同时消失的命运。

Granna 利用 LSCM 观察了放射状角膜切开术(RK)后,角膜上皮及成纤维细胞中 F 肌动蛋白、非肌性肌凝蛋白、α 辅肌动蛋白(α-actinin)、膜表面整合素 α5β1 和细胞外纤维连接蛋白(fibronectin)等的分布及变化以及它们在伤口收缩过程中的作用。Jester 也观察了 RK 手术后上皮细胞及成纤维细胞的移行过程。Petroll 为了进一步研究角膜伤口收缩的机制以及微纤维束与伤口闭合的关系,用 FITC-phalloidin(phalloidin:鬼笔环肽)着染 F 肌动蛋白后,应用 LSCM 观察并分析了在角膜伤口愈合过程中张力纤维组织的时间和空间变化。其后,他又用免疫组化荧光标记的方法,以染料 FITC、罗丹明观察到了 α-SM(α- 平滑肌肌动蛋白)在角膜外伤伤口收缩过程开始时的表达及伤口愈合后(28~42 天)的消失,α- 平滑肌肌动蛋白只在伤口部位由成纤维细胞单独表达,与伤口的收缩直接相关联,与 F 肌动蛋白不在同一地点出现,证实了角膜上皮细胞在角膜外伤修复过程中能转化成肌性成纤维细胞。Lchijima 等用 LSCM 观察了兔眼角膜机械性擦伤和穿透性角膜冻伤后角膜内皮的修复过程,FITC-phalloidin 着染 F 肌动蛋白微丝后,用 LSCM 观察不同损伤模型中的荧光特点,发现擦伤区 F 肌动蛋白减少,这与体外的扩展机制相似,而冻伤区的荧光变化与之相反,与体外细胞的迁移(migration)机制相似。而且冻伤表面有 2 种细胞,一种是含 F 肌动蛋白多的成纤维样细胞,胞间通信少,另一种是多边形细胞,提示擦伤与冻伤的不同愈合机制。他们还用 LSCM 观察了冻伤角膜的愈合,用 phalloidin-FITC 作为染料,发现在其愈合过程中内皮细胞、上皮细胞、变异的成纤维细胞以及角膜基质细胞中均有肌动蛋白微丝组织

结构。

Breckler 的研究则证实了视网膜色素上皮(RPE)中肌凝蛋白的存在和分化。他用 LSCM 观察发现肌凝蛋白在牛、鱼眼 RPE 中的广泛分布,并与侧膜集中相联系,确认了肌凝蛋白在 RPE 运动中的作用。后来又有人观察了视网膜中视神经细胞的分布以及神经元的树枝状形态,也有人用 LSCM 观察了培养的视皮质神经细胞中 M₁ 受体的分布情况及外界条件对它的影响。Zhou 把 LSCM 应用于视网膜病病因研究中,以免疫荧光法结合 LSCM 观察了视网膜中的色素上皮细胞和神经细胞的胞浆中束状纤维结构及核仁与感染盘尾丝虫病的抗体有交叉反应,探讨了盘尾丝虫病致视网膜病变的原因。

第五节　电子显微镜技术

一、前言

人类早期对微观世界的认知水平受到眼睛分辨能力的限制,直到光学显微镜问世才使以前许多未知的物质和形态被认识。然而光学显微镜的分辨率受光波衍射效应所限制,不管如何提高放大倍数,其最大分辨率不超过 0.2μm,无法观察更小的物质结构,因此极大制约了很多以形态学为基础的生物和医学的研究水平与发展。

20 世纪 30 年代,第一台透射电子显微镜的诞生突破了光学显微镜在分辨率上的极限,随后扫描电子显微镜的出现,样品制备技术的不断创新,使人们对细微形态的认识水平迈入了新的台阶。目前,透射电镜分辨率从最初的 50nm 提高到 0.2nm 左右,放大倍数也能达到 100 万倍以上。电子显微镜的种类也呈现多样性,有生物医学方面应用广泛的普通 80~120kV 低压透射电镜;可用于电子层析成像的 150~200kV 中压电镜和 300~400kV 的高分辨电镜;还有用于生物及材料表面立体形貌观察,又可以同时对样品微区成分进行分析的扫描电镜;以及用于含水生物样品观察和生物大分子结构研究的冷冻电镜。同时电镜应用技术也在不断发展,包括常规电镜技术、负染色技术、电镜细胞化学技术、免疫电镜技术、冷冻电镜技术等。不仅使超微结构的研究从平面结

构向立体结构方向深入,还将单纯的形态观察与其功能、代谢及分子结构密切联系。如今的电镜及其应用技术已经发展成为一门不断创新的学科——电子显微镜科学,已被广泛应用于生物材料、医学活检样品、各种大分子、金属和晶体结构的观察和研究,以及各种材料表面特性的观察和分析。极大推进了生物科学、材料科学和医学等领域的发展,成为现代科学研究领域不可缺少的重要工具。

二、透射电子显微镜

(一)基本原理与结构

1. 基本原理 透射电子显微镜(transmission electron microscope,TEM)是一种电子光学系统成像的设备,以高压加速的电子束为光源,旋转对称的电磁场为透镜。如图 6-15,电子枪发射的电子束经电磁透镜聚焦穿过样品后,带有样品信息的电子经几组电磁透镜处理和放大,最终在荧光屏上显示样品超微结构的图像。

TEM 最重要的参数之一是分辨率,是指能够清楚区分邻近两个点的最小距离。分辨率的高低与使用光源波长有关,光源波长越短,分辨率就越高。根据德国物理学家阿贝(E. Abbe)分辨极限公式,分辨率极限是所用光源波长的一半。光学显微镜所用光源波长在 400~600nm 左右,因此其理论分辨率极限是 200nm。如果小于这个尺度,如病毒、细胞器和蛋白大分子等,使用光镜是无法对它们进行观察和研究的,因此需要寻找更短波长的照明源才能突破这个局限。1924 年,法国科学家德·布罗依(De Broglie)发现电子具有波粒二象性,运动的电子可以看作是一种电子波,电子波长会随着加速电压的增加而缩短,如 100kV 电压加速的电子波长仅为 0.037 5Å(1Å=0.1nm),远小于光波的波长,因此电子波被认为是高分辨显微镜理想的照明源。然而电子波不像光波那样能通过玻璃透镜放大、聚焦成像,直到 1926 年德国

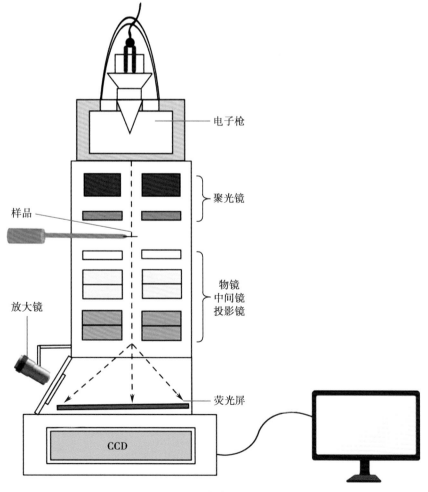

图 6-15 透射电镜工作原理

物理学家布什（H. Busch）发现旋转对称的电磁透镜具有改变电子束方向的能力，通过改变电磁线圈上电流的大小使电子束能够聚焦和放大。由于上述理论的发现为电子显微镜的诞生奠定了基础，1932 年德国科学家 M. Knoll 和 E. Ruska 发明了世界上第一台透射式电子显微镜。

2. 基本结构 TEM 的基本结构是由电子光学系统、真空系统和电子电路系统三大部分组成。

（1）电子光学系统：电子光学系统是电镜的核心，是由电子光源、电子透镜、荧光屏（以及照相装置）、光阑及有关合轴部件等组成。

1）电子光源：TEM 的照明源由电子枪产生，由一个释放自由电子的阴极、栅极和加速电子的阳极组成。TEM 的高分辨率要求提供给电子枪的高压要非常稳定以减少色差，高放大倍率则要求电子枪能产生高亮度并且极细的电子束。

2）电子透镜：是由特殊形状的电场或磁场构成，包括聚光镜、物镜、中间镜和投影镜。聚光镜是将来自电子枪的电子束会聚到样品上，通过它来控制照明电子束斑大小、电流密度和孔径角。物镜是聚焦和形成样品的第一级放大像。中间镜是把物镜形成的放大像投影到投影镜的物平面上，也是一个可变倍率的弱透镜。投影镜是把中间镜形成的二级放大像再放大投影到荧光屏上，从而形成图像。

3）图像观察与记录系统：TEM 最终成像是用荧光屏来显示，也可通过照相胶片把图像拍摄下来。目前许多新型电镜已经使用电荷耦合器件（CCD）进行观察和记录图像。CCD 的优势是可直接利于用计算机观察和存储图像，使图像分析和数据处理更简便。

（2）真空系统：为避免电子束在其路径上不会被吸收或偏向，TEM 的整个电子光学系统及被观察样品都装置在一个密闭的镜筒里面，并且镜筒内部需保持稳定的真空状态。真空系统一般包括：机械真空泵、扩散泵、真空测量仪和自动阀门系统。整个真空系统既要保证镜筒内稳定的真空状态，又要求操作灵活、运行可靠。

（3）电子电路系统：电子枪的加速电压和电磁透镜的电流如果不稳定将会使电镜产生严重的色差并降低分辨率，所以电路的稳定性和可靠性决定了设备性能的好坏。电子电路系统包括：高压直流电源、电磁透镜电源、电子枪电源，以及真空泵电源、真空系统控制电路等部分。

（二）样品制备技术

TEM 常规用于观察组织样品内部的细微结构，由于电子束的穿透能力很弱，难以穿透较厚的组织薄片，所以样品需制备成厚度约 60~100nm 的超薄切片，并且理化性能要求稳定。TEM 样品制备比光镜样品更复杂而细致，处理过程包括取材、固定、脱水、包埋、修块、半薄切片、光镜观察及定位、超薄切片和染色等步骤。

1. 取材 需要尽量保持样品原有的细微结构，同时避免 TEM 观察样品范围的局限性，取材时应注意以下几点：

（1）及时固定：切取组织要迅速，离体后应立即浸泡在固定液中进行固定。如固定不及时，因缺血、缺氧会造成细胞结构不同程度的肿胀或破坏。

（2）大小合适：受固定液的渗透速度和能力影响，样品体积过大会影响固定效果，尤其是中心区域得不到及时固定。戊二醛固定时，组织长度一般不超过 5mm，厚度不超过 2mm；锇酸后固定时，组织块体积不超过 1~2mm^3。

（3）取材准确：根据组织解剖结构，选取需要观察的目的区域，必要时组织经预固定后进行二次取材。

（4）避免人为损伤：取材所用器具必须干净，刀、剪锋利，切割时避免对样品拉扯、挤压等机械损伤造成的人为假象。

（5）控制温度：避免环境温度过高对组织和细胞结构造成的影响，固定液储存及固定样品须存放在 4℃冰箱。

2. 固定 目的是终止组织和细胞离体后的生化过程，保持其形态和结构，同时避免后续脱水过程中组织成分溶解、丢失。固定方式可分为物理固定和化学固定。

（1）固定方法

1）浸泡固定：是最常用的固定方法。组织样品切成小块后，立即浸泡到固定液中（固定液与样品体积比大于 20∶1），4℃，固定 2 小时或更长时间。适用于各种实质性器官，如心、肝、肾和肌肉组织等。

2）原位固定：为避免缺血、缺氧引起的组织和细胞超微结构的变化,动物麻醉后暴露所需器官,直接将预冷的固定液滴加到组织上,或将固定液直接注射到要取材的组织中,最后切取所需组织进行常规浸泡固定。适用于较软的组织,如脑、眼球等组织和器官。

3)血管灌注固定:利用血液循环的途径将固定液灌注到所要固定的组织中,其特点是固定迅速、均匀。操作时首先选择到达取材器官的最短循环途径,用专用装置将固定液灌注到动物的相应部位,待被灌注组织适度硬化后再解剖取材,并按常规浸泡固定。适用于解剖关系比较复杂的组织和器官,如脑和脊髓。

(2)常用固定液的种类和性质:光镜常用的甲醛固定液含有少量残留的甲酸和甲醇,对生物样本细微结构的保存有一定影响,所以不太适用于 TEM 样本固定。TEM 样本固定是采用戊二醛或戊二醛加多聚甲醛混合固定液进行前固定,再用锇酸进行后固定的双重固定方法。

1)戊二醛(glutaraldehyde):分子式为 $C_5H_8O_2$,分子量 100。常见戊二醛浓度为 25%,需稀释使用。原液和稀释液均需在 4℃保存,存放时间过长或保存不当时,醛基容易被氧化,使交联蛋白能力降低而影响组织固定效果。

戊二醛固定液优点:①穿透能力较锇酸强,可固定相对较大的组织块;②与蛋白质的交联反应较快,能较好地保存蛋白质结构;③对糖原、核蛋白、微管内质网等亚细胞结构固定较好;④能保存组织内某些酶活性,适用于细胞化学研究。

戊二醛固定液缺点:①固定的组织反差较弱,需用锇酸二次固定提高反差;②脂类及其他一些微细结构在脱水时易被溶解、流失。

2)四氧化锇(osmium tetroxide):又名锇酸,固体为淡黄色晶体,分子式 OsO_4,分子量 254,熔点 41℃,是一种强氧化剂。锇酸溶于水的速度很慢,无论是晶体还是水溶液都会挥发出强烈刺激性气体,因此需在低温、密闭容器中储存。锇酸气体对皮肤、呼吸道黏膜和眼角膜有严重的刺激和损伤作用,使用时应在通风橱中进行。

锇酸固定液的优点:①对蛋白质、脂肪和糖类有良好的固定作用,能很好地补充醛类固定液对脂类固定不足的缺点,能较完整地保存细胞的微细结构;②金属锇分子可与细胞结构结合,起到"电子染色"作用,增加样品反差。

锇酸固定液的缺点:①对糖原及核酸固定效果较差;②分子量大,渗透力弱;③是酶的钝化剂,不适于作细胞化学研究的固定;④长时间固定会造成脂蛋白溶解,使组织变脆,影响切片质量。

3)多聚甲醛(paraformaldehyde):白色粉末状,是甲醛的线形聚合物,溶于水后释放出甲醛,因为没有混杂甲酸和甲醇,适合 TEM 样品固定。甲醛的分子量小,其渗透力较戊二醛强。但它的反应是部分可逆的,单独使用对细胞基质保存差,在后续脱水过程中细胞基质成分丢失较多,所以一般需与戊二醛混合作为前固定液使用。

(3)常用固定液的配制:

1)缓冲液的配制:

——磷酸盐缓冲液:配制简单、无毒性。但存放时易受细菌污染,pH 值会随温度有所变化。

配制方法:

A 液:$Na_2HPO_4 \cdot 2H_2O$,35.61g,加双蒸水溶解并至 1 000ml。

B 液:$NaH_2PO_4 \cdot H_2O$,27.60g,加双蒸水溶解并至 1 000ml。

A 液 144ml 加 B 液 56ml 混合后,加双蒸水至 400ml,即为 0.1mol/L 磷酸缓冲液(pH 7.2),配制好的各溶液需保存在 4℃冰箱中。

——二甲胂酸钠缓冲液:性质稳定,存放时间长,不易被细菌污染,但有一定毒性,应在通风橱中进行配制。

配制方法:

A 液:二甲基胂酸钠 4.28g,加双蒸水溶解至 100ml,配制成 0.2mol/L 二甲基胂酸钠溶液。

B 液:盐酸 1.7ml 加蒸馏水至 100ml,配制成 1mol/L 盐酸。

取 A 液 50ml 与 B 液 2.8 ml 混合,加双蒸水至 100ml,即为 0.1mol/L 的二甲胂酸钠缓冲液(pH 7.4)。

2)固定液的配制:

2.5% 戊二醛固定液:25% 戊二醛 10ml 加 40ml 双蒸水,再加入 0.2mol/L 磷酸缓冲液或二甲胂酸钠缓冲液至 100ml。以上步骤应在通风橱中操作,配制好的固定液保存在 4℃冰箱中。

4% 多聚甲醛固定液:将 4g 多聚甲醛溶于

50ml 双蒸水,加热至 60~70℃,搅拌溶解,逐滴加入 10mol/L 氢氧化钠至溶液澄清,再加入 0.2mol/L 磷酸缓冲液或二甲胂酸钠缓冲液至 100ml。以上步骤应在通风橱中操作,配制好的固定液保存在 4℃冰箱中。

锇酸固定液:锇酸晶体常使用安瓿瓶密封包装,先将装有 1g 锇酸的安瓿瓶放入洗液中浸泡数小时,取出后自来水充分冲洗,双蒸水清洗干净,滤纸吸干。在通风橱内破碎安瓿瓶,连同玻璃碎渣倒入棕色磨口瓶内,加入 50ml 双蒸水,密封瓶口,置冰箱内避光保存,待其完全溶解后分装、冷冻储存。使用时加入等量磷酸缓冲液,稀释成 1% 浓度即可。

3. 漂洗与脱水

(1)漂洗:漂洗用的缓冲液需与配制固定液的缓冲液相同,在每步固定后漂洗组织 2~3 次,每次 10 分钟左右。

(2)脱水:常规电镜所用包埋剂是非水溶性树脂,因此需要彻底去除样品中的水分,包埋剂才能完全渗入组织和细胞样品内。

乙醇和丙酮是常用的脱水剂,它们既能与水相混溶,又可与包埋树脂相混溶。脱水剂与蒸馏水按梯度浓度配制,脱水过程采用从低浓度到高浓度的逐级脱水方式进行。脱水步骤如下:

1)50% 乙醇或丙酮　　10~15 分钟;
2)70% 乙醇或丙酮　　10~15 分钟(可置4℃冰箱内过夜);
3)80% 乙醇或丙酮　　10~15 分钟;
4)90% 乙醇或丙酮　　10~15 分钟;
5)95% 乙醇或丙酮　　10~15 分钟;
6)100% 乙醇或丙酮　　10 分钟,2 次。

4. 浸透与包埋

样品经脱水处理后,使用包埋剂浸透组织块,逐步取代组织中的脱水剂,使细胞内外都被包埋剂填充,经加温聚合后固化细胞,有利于切片。理想的包埋剂应该具备以下特点:①黏度低,能与脱水剂完全混溶,容易渗入组织内部;②聚合后质地均匀,体积变化小,具有良好的切割性;③树脂切片结构稳定,有一定机械强度,能耐受电子束的照射;④TEM 观察树脂本身不显示任何结构。

(1)常规包埋剂主要成分:

1)环氧树脂有 Epon812、Spurr(低黏度环氧

树脂)和国产 618 树脂等。环氧树脂有两种化学基团,其结构链上为环氧基和羟基,当把胺类加到环氧树脂里,引起单体两端的环氧基相连而形成长链的聚合物,而加入酸酐使单体中间的羟基通过酸酐彼此交联,最终形成稳定的交链化合物。

2)固化剂有十二烷基琥珀酸酐(DDSA)、六甲酸酐(MNA)等,它们参与树脂三维聚合中的交联反应。

3)增塑剂邻苯二甲酸二丁酯(DBP)能提高包埋块的弹性和韧性,改善其切割性能,但在有些树脂包埋剂配方里不一定需要。

4)催化剂二甲氨基甲基苯酚(DMP-30)主要作用是可以催化聚合反应。

(2)Epon812 包埋剂配制方法:

Epon812	13ml
DDSA	8ml
MNA	7ml
DPM-30	0.3~0.5ml(为上述总量的 1%~2%)

配制时先将 DDSA 和 MNA 分别加入 Epon812 中,充分混匀 0.5~1 小时(可用注射器反复吸打),然后逐滴加入催化剂 DPM-30,充分混匀后备用。

(3)浸透与包埋步骤:

1)浸透:样品脱水完成后,迅速移入丙酮和包埋剂 1:1 等量混合液中,30℃、30 分钟,其间搅拌 2~3 次,然后置入纯包埋剂,30℃、浸透 30 分钟。

2)包埋:常用的包埋模具为药用空心胶囊或塑料包埋模具,预先将标签放入包埋模具内壁,然后注入少量的包埋剂,用眼科镊将浸透后的组织块夹入包埋模具底部,调整好位置后注满包埋剂。

3)聚合:将上述包埋组织放入烤箱内加温聚合,45℃、聚合 12 小时,然后升温至 65℃,聚合 24 小时。

需要定向包埋的组织,如皮肤、肠黏膜、神经和眼球等组织,在取材时需要注意切取方向,包埋时调整好组织块位置或使用定向包埋模具进行包埋。

5. 半薄切片与超薄切片

半薄切片一般厚度为 0.5~1μm,超薄切片厚度为 60~100nm。切片质量好坏与切片机的性能、切片刀的质量、包埋处理过程以及操作的技术经验等因素密切相关。进

行切片前还需做好一些必要的准备工作,包括:制备玻璃刀、修整包埋块、制备铜网及支持膜等。

(1)半薄切片:先用单面刀片或自动修块机削去组织包埋块周围多余的树脂,暴露出组织块,并削成金字塔形状,包埋块的顶面修成面积约 $1mm^2$ 的梯形。然后在超薄切片机上用玻璃刀切成厚度 0.5~1μm 半薄切片,裱在玻片上烤干。

(2)半薄切片染色及定位:用 1% 甲苯胺蓝染色,光镜下观察以选定需要电镜观察的区域。

在体式镜观察下用刀片再次削去包埋块多余的组织区域,保留需要电镜观察的部分进行超薄切片。

(3)超薄切片:定位后的组织块在超薄切片机上切 7~8 张超薄切片,厚度 60~100nm,选取 5 张切片裱在金属载网上。

超薄切片机是一种精密、贵重仪器,操作人员需专门培训后才能使用。由于超薄切片厚度很薄,需要用特制的玻璃刀或钻石刀进行切片(图 6-16)。

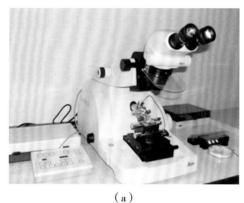 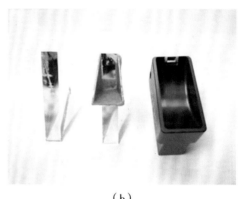

(a)　　　　　　　　　　(b)

图 6-16　超薄切片机(a)和玻璃刀及钻石刀(b)

此外,因为电子束不能穿透玻璃,所以超薄切片需使用金属网来承载。常用的载网为直径 3mm 的铜网,生物样本观察一般使用 200 目左右的铜网。使用时预先在金属载网表面制备一层透明而无结构的支持膜,以便能吸附和承载超薄切片。用作支持膜的原料有聚乙烯醇缩甲醛、火棉胶或碳膜等,支持膜厚度为 10~20nm。

6. 染色　超薄切片的染色是一种"电子染色",其目的是增强样品中各种结构图像之间的反差。与光镜切片所呈现的各种色彩不同,电镜图像为黑白对比图像。因组织细胞主要由碳、氢、氧、氮等元素组成,这些元素的原子序数较低、散射电子的能力较弱,所以未经染色的超薄切片反差低,在电镜下几乎看不清样品的微细结构。而重金属化合物有较强的电子散射能力,超薄切片经重金属化合物浸染,不同结构成分会吸附不同数量的重金属原子,吸附重金属较多的部分则电子散射力较强,在电镜图像中可呈现电子致密的黑色;而结合重金属较少的部位电子散射力较弱,在电镜图像中呈现的颜色较浅;没有吸附重金属原子的部分在电镜图像上呈现为无色透明

的区域。所以重金属盐染色是一种提高样品结构反差、增强图像清晰度的"电子染色"。TEM 常用重金属盐染液醋酸铀和柠檬酸铅进行双重染色。

(1)染色液:

1)醋酸铀染液:醋酸铀可以与细胞内大多数分子结合,对 DNA 及各种蛋白质有亲和力,具有良好的染色效果,但对膜结构的染色效果较差。铀盐为毒化品,操作时要注意防护,避免污染环境。醋酸铀染液常用浓度为 2%~3% 的饱和液,一般用 50% 乙醇配制。

2)柠檬酸铅染液:柠檬酸铅可以与细胞内的所有成分结合,能提高膜结构与脂类物质的反差。柠檬酸铅染液配制方法:柠檬酸铅 0.01g 加 5ml 双蒸水用力摇荡直至溶液呈乳白色,然后加入几滴 10mol/L 氢氧化钠,直至溶液变澄清,用定量滤纸过滤后,密封置于 4℃冰箱存放。

(2)染色方法:TEM 染色(图 6-17、图 6-18)是采用醋酸铀染液和柠檬酸铅染液双染方法,具体步骤是:①在清洁的培养皿中放入牙科用蜡片,先将醋酸铀染液滴加在蜡片上,用镊子将铜网

有切片的面朝下,放置于染液滴上,盖好培养皿,25℃、染色20分钟。染色后用双蒸水将铜网冲洗干净,滤纸吸干水分。②与醋酸铀染色方法相同,将铜网放于柠檬酸铅液滴中,25℃、染色2~5分钟。染色过程中柠檬酸铅染液易与空气中的 CO_2 结合形成碳酸铅沉淀,造成切片污染。因此可在染色的培养皿中放置少量 NaOH 颗粒,用于吸收空气中的二氧化碳,避免切片污染。

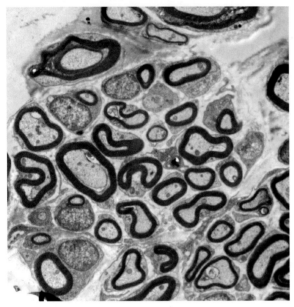

图 6-17　小鼠视神经超微结构(TEM)
图片来源:四川大学华西医院病理科

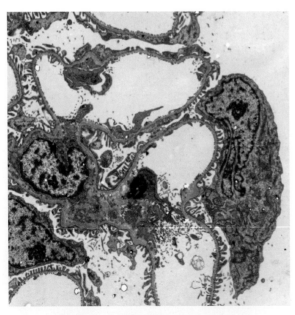

图 6-18　小鼠肾小球超微结构(TEM)
图片来源:四川大学华西医院病理科

(三)特殊样品制备技术

1. 负染色(negative staining)技术　负染色(图6-19)是用水溶性负离子重金属盐作为染色剂,稀薄地扩散在滴加有分散状生物样品的铜网上,使其背景着色的方法。TEM观察时,相对电子透明的生物材料和致密的染色背景之间产生不同的电子散射,通过明暗对比的差异显示出样本的细微结构。该方法稍加改进也可应用于免疫标记样品或冷冻样品的负染色。负染色技术具有操作简便、反差好和分辨率高等优点,可用于观察大多数分散的生物样品、合成聚合物、病毒颗粒和蛋白质分子。

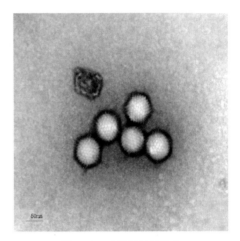

图 6-19　腺病毒负染色
图片来源:四川大学华西医院病理科

(1)样本制备:负染色所用样品要求为混悬液,要有一定浓度和纯度便于观察和分析。标本不纯或含量过低,则需要适当处理才能观察,常用方法有离心提纯法、吸附法和低渗释放法等。

(2)负染色液:染色剂需具备的特性——①电子密度大,电子散射能力强;②熔点高,在电子束照射下不升华;③分子细小,易于渗入样品周围,在电镜下不呈现自身结构;④与样品不发生化学反应或破坏样品结构。

负染色剂有磷钨酸(PTA)、磷钨酸钾(KPT)、醋酸铀和钼酸铵等,其中最常使用的是磷钨酸和醋酸铀。磷钨酸染色液是用双蒸水把磷钨酸溶解成1%~3%的水溶液,用1mol/L氢氧化钠溶液将pH值调至6.4~7。醋酸铀染液是由双蒸水配制成0.2%~0.5%的水溶液,用1mol/L氢氧化钠溶液将pH值调至4.5左右。

（3）染色方法：

1）滴染法：①用微量加样枪吸取 10μl 左右的样本悬浮液，小心滴加在附有支持膜的铜网上，静置 1~3 分钟；②用滤纸从铜网边上吸取多余的液体，随即在铜网上滴加 10μl 左右的染液，染色时间 1~2 分钟；③用滤纸吸干水分，待铜网干燥后即可用 TEM 观察。

2）漂浮法：①先将样品悬液滴加在洁净的蜡片或封口膜上；②将铜网有支持膜的一面向下漂浮在液滴上以黏附样品，静置 1~3 分钟；③用滤纸将铜网上的液体吸干后，把铜网置于染液滴上进行染色，1~3 分钟；④用滤纸吸干水分，待铜网干燥后即可用 TEM 观察。

负染色技术虽然操作简单，但影响观察结果的因素很多，除了样品的纯度、浓度以及分布在铜网上的均匀程度外，还和染色液配制的浓度、pH 值和染色时间都有密切关系。因此操作时需要多次摸索实验条件，才可能获得最佳观察结果。

2. 冷冻制样技术　常规电镜制样的固定和脱水处理会对生物样品的细微结构产生一定影响。而直接将样品快速冷冻至 -140℃ 以下，不仅能避免样品中的水分形成冰晶引起细微结构的破坏，还能使样品的保存近似于生理状态。冷冻后的样品再采用冷冻干燥、冷冻替代、低温超薄切片或冷冻蚀刻等方法，可以满足不同超微结构的观察和研究需要。

（1）冷冻固定（cryofixation）：相对于化学固定，冷冻固定的优点不仅是能快速固定细胞成分，而且不会引起细胞结构变化。许多亚细胞结构或蛋白质的相互作用结构较脆弱，化学固定的渗透或温度的变化都会导致其结构变化，而冷冻固定能够最大程度减少这些不利因素。冷冻固定包括快速冷冻（RF）和高压冷冻（HPF）。在冷冻固定技术发展初期，采用了一些简单而快速的冷冻方法，如骤降冻结、喷雾冻结、冷却金属块加压接触、液氮或液体丙烷的喷射冻结。这些方法通常对样品冷冻的厚度在 5~10μm，因此较适合于扫描电镜对样品表面形貌的观察。高压冷冻则是在 200MPa 以上的高压下对样品进行冻结，能有效降低水的冰点和冰晶形成速度，有效冷冻厚度达 200μm 以上，可用于厚组织样品的冷冻固定。

（2）冷冻干燥（freeze drying）：冷冻固定后的样品放入冷冻干燥仪，利用机械泵和扩散泵去除冷冻干燥过程产生的气体，由分子筛来吸收水蒸气。冻干后的样品可以在低温下被低黏度丙烯酸类树脂渗透和包埋。由于大多数冷冻干燥仪的工作温度远高于冰晶再结晶温度（-80℃），因此只适合扫描电镜观察。

（3）冷冻断裂（freeze fracturing）：冷冻断裂方法还包括冷冻蚀刻和复型等技术，是直接使用电子显微镜观察细胞内部结构，特别是膜结构的一种方法。冷冻断裂是将冷冻固定变得脆硬的样品，在其阻力最小的部位断开的方法。冷冻蚀刻是在真空状态下让冷冻样品断面上冻凝的水分升华，从而将断面的样品细微结构暴露出来的方法。复型是以 45°角先向样品冷冻蚀刻面喷涂金属铂，使样品结构出现立体感以利于观察，再从垂直方向喷碳使膜增厚加固，最后用次氯酸钠等腐蚀夜将组织溶解，得到的复型膜用 TEM 观察。

生物膜通常在冻裂过程中是沿着其中心疏水面分裂，暴露膜内表面，而破裂面通常沿膜的轮廓在周围有囊泡和其他细胞器凸起或凹陷的地方断开。如果断裂面不遵循细胞或细胞器的结构，则需要采用蚀刻的方法暴露断面下的膜表面或大分子结构。

（4）冷冻替代（freeze substitution）：是在极低的温度下用有机溶剂取代冷冻固定后生物样品中水分的过程，主要目的是避免冰晶的产生，以及常温下脱水造成的样品结构破坏。其方法是冷冻固定的样品在 -90℃ 下，用丙酮、乙醇或甲醇浸泡几天或更长时间，然后将被冷冻替代的样品慢慢恢复至室温。冷冻替代不涉及多种溶剂对样品处理，并且是在冷冻条件下去除水分，因此对于保护生物样品的细微结构更为可靠。此外，在溶剂中加入固定剂（如锇酸）能在冷冻替代的同时进行样品固定和脱水。冷冻替代处理后的样品可在室温下用普通环氧树脂包埋，也可在低温条件下用低黏度丙烯酸类树脂包埋，用于后续 TEM 观察。

三、扫描电子显微镜

扫描电子显微镜（scanning electron microscope，SEM）发明于 20 世纪 40 年代，主要用于样品

表面和断面三维形貌的观察和分析。限于当时技术水平落后，不仅分辨率较低，使用也不太方便。随后十几年，由于电视技术的发展和成熟，以及样品制备技术的提高和改进，SEM 的研制和应用也得到了快速发展。1965 年，商品化的 SEM 开始出现，由于具有分辨率高、景深好，图像立体感强等优点，其发展和普及迅速超过透射电子显微镜。由于 SEM 可以加装 X 射线波谱仪或能谱仪等多种分析仪器，使其应用范围更加广泛，不仅可以观察样品的三维形貌，还可以对样品微区内的物质成分和元素进行定性、定量分析研究。

（一）基本原理与特点

1. 基本原理 SEM 的成像方法如图 6-20，电子枪发射的电子束经过几组电磁透镜后，会聚成孔径角较小的电子束聚焦在样品表面，并在扫描线圈作用下对样品表面进行逐点逐行扫描，以激发样品产生多种带有样品信息的物理信号，包括二次电子、背反射电子、X 射线等，这些信号被不同的接收器分别接收，并进行后续的显像或分析。其中与样品表面微观形貌有关的二次电子信号被接收器接收后，经放大处理在显像管形成像点，这些像点是和电子束在样品表面扫描时所激发的电子信号一一对应，最终样品表面形貌就可以在显像管荧光屏上清晰地呈现出来（图 6-21 所示），也可以转换成数字信号由计算机分析处理。

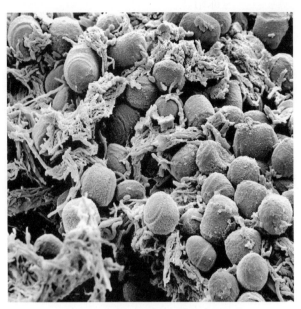

图 6-21　毛干及皮瘤毛孢子菌（SEM）
图片来源：华西医院皮肤科

2. 基本结构

（1）电子光学系统：由电子枪、电磁透镜，扫描线圈等部件组成。电子枪目前都使用六硼化镧（LaB_6）灯丝或场发射源代替传统电子枪中的钨灯丝，可提供更窄的探测光束，从而提高照射强度和分辨率。电磁透镜工作原理与透射电镜中的相似。扫描线圈是提供入射电子束在样品表面上，以及阴极射线管内电子束在荧光屏上的同步扫描信号。

（2）信号探测放大系统：大致可分为电子检测器、阴极荧光检测器和 X 射线检测器等三类。

（3）真空系统、图像显示及记录系统和电源系统。

3. 扫描电镜的特点

（1）放大范围宽：小至十几倍观察样品全貌，大到几十万倍对样品细微结构进行观察。

（2）场深大：可直接观察样品凹凸不平的表面结构，图像层次清晰、立体感强。

（3）样品制备简单：对样品大小和形态等无严格要求，不用制作超薄切片，可多角度观察样品表面形貌。

（4）多功能：可与多种分析仪器进行组合，如能谱分析仪、波谱分析仪等，可同时对样品微区内的物质成分和元素进行分析。

（二）样品的制备

SEM 观察的样品种类较多，包括金属材料、

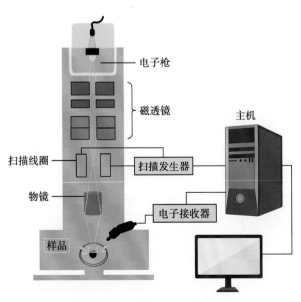

图 6-20　扫描电镜工作原理

非生物材料、较硬的生物组织以及较软的动植物组织等。SEM 样品取材直径一般不超过 10mm，厚度在 5mm 以内。非生物样品或含水少的生物硬组织，只需要简单清洁，导电处理后即可进行观察。而对于大多数生物样品，因含水量较多而且质地柔软，为避免样品变形和受损，处理步骤相对复杂。

1. **样品的预处理**　生物样品预处理步骤包括：取材、表面清洗、固定、漂洗和脱水。其方法大致与 TEM 样品制备方法相同，但 SEM 样品预处理还需注意以下几点：

（1）样品在固定前应根据类型采用不同的方法进行表面清洁：一般的生物组织可用生理盐水或缓冲液漂洗；附有黏液的组织可用酶消化液清洗；一些特殊样品可使用超声波清洗或有机溶剂清洗。通过清洁去掉附着在样品表面的杂质，避免遮盖表面结构影响观察结果。

（2）取材样品一般较透射电镜的样品大，因此固定时间需相应加长。样品经固定、脱水后，需用醋酸异戊酯媒介液浸泡，以便在临界点干燥时能更好地与液态 CO_2 置换。

2. **样品的干燥处理**　脱水后的生物样品需进行干燥处理，在避免表面张力影响下去除组织样品中的脱水剂。常用的干燥方法有空气干燥法、真空干燥法、冷冻干燥法和临界点干燥法等。

（1）空气干燥法：也称自然干燥法，是将经过脱水的样品暴露在空气中，使脱水剂自然挥发而达到干燥的方法，一般只适用于表面较为坚硬的样品。其特点是简单易行和节省时间，但是在干燥过程中有些样品会因脱水剂挥发而造成收缩变形。

（2）真空干燥法：较常用的干燥方法，样品完全脱水后又返回至浓度 80% 的脱水剂使其含少量水分，然后样品装入样品台直接放入真空喷镀仪进行抽真空干燥，完成后在仪器中进行下一步的真空镀膜处理。

（3）冷冻干燥法：将经过冷冻的样品在高真空状态下除去样品中的水分或脱水剂的方法。样品经乙醇或丙酮脱水后放入到某些易挥发的有机溶剂中，然后样品连同这些溶剂一起冷冻，并在真空环境中升华去除水分而达到干燥。冷冻干燥过程是水从固相直接变为气相，避免了液相和气相之间表面张力对样品的损伤。不足之处是有机

溶剂对样品成分有抽提作用，造成样品部分成分丢失。

（4）临界点干燥法：消除了物相界面，在没有表面张力的情况下对生物样品进行干燥的方法。因为避免了表面张力造成的样品表面皱缩和变形，所以能很好保存样品的细微结构，是目前最常用的一种干燥方法。临界点干燥法需使用临界点干燥器，一般选用临界温度和室温接近的液态 CO_2、氟利昂或液氮作为工作液，具体步骤如下：

1）固定、脱水：按电镜常规制样方法进行，如果样品是用乙醇脱水，在脱水至 100% 乙醇后，用纯丙酮置换乙醇，并浸泡样品约 10min；

2）由丙酮转入中间媒介液醋酸异戊酯，浸泡样品约 30min；

3）将样品从醋酸异戊酯中取出放入样品盒，然后移至临界点干燥器的样品室内，密闭样品室防止漏气，并设定温度为 0℃、预冷 10~15min；

4）注入液态 CO_2 到样品室，静置 15~20min，让醋酸异戊酯向液态 CO_2 充分扩散，然后边排气边充液 10min 左右，温度调节设定在 20℃；

5）将温度再升高 10℃，随着温度升高样品室内的压力也逐渐增加，在达到液态 CO_2 临界状态后，物相界面消失，保持 5min，使液态 CO_2 充分置换醋酸异戊酯，再逐渐排出气体，最终样品完全干燥。

3. **样品的导电处理**　生物样品表面经脱水、干燥处理后不带电，并且电阻率很高，电子束扫描时样品表面容易产生电荷积累，形成充电和放电效应，影响样品成像的分辨率。另外生物样品都是由低原子序数的元素组成，二次电子发射率低，信号弱，也影响成像反差甚至无法成像。为避免上述情况发生，在观察前都要进行导电处理，使样品表面导电。常用的导电处理方法主要有金属镀膜和组织导电处理两种。

（1）金属镀膜法：采用特殊装置将电阻率小的金属（金、铂等）蒸发后覆盖在样品表面。样品镀上一层金属膜后，不仅能防止充电、放电效应，减少电子束对样品的损伤作用，还能增加二次电子的产生率，增加信噪比，获得的图像反差好、细节清晰。

金属镀膜法又分为真空镀膜和离子溅射镀膜两种方法：

1）真空镀膜是用真空镀膜仪来完成。其原理是在高真空状态下，用低电压、高电流加热某种低电阻率的金属到熔点以上时，金属会蒸发出极细小的微粒薄薄地覆盖在样品表面，使样品具有导电性。真空镀膜法操作较复杂、费时，而且所形成的金属膜厚度不均，表面颗粒粗糙，目前已较少使用。

2）离子溅射镀膜是使用离子溅射仪来完成。将镀膜用的金属作为阴极，样品置于阳极端，并在仪器中通入惰性气体。在低真空状态下给两极加上高压直流电，两极间会发生辉光放电使惰性气体电离产生阳离子，阳离子在负电场加速下冲击阴极金属靶，使金属粒子溅射出来，金属粒子又在正电场加速下均匀地覆盖在阳极端的样品表面上。

离子溅射比真空镀膜具有以下优点：①样品镀膜面均匀，对表面凹凸不平的样品，也能形成很好的金属膜。②受辐射热的影响小，对样品的损伤小。③镀膜厚度薄，贵金属消耗少，并且二次电子获得量大。④仪器所需真空度低，操作简单。

（2）组织导电法：利用某些金属盐类化合物与组织样品中的蛋白质、脂及糖类发生化学反应，使样品表面离子化或产生导电性能好的金属化合物，从而提高样品导电率和耐受电子束轰击的能力。该方法不需要特殊设备，在组织固定、清洗后，用组织导电液处理和常规脱水处理后即可观察。不仅操作简单、方便，还能避免金属镀膜过程中热辐射等因素造成的组织损伤，并且图像反差好、分辨率高。若将组织导电法与临界干燥以及金属镀膜等方法联合使用，获得的样品图像会比单独使用一种方法更好。

常用组织导电法根据导电液不同，分为碘化钾导电法、硝酸银导电法、醋酸铀导电法、二氨基硫脲-锇酸和单宁酸-锇酸导电法等。其中最常用的是单宁酸-锇酸导电法，其具体步骤如下：

1）固定、清洗：按常规方法进行；

2）导电染色：用2%~4%单宁酸浸泡样品。观察表面结构时浸泡时间为30min；观察内部结构时浸泡时间为8小时，浸泡过程中可更换一次浸泡液；

3）清洗及再固定：磷酸缓冲液清洗后，放入1%锇酸中固定2小时，磷酸缓冲液再次漂洗三次，每次10分钟；

4）脱水和干燥：按常规方法；

5）SEM 观察。

4. 样品粘贴 为保证样品在观察时不移动和掉落，以及增加样品与样品台之间的导电性，需要特制的导电胶或双面胶将样品粘贴在金属样品台上。常用导电胶有银粉类和石墨粉类两种，均为黏稠的糊状，具有黏着性强、易挥发的特点。而对于需要金属镀膜的样品，使用双面胶粘贴较为简便。

5. 样品的割断 观察组织样品内部结构时，需要切割和断裂组织以暴露出观察部位，再按照常规 SEM 处理样品。除了用简单的切割方法外，还有冷冻割断法、环氧树脂割断法、有机溶媒割断法、水溶剂割断法等。不管采用上述何种方法，组织均需要先固定、脱水后进行操作，以尽量避免组织结构变形和机械损伤。

常用的冷冻断裂样品步骤：

（1）取材和固定：按常规取材，组织最好呈长条状，1% 锇酸固定 1 小时，双蒸水冲洗数次；

（2）防冻处理：25% 二甲基亚砜浸泡 1 小时，50% 二甲基亚砜浸泡 1 小时；

（3）冷冻和断裂：用液氮将组织冻硬，用预冷的刀片或冷冻割断装置断裂组织条；

（4）复温和清洗：断裂后的组织条先放入室温的 50% 二甲基亚砜溶液中，再用双蒸水反复漂洗组织样品，以彻底去除二甲基亚砜；

（5）软化和后固定：用 0.1% 锇酸浸泡组织约 48 小时，室温，然后用 1% 的锇酸固定 1 小时，双蒸水漂洗三次、每次 30 分钟；

（6）导电染色：2% 丹宁酸浸泡 2 小时，双蒸水清洗三次，再用 1% 锇酸固定 30~60 分钟，双蒸水漂洗三次；

（7）脱水、干燥及镀膜：按常规方法进行；

（8）SEM 观察。

四、免疫电镜术

免疫电镜术（immunoelectron microscopy, IEM）是利用抗原与抗体特异性结合的原理，通过高电子密度物质标记抗体，在超微结构水平上对抗原进行定位、定性及半定量观察与分析的方法。免疫电镜技术主要经历了铁蛋白标记技术、免疫酶标记技术和胶体金标记技术三个发展阶段。近年来，随着免疫胶体金标记技术不断成熟，免疫电镜技术已经广泛应用到生物医学研究各个领域。

（一）免疫电镜技术种类

1. 铁蛋白标记技术 铁蛋白（ferritin）是一种含致密铁离子核心的球形蛋白质，分子量为460kDa，直径10nm左右。这种蛋白质具有很高的电子密度，在电镜下成像非常清楚。铁蛋白通过偶联剂与抗体结合形成标记物，用此标记物与细胞或组织内相应大分子蛋白反应，不仅可以实现在超微结构水平上准确定位目标抗原，还能对抗原进行定性和半定量分析。铁蛋白用作免疫电镜的标记物，具有颗粒性强、分辨率高等优点，适合于细胞表面抗原的检测。缺点是定位细胞内抗原较困难，易产生非特异性染色，所以现在逐渐被胶体金标记技术所取代。

2. 免疫酶标记技术 免疫酶标记是以酶为抗原抗体反应标记物，在既不改变抗原抗体的免疫反应特异性，也不影响酶活性的条件下，加入相应的酶底物生成不溶性复合物。这些酶反应产物具有嗜锇性，与锇酸分子结合后具有一定电子密度，借此可通过电镜观察确定抗原存在的位置。辣根过氧化物酶具有稳定性强和反应特异性高等优点，是目前应用最多的酶标记物。但是酶反应产物比较弥散，分辨率不如颗粒性标记物高，在使用中有一定局限性。

3. 免疫胶体金标记技术 免疫胶体金技术是以胶体金为标记物应用于抗原抗体反应的技术。胶体金是由氯金酸在还原剂作用下，聚合成为特定大小的金颗粒，并在静电作用下成为一种稳定的胶体状态。胶体金在弱碱环境下带负电荷，可通过静电吸附带正电荷的抗体（免疫球蛋白、蛋白A和植物凝集素等），从而标记抗体。由于这种结合是静电结合，所以不影响抗体的生物特性。免疫胶体金优点有：①在电镜下金颗粒电子密度高、颗粒均匀易辨认；②对目标蛋白定位准确、定性可靠，也可进行定量分析；③采用不同直径的金颗粒可实现电镜下的双重及多重免疫标记。目前免疫胶体金标记技术已成为免疫电镜使用最广泛的标记方法。

（二）免疫胶体金标记技术介绍

根据所要观察的抗原位置和特性不同，免疫胶体金标记通常可分为树脂包埋后免疫标记、包埋前免疫标记以及直接冷冻超薄切片标记。

1. 包埋后免疫标记 包埋后免疫标记是组织样品经固定、脱水和树脂包埋后，在超薄切片上进行免疫染色的方法。具有简便可靠、重复性高、可连续切片做多种免疫标记等优点。由于抗体不能渗透到树脂中，该方法只能标记暴露在切片表面的抗原。为减少抗原活性受到影响，造成免疫标记的阳性率下降，处理样品所用试剂和方法都有特殊要求。

（1）固定液：要求既能良好保存组织或细胞的超微结构，又要尽可能保持其抗原性。

常用的固定液有：

1）多聚甲醛-戊二醛固定液（paraformade-hyde-glutadehyde，PG）：一般电镜使用的戊二醛浓度对组织和细胞的抗原性有较大影响，而浓度过低则保存超微结构较差，影响抗原定位观察。因此应根据不同抗原对固定液的敏感程度来调整固定液浓度。通常使用0.1mol/L磷酸盐缓冲液配制的含有1%~4%多聚甲醛和1%戊二醛混合固定液，根据免疫标记结果，在兼顾抗原性和超微结构基础上，不断降低戊二醛浓度（低至0.2%）以达到满意的固定效果。

2）过碘酸钠-赖氨酸-多聚甲醛液（perio-date-lysine-paraformaldehyde，PLP）：组织和细胞中的抗原大多数由多肽与糖类组成，抗原决定簇位于多肽部分，选择性固定糖类可保持抗原活性。PLP液中的过碘酸能氧化糖类，使其羟基变为醛基，再与赖氨酸的氨基结合，使醛基分子间和分子内相互连接，从而保持抗原稳定，而低浓度的多聚甲醛能固定组织中的蛋白质和脂类，因此PLP液对组织的抗原性和细微结构均有较好的保存作用。常用PLP液含过碘酸钠0.01mol/L、赖氨酸0.075mol/L和2%多聚甲醛。

（2）包埋剂：水溶性包埋介质丙烯酸具有黏度小、亲水性和低温聚合的特点，适合用于免疫电镜。

最常见的商品化树脂有两类：

1）Lowicryls：丙烯酸盐类树脂，包括K4M、K11M、HM20、HM23等，具有低温聚合的优点，保持抗原性较好，当样品中抗原含量少时，推荐使用这类树脂。其中K4M、K11M具有亲水性，样品不需要完全脱水,从而蛋白质变性较少,能较好地保持组织细微结构和抗原性。Lowicryls 需在 –30℃ 以下使用紫外光照射 24 小时进行聚合。

2)LR-White(伦敦白胶):一种丙烯酸单体透明树脂,因具有低黏度、较强的嗜水性和通透性等优点,免疫标记时抗体及胶体金复合物能穿过树脂,有利于抗原抗体反应。样本脱水至 70% 乙醇即可与树脂浸透、包埋,能较好地保存组织抗原性。LR-White 树脂可在冷和热两种条件下聚合,热聚合温度 60℃,24~48 小时;冷聚合需要在 –25℃ 以下使用紫外光照射 24 小时进行聚合。

需要注意的是丙烯酸类树脂在电子束照射下的稳定性不如普通环氧树脂,被丙酮污染或暴露在空气中过度氧化都会对聚合造成影响,因此需使用乙醇脱水,并在密闭的胶囊中进行聚合。

(3)免疫标记物:

胶体金颗粒特点:①电子密度高,能提供了较高的亚细胞分辨率;②可制备不同尺寸颗粒,方便在同一张切片进行多重标记;③易于制备、价格低廉;④灵敏度高、非特异性吸附较少等诸多优点,成为最常用的标记物。普通胶体金颗粒直径范围在 5~25nm 之间,可标记暴露在超薄切片表面的抗原,但难以标记细胞内的抗原。而最新研制出的超小直径胶体金颗粒(<1.0nm)大大拓宽了其使用范围,由于这些超小颗粒克服了空间位阻的影响,即使不使用透膜剂处理也能够很好地穿透到细胞内部。此外超小颗粒胶体金结合银显影增强方法可以明显提高细胞内抗原检出的阳性率。

(4)免疫染色封闭液:免疫标记时为控制非特异性反应,还需要在抗体孵育前使用封闭液。理想的封闭液应能阻断所有非特异性的潜在结合位点,既能完全消除背景,又不影响抗体结合的表位。选择有效的封闭液,特别是在研究新的靶抗原或使用新抗体时,一般需要测试几种不同的封闭试剂以确定该检测的最高信噪比。常用封闭液有:牛血清白蛋白(BSA)、正常血清(与二抗种属相同)、酪蛋白和明胶等。

(5)免疫标记特异性对照:无论在光镜或是电子显微镜水平上,免疫反应的结果都需要通过设定适当的对照来验证结果,排除实验中各种因素引起的非特异反应。

1)一抗对照:为了验证部分免疫标记是否有一抗 IgG 分子非特异性结合,必须用相同稀释度的免疫前血清或同种血清代替一抗,同时保持与一抗相同的孵育条件。

2)二抗对照:为了验证胶体金复合物是否有非特异性结合而标记在亚细胞结构上,除使用封闭液外,还需省略一抗,直接用胶体金复合物(二抗)与超薄切片一起孵育。

(6)免疫标记基本步骤(使用 Lowicryls 树脂)

1)取材:按常规电镜样品取材。

2)固定:过碘酸钠 – 赖氨酸 – 多聚甲醛液固定,4℃、6 小时。

3)漂洗:磷酸盐缓冲液清洗三次,每次 10 分钟。

4)脱水:50%、70% 酒精脱水,4℃、各 15 分钟;80% 酒精脱水,–35℃、2 小时。

5)浸透:Lowicryls 树脂:80% 酒精(1:1)混合液浸泡,–35℃、2 小时。纯 Lowicryls 树脂浸泡,–35℃过夜。

6)包埋:样品转移到装满 Lowicryls 树脂的胶囊中,–35℃、紫外灯照射 24 小时进行聚合。为增加树脂块硬度,可在室温下紫外灯继续照射 1~2 天。

7)修块与定位:按常规电镜方法。

8)切片:超薄切片厚度 60~90nm,用镍载网捞片。

以下步骤均在室温、湿盒内进行。

9)灭活残留醛基:用 0.05mol/L 甘氨酸浸泡镍网,孵育 10~20 分钟。

10)封闭:置镍网于封口膜上,滴加 BSA 液,孵育 30 分钟,以阻止非特异性位点。

11)一抗孵育:滴加 1% BSA 稀释一抗 50μl,室温 1 小时,也可 4℃过夜。

12)二抗孵育:PBS 清洗载网 2 次,滴加 1% BSA 稀释的胶体金抗体复合物 50μl,30 分钟。

13)染色:蒸馏水清洗载网 2 次,滴加饱和醋酸铀染液,室温孵育 1 分钟。为了获得更好的反差,可使用柠檬酸铅进行复染。

14)电镜观察。

2. 包埋前免疫标记 包埋前免疫标记主要用于细胞膜表面抗原的免疫定位,是在未固定的活细胞或轻微固定的组织样品上进行免疫标记,这样能更大程度保存蛋白分子的抗原性,标记阳性率高,非特异性反应少。样品在进行免疫标记后,可按常规电子显微镜方法处理样品,并使用环氧树脂包埋,能很好地保存细胞超微结构。

标记细胞内抗原时,受到标记抗体一抗、二抗的透膜性限制,需使用透膜剂处理组织和细胞。一般组织样品用4%甲醛和0.05%戊二醛进行轻微固定后,在振动切片机进行切片,切片厚度50μm左右,然后用活性剂皂苷(saponin)或Triton X-100等适当处理切片,以增加细胞质膜的通透性,便于标记抗体进入细胞内。但是这些活性剂对样品的超微结构会产生一定程度的破坏,应根据不同的组织和细胞调整活性剂的使用浓度和作用时间。

免疫标记基本步骤(细胞样品):

(1)吸去贴壁生长细胞平皿中的培养基,用Hanks液轻轻冲洗;

(2)在平皿中加入1% BSA液,室温孵育15分钟,以阻断非特异性抗原;

(3)加入Hanks液稀释的一抗,37℃、孵育1小时;

(4)Hanks液冲洗3次后,37℃、用BSA封闭液孵育15分钟;

(5)结合胶体金颗粒的二抗(封闭液稀释),37℃、孵育1小时;

(6)Hanks液冲洗3次;

(7)细胞刮收集细胞,离心细胞悬液1 000r/min、5分钟,使细胞成团;

(8)二甲基胂酸缓冲液配制的多聚甲醛(4%)和戊二醛(1%)混合固定液(含7%蔗糖),室温固定,2小时;

(9)二甲基胂酸缓冲液(含7%蔗糖)漂洗3次,每次5分钟;

(10)二甲基胂酸缓冲液配制的1%四氧化锇后固定,室温,1小时;

(11)二甲基胂酸缓冲液(含7%蔗糖)漂洗3次;

(12)其余步骤按常规电镜样品脱水、包埋、切片及染色。

3. **冷冻超薄切片标记** 组织样品不经过常规脱水和包埋步骤,直接冷冻超薄切片后进行免疫标记。这种方法兼有包埋前和包埋后标记的优点,抗原活性保持良好,免疫标记敏感性高,抗原定位准确。该方法自1973年由Tokuyasu首创以来,随着冷冻超薄切片机的长足进步,免疫标记物的不断改进,以及使用甲基纤维素和醋酸铀混合液代替传统的蔗糖溶液捞取切片的方法,使该项技术更加完美,应用也越来越广泛。

冷冻超薄切片标记步骤:①样品由多聚甲醛或含有极少量戊二醛的多聚甲醛混合固定液固定;②10%明胶包埋;③高浓度蔗糖(0.6~1.5mol/L)浸泡进行冷冻保护;④液氮速冻,并在-115℃以下进行超薄切片;⑤转移到专用金属载网上,进行后续免疫标记。需要注意的是样品进行冷冻超薄切片免疫标记前,首先要进行冷冻半薄切片,并在半薄切片上进行免疫荧光标记实验,以确定所用抗体浓度、孵育时间,并了解所要标记抗原的表达量。目前广泛开展该项技术还有一定困难,除了需要特殊的实验室设备外,对实验人员的操作水平也有很高的要求。

五、电子显微镜在生物医学中的应用

(一)透射电镜的应用

从应用透射电镜发现了细胞内溶酶体、核糖体和过氧化物酶体等亚细胞结构,到超微形态的观察与组织和细胞的功能、代谢相关研究的紧密联系,电镜始终扮演着重要的角色。此外,电镜以其能观察到亚细胞结构的病理改变和特殊结构,也是临床组织病理诊断不可缺少的技术手段。

1. **肾脏疾病** 电镜结合常规组织病理学和免疫荧光,可用于肾小球疾病诊断。电镜能清楚地分辨肾小球毛细血管襻的各个组成部分,识别和定位沉积在肾小球的电子致密物、免疫球蛋白或淀粉样蛋白以及类淀粉样蛋白。可以评估肾小球基底膜异常增厚、变薄以及撕裂。还可以观察肾小管和间质的病理性改变,观察有无非免疫性沉积物,如淀粉样蛋白、轻链致密物沉积和冷球蛋白等。

2. **肿瘤鉴别诊断** 对于某些肿瘤以及免疫组化和分子检测方法不能确定的低分化肿瘤,可利用电镜来寻找肿瘤细胞分化的证据,如黑色素瘤与癌的鉴别诊断需要寻找桥粒、张力原纤维、黑素小体和前黑素小体。

3. **遗传代谢性疾病** 对受累器官组织进行

病理活检,一些疾病可以通过电镜观察明确诊断,或者缩小疾病鉴别诊断范围。①对未培养羊水细胞的电镜检查可以诊断或鉴别诊断某些代谢性疾病,包括Ⅱ型糖原贮积病、溶酶体贮积病和过氧化物酶体病。②在婴幼儿肝炎和胆汁淤积性肝病的诊断中,电镜用于Ⅱ型和Ⅳ型糖原贮积病、α_1-抗胰蛋白酶病和威尔逊病的鉴别诊断。通过观察肝活检组织线粒体数量和结构、过氧化物酶体异常和溶酶体包涵体出现,给出原发性代谢疾病的证据。③婴幼儿间质性肺病中,糖原贮积病和表面活性物质功能障碍等,在电镜下具有特殊超微结构改变。④心肌活检组织的电镜检查也是诊断Ⅱ型糖原贮积病、心肌淀粉样病变高度敏感的检查方法。

4. 其他　电镜还可用于周围神经疾病、肌肉疾病、原发性纤毛运动障碍和某些感染性疾病的检查。

透射电镜结合负染色技术可应用于观察和分析分离的病毒、蛋白质、脂质体、生物大分子及聚合物等。采用负染色与免疫标记技术结合也可用于免疫复合物的定位。冷冻负染色技术也应用到分子生物学研究领域,有文献报道了在高压冷冻的生物样品中剪接因子SF3b准确切除前信使RNA内含子的分子结构,以及具有ATP酶活性的动力蛋白C的超微结构。

(二)扫描电镜的应用

扫描电镜(SEM)在对生物材料、组织和培养细胞的三维超微结构的观察,特别是表面形貌的基础研究中起着重要的作用。Bozzola等介绍了酵母细胞、白念珠菌、曲霉菌和单层培养细胞等多种生物样品的制备方法用于SEM观察。在功能形态学应用方面,有研究者用SEM观察和分析了培养在骨和软骨上的破骨细胞的分化和功能;在盘基网柄菌中肌动蛋白骨架与Rac-1b蛋白的调控关系;以及呼吸道上皮细胞对罗氏支原体感染的调节过程等。有研究人员应用扫描电镜对人股骨头表面微观形貌进行了分析,发现不同的骨状态会导致骨表面微观形貌发生变化,即矿化胶原纤维束的直径、长度、取向分布的不同,为设计与制备仿生骨修复材料奠定理论基础。还有文献报道SEM与免疫标记技术结合,用于观察和研究小鼠浅表性关节炎膝关节上的黏附分子;冷冻场发射式SEM与冷冻削切技术结合,用于观察线虫肌细胞肌原纤维的精细结构和野生型希瓦氏菌的鞭毛的超微结构;冷冻场发射式SEM与冷冻断裂样品技术结合,用于南非爪蛙神经内分泌细胞分泌活性和裂殖酵母细胞隔膜形成过程等的观察和研究。

(三)免疫电镜的应用

在过去30年,免疫胶体金标记电镜技术广泛应用于定位生物样品的各种组织、细胞和细胞器上特定的蛋白和抗原。使用免疫电镜技术的研究者在人表皮细胞样品上定位了一种角质层形成相关的酶——胱天蛋白酶(caspase)14;还发现大鼠心肌细胞ATP敏感的钙离子通道亚单位酶Kir6.1主要定位在线粒体,而Kir6.2定位在心肌细胞的内质网。免疫电镜技术用于功能研究方面,研究者在野生型和核苷三磷酸二磷酸水解酶(NTPD)转基因小鼠中,对胰腺腺泡细胞和唾液腺细胞的与膜结合的外源酶和二磷酸核苷水解酶、三磷酸核苷水解酶(NTPDase1和NTPDase2)进行了定位。有文献报道使用免疫电镜技术在高压冷冻(HPF)和冷冻替代(FS)制备的样本中,清楚定位核纤层蛋白A/C位于距内层核膜60nm范围的核周质中。Kelly和Taylor等使用免疫冷冻电镜技术确定了β1整合素在α-肌动蛋白上的结合位点。此外,免疫电镜还可以辅助定位内源蛋白和外源蛋白,如发现绿色荧光蛋白(GFP)在小线虫组织的亚细胞隔室中。值得关注的是在野生型和重组大肠埃希菌中,用免疫电镜技术可以显示CS3和CS6两种菌毛抗原的存在,而采用负染色技术却只能观察到CS3菌毛而没有CS6菌毛存在。免疫电镜技术应用在临床肾脏病和肿瘤的诊断和发病机制的研究中也有不少报道,国内邹万忠、王素霞等在对肾活检病例回顾性研究中,利用免疫电镜标记方法对11例膜性肾病合并IgA肾病的病理特点进行了分析,发现IgG定位于肾小球上皮细胞下的电子致密物上,IgA定位于肾小球系膜区的电子致密物上,为这类肾病的诊断提供了直接证据。他们还采用抗轻链κ或λ抗体-胶体金免疫标记方法,探讨了免疫电镜在肾轻链沉积病和轻链型淀粉样变诊断中的作用,认为免疫电镜检查对早期肾轻链沉积病及早期轻链型淀粉样变的确诊具有不可替代的作用。

(赵　亮　雷　松)

参 考 文 献

［1］Feola A, Cito L, Carlo AD, et al. Microscopy Techniques. New York：Springer, 2016.

［2］Booth MJ, Patton BR. Adaptive Optics for Fluorescence Microscopy. Amsterdam：Elsevier Inc, 2014.

［3］薛白, 李靖, 王奔放. 光学显微镜在尿红细胞形态检查中的应用价值. 实验与检验医学, 2015, 33（2）：201-202.

［4］孙连杰, 董军, 高峰, 等. 荧光显微镜在颅内恶性肿瘤切除术中的应用. 中国临床神经外科杂志, 2019, 24（4）：197-199.

［5］Pranab Dey. Fluorescence and Confocal Microscope：Basic Principles and Applications in Pathology. Singapore：Springer Singapore, 2018.

［6］Huang X, Ye Q, Chen M, et al. N-glycosylation-defective splice variants of neuropilin-1 promote metastasis by activating endosomal signals. Nat Commun, 2019, 10（1）：3708.

［7］Fu WY, Lei CH, Liu SW, et al. CAR exosomes derived from effector CAR-T cells have potent antitumor effects and low toxicity. Nat Commun, 2019, 10（1）：4355.

［8］Bertram KM, Botting RA, Baharlou H, et al. Identification of HIV transmitting CD11c+human epidermal dendritic cells. Nature Communications, 2019, 10（1）：2759.

［9］Bianchini M, Duchêne J, Santovito D, el al. PD-L1 expression on nonclassical monocytes reveals their origin and immunoregulatory function. Science Immunology, 2019, 4（36）：eaar3054.

［10］王风翔, 何守志. 激光共聚焦扫描显微镜在眼科研究中的应用. 中国体视学与图像分析, 1998, 3（1）：58-61.

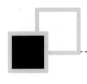

第七章　显微切割术

人体组织是由相互作用的不同的细胞群体组成的，这些细胞群体彼此组成复杂的三维结构，每种细胞均有自己的独特的 mRNA 与蛋白质表达（表现型），因此在复杂的组织中取得同质性的样本是相当困难的。尤其在肿瘤的病理学研究中，样本的同质性是经常遇到的问题。例如，霍奇金淋巴瘤的肿瘤细胞——Reed-Sternberg 细胞（里－施细胞、R-S 细胞）和霍奇金细胞（Hodgkin 细胞、H 细胞），通常单个分散在大量的反应性细胞（例如，淋巴细胞、组织细胞、嗜酸性粒细胞和浆细胞）组成的背景之中，给 R-S/H 细胞起源的研究带来很大的困难。随着分子病理学研究的深入，需要分离的样本越来越小，从大块的组织精确到单个的细胞，甚至细胞器或者染色体。常规的研究方法对此无能为力，而显微切割术的出现解决了上述难题。

在显微切割术（microdissection）出现之前，进行原位的细胞表型的研究方法是免疫组织化学和原位杂交。但是免疫组织化学和原位杂交方法一般只能局限于一种或是几种基因表达的分析，而且难以进行 DNA、mRNA 和蛋白质的定量分析（如突变、缺失）。显微切割术能够对于组织病理学上确定的细胞群（甚至精确到一个特定的细胞，或特定的细胞器或特定的染色体）进行分子病理学研究，达到高度敏感性和高度特异性的统一。尤其是当需研究的细胞只占样本中细胞的少数时，以及需研究的细胞呈散在分布时，显微切割的重要性尤为明显。加之现在的免疫组织化学和原位杂交等技术可以在切片上特异性定位所需的细胞，因此显微切割术在最近几年中得到了迅速的发展。由于和高通量基因分析（基因芯片）以及蛋白分析技术结合，显微切割术显示出良好的发展前景。

第一节　显微切割术的发展历程

组织显微切割的概念尤为简单，即直接在光学显微镜下从异质性的组织样本中选取某一特定的细胞群。实际上，要达到这一目的在技术上经历了以下几个阶段：早期是从冷冻组织切片上在肉眼下用解剖刀刮去不需要的部分，剩下目标组织，如 1965 年，Baxter 对肾小管进行的显微切割的研究。后来发展成在显微操作仪（micromanipulator）引导下使用带有黏附尖端的解剖针或者吸管，进行手动切割和提取，使得精确性和实用性大为增强，如 20 世纪 90 年代初德国 Hansmann 等使用这一方法对 R-S/H 细胞的研究。这些方法基本上为手动，精确性低，费时费力，可重复性差，而且不能完全避免污染。1992 年美国国立癌症研究院（National Cancer Institute，NCI）的 Liotta 等人研发的选择性紫外辐射分离技术（selective ultraviolet radiation fractionation）带来技术上的重大突破，该方法在切片上先用墨水选择性地覆盖需要的细胞或组织，然后用高能量的紫外激光束破坏周围无关组织中的 DNA。墨水覆盖区的细胞的 DNA 得以保存，再用解剖针采集。1995 年 Liotta 教授等进一步发展的膜覆盖组织的非接触性激光显微切割术（non-contact laser microdissection of membrane-mounted native tissue）使得显微切割实现了高度精确、无污染、快速和自动化。将热敏的乙酸乙烯薄膜覆盖在组织切片上，用激光束直接照射需要的细胞群，薄膜受热而与下面的组织紧紧粘住，掀开薄膜就可将靶组织粘在薄膜上，可用于诸如聚合酶链式反应（polymerase chain reaction，PCR）之类的后续检测。

另一种显微切割术的原理是将薄膜预先覆盖在切片上，然后将组织切片或其他材料裱在薄膜之上,在显微镜下由紫外激光进行切割。计算机控制的激光可以按照操作者的要求沿监视器上选定的细胞的边缘切割,切割下的细胞或组织直接落入下面的 Eppendorf 管内,既避免了污染,又不会损害 DNA、RNA 或蛋白质。

目前,不同国家的多个公司均已研发出计算机控制的激光捕获显微切割装置供应市场,实现了快速、简单、精确的显微切割和无污染的靶细胞提取。

第二节　显微切割的材料

用于显微切割的材料十分广泛,可以是冷冻组织切片、石蜡切片、细胞涂片、细胞铺片、细胞爬片、分裂中期的染色体铺片等。如用于 DNA 的提取,福尔马林固定,石蜡包埋的组织切片可以满足大部分要求,但提取单个细胞的 DNA 进行 PCR 还需要冷冻切片。如用于 RNA 的提取,则需要冷冻切片或者细胞涂片。如用于蛋白质的分析,仍以冷冻切片为好。

第三节　显微切割的标记方法

显微切割的切片或者涂片可以仅作常规的甲苯胺蓝或者甲基绿染色后,按照细胞形态学进行切割和提取。对于特定的切割对象,可用免疫组织化学、原位杂交、原位末端标记、原位 PCR 方法等先行定位后再进行切割。这样切割的靶细胞或者靶组织可以保证高度的精确性和同质性。例如,在对于人 R–S/H 细胞的研究中,先使用 CD30 单克隆抗体标记 R–S/H 细胞,再作显微切割以保证切割的精确性。

第四节　目前使用的主要的显微切割术方法

一、液压控制手动显微切割(显微操作仪)

采用液压式显微操作仪(如日本的 Narishige,德国的 Eppendorf)进行。可通过液压系统进行三维控制,切割精度高。在一定放大倍率的显微镜下,用显微操作仪探头夹持的微量移液器(micropipette)或者 30 号针头,仔细分离出靶细胞并将其转移至 Eppendorf 管中,用蛋白酶消化后作 PCR 扩增。整个操作全过程能在显微镜直视下或显微电视监视下进行。这种方法所需的设备较为简单,缺点为效率低,要收集较多的样本费时费力,且可能产生污染。初学者可能要耗费相当多的时间,经过 10~20 例的实践之后才能在操作微量移液器或者针头的速度和精度上达到协调[3]。

二、激光捕获显微切割(laser capture microdissection, LCM)技术

由 NCI 的 Liotta 等人研发的非接触性激光显微切割术,使用红外激光束切割在薄膜下的组织或者细胞,产生的热量少,不会损伤组织的 DNA、RNA 和蛋白质。可以进行单个细胞、甚至染色体的切割。该技术受到专利保护,相关公司基于此技术开发了 Arcturus 系统,包含倒置显微镜、低能量红外激光器、摄像系统、样品收集系统和计算机等。该系统可既可以使用红外激光也可以使用紫外激光,其原理是将热敏的乙酸乙烯薄膜覆盖在裱有组织切片的载玻片上,观察者在显微镜下发现需要的细胞后,用激光束照射需要的细胞群,温度可达到 90℃。薄膜受热而与下面的组织紧紧粘住,掀开薄膜就可将靶组织粘在薄膜上。由于激光束产生的热量非常短暂,可迅速消散,所以不会破坏组织中的 DNA、RNA 和蛋白质。

由某公司研发的激光显微切割(laser micro-dissection, LMD)系统由自动正置显微镜、紫外激光器、摄像系统、样本收集系统和计算机组成。经过硅化的玻璃载片上蒙上一层聚萘二甲酸乙二醇酯薄膜,再裱上组织切片,经过染色(常规甲苯胺蓝染色或免疫组织化学染色)后,即可用于显微切割。与传统方法不同的是,紫外激光(波长 377nm)切割完所需组织或细胞的边界,带膜的组织即可由于重力的原因下落至玻片下的 Eppendorf 管中(图 7-1),实现真正的无污染切割和提取。长焦距显微镜可以直接观察到切割下的组织在 Eppendorf 管中的存在。整个操作可以在监视器上用光标进行,实现自动聚焦、自动切割和自动收集,其切割精度可以达到单个细胞或者单个染色体。

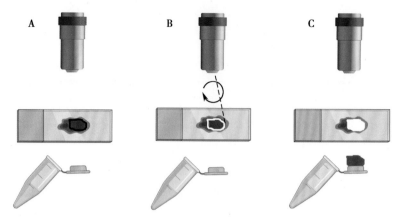

图 7-1 LMD 系统技术原理图

A. 划定目标区域；B. 镜头控制激光沿切割线移动；C. 样品通过重力收集于 Eppendorf 管。

另外两种主流的 LCM 系统是 PALM MicroBeam 系统和 CellCut 系统。PALM MicroBeam 系统与 Arcturus 系统相似，同样配备倒置显微镜，其特色在于承袭了激光显微切割和压力弹射（laser microdissection and pressure catapulting, LMPC）技术，通过紫外激光切割组织后再激发一次功率更大的激光将被切割的组织通过弹射的形式脱离切片进入位于切片上方的收集管中。CellCut 系统特色在于切片固定在金属框架上，位于框架下方激发激光的倒置显微镜镜头和位于框架上方的收集管保持固定，通过水平和垂直移动金属框架完成目标区域的选择、切取以及推送进入收集管。

第五节 显微切割术的应用

显微切割术的应用日益广泛，主要是用于组织切片上特定组织和细胞的 DNA、RNA 和蛋白质的精确的、无污染的切割和分离。切割的组织或细胞可用于 DNA、RNA 和蛋白质三个层面的研究。

一、DNA 水平

DNA 的克隆、实时 PCR（real-time PCR）DNA 文库的构建、DNA 印迹法，DNA 测序、X 染色体失活（X-chromosome inactivation）、比较基因组杂交（comparative genomic hybridization）、双脱氧指纹（dideoxy fingerprinting）和杂合性丢失（loss of heterozygosity）等。

二、RNA 水平

总 RNA 和多聚 A 尾［poly（A）]+RNA 的分离、反转录 PCR、cDNA 文库的构建、RNA 印迹法和靶向分化显示（targeted differential display）等。

三、蛋白质水平

二维十二烷基硫酸钠聚丙烯酰胺凝胶电泳（2D-SDS-PAGE）、液相色谱 - 质谱、免疫印迹、免疫组织化学、表面增强（surface enhanced）激光解吸附（laser desorption）和离子化（ionization）等。

四、显微切割术应用的举例

对于霍奇金淋巴瘤的 R-S/H 细胞的研究。霍奇金淋巴瘤和一般的肿瘤在组织病理学上的不同在于肿瘤性的 R-S/H 细胞一般只占肿瘤组织的极少部分（<1%）并分布散在，其余是大量背景细胞，如小淋巴细胞、浆细胞、组织细胞和粒细胞等，这造成对于 R-S/H 细胞起源研究的困难和结果的混乱。

1993 年，德国病理学家 Hansmann 等人使用显微操作仪，从冷冻切片分离出霍奇金淋巴瘤的单个 R-S/H 细胞进行 PCR，检测免疫球蛋白基因的重排，证实了 R-S/H 细胞实际上是分化上出现异常的 B 淋巴细胞。华西医科大学李甘地等人的研究进一步发现在 R-S/H 细胞中存在免疫球蛋白 λ 轻链的重排而不存在 T 细胞受体基因重排。空军军医大学黄高升等人同样使用类似方法发现 R-S/H 细胞中存在巨细胞病毒 DNA。

中国医科大学王恩华等人应用激光捕获显微切割方法分离了硬化性肺细胞瘤中两种形态、分布不同的肿瘤细胞（多角形细胞和表面立方细胞），并运用 X 染色体连锁的雄激素受体基因和磷酸甘油酸酯激酶基因多态性的克隆性分析技术证实了这两种肿瘤细胞具有相同的克隆起源，即来自同一种祖细胞，且均为肿瘤实质成分。

　　Fend 等人报告应用激光捕获显微切割和基因重排等技术，对于 3 例组合性低度恶性的 B 细胞淋巴瘤的研究显示分别为套细胞淋巴瘤和滤泡性淋巴瘤、滤泡性淋巴瘤和小淋巴细胞性淋巴瘤、套细胞淋巴瘤和慢性淋巴细胞白血病的组合中，存在双克隆性的免疫球蛋白重链基因重排并用测序加以证实。这一发现说明，组合性淋巴瘤是由不相干的两个克隆性增生形成的，而使用常规的全组织切片提取 DNA 的方法则不能发现存在双克隆性的重链基因重排。

　　LCM 技术和 FISH 技术的结合。由于石蜡包埋组织做 FISH 常有核酸的破坏和人工假象，FISH 技术一般使用新鲜的或者冻存组织。加拿大卡尔加里大学的 DiFrancesco 等人报告，用激光捕获显微切割术从石蜡包埋的乳腺癌标本中分离出来的细胞核做 FISH，结果可以与新鲜组织相比，而且可以进一步作流式细胞术分析核型和 DNA 倍体，并且可以避免正常细胞混入后引起的错误。

　　LCM 与蛋白质组学研究。英国阿伯丁大学的 Lawrie 等报告了在大肠癌的冷冻切片上用 LCM 切割癌细胞，提取可溶性蛋白做二维凝胶电泳分离后，切割凝胶上的点状蛋白质做质量光谱术分析，并与全肿瘤组织蛋白提取物对照。结果发现，用 LCM 分离的肿瘤细胞蛋白不会受到肿瘤组织中其他细胞的蛋白的干扰。

　　LCM 提取的石蜡包埋组织中的基因定量表达研究。德国的 Specht 等人对 54 例福尔马林固定、石蜡包埋的巴雷特（Barrett）食管腺癌组织用 LCM 切割细胞后，以定量 RT-PCR 方法测定多种癌基因的表达。结果发现在 5μm 厚的石蜡切片上仅仅 50 个肿瘤细胞就可以得到与新鲜组织的 FISH 和免疫组化相似的结果。

第六节　显微切割术的展望

　　显微切割术保证了样本的纯度和精确，达到了特异性和敏感性的统一，解决了样本同质性

的难题，并可防止污染。其缺点为激光捕获显微切割术设备昂贵，但运行费用不高。手动液压控制显微切割则对于设备要求较低，但对操作要求高。目前迅速发展的显微切割术正在与高通量的基因芯片技术结合，可以应用在几乎所有的生物医学领域。除了以上应用外，定量激光捕获显微切割术和分层表达扫描技术是新的发展方向。

　　定量 LCM：在后基因组时代，激光捕获显微切割术与敏感的定量化学发光免疫分析技术（quantitative chemiluminescent immunoassay）结合，在生物学和医学领域有广泛的前景。最近 NCI 的前列腺癌研究组报告了这种方法用于测定人单个前列腺上皮细胞内的前列腺特异性抗原（PSA）的分子数量为 $2 \times 10^4 \sim 6.3 \times 10^6$。

　　分层表达扫描（layered expression scanning）也是由 NCI 前列腺癌研究组发展的，意图在于建立一种能够高通量且能迅速分析大量组织中的分子的方法。例如，在一个患者的整个前列腺癌组织中存在多个细胞群，如正常的上皮、高度和低度的前列腺上皮内瘤（PIN）病灶、癌、基质成分，以及机体反应性的淋巴细胞等。但是应用显微切割方法不可能对于所有的细胞群进行分析，一是因为细胞群数量大，二是因为研究者很难确定哪些细胞群是值得分析的。而分层表达扫描可以同时进行所有存在于组织中的细胞群的分析。该方法是将一个样本中的组织切片中的多个细胞群进行显微切割，组成一系列捕获层，每层均含有一种特定的杂交分子（抗体或 DNA 序列）。样本中的显微切割细胞群可以转移至捕获膜上，在转移后，样本中的组织学定位仍然保存。转移至捕获膜上的蛋白与膜中存在的抗体结合，或转移的核酸与膜中的 DNA 探针进行杂交，再进行显色。对于每层膜上的结果进行分析，测量各层膜上的各种细胞群的靶分子的表达水平。

　　总之，在生物医学技术发展到"后基因组时代"的今天，显微切割术以其可分离高纯度、微小样本的独特优势，并与高通量基因分析和高通量蛋白表达分析技术结合，成为 21 世纪分子生物学不可缺少的技术。

（王　亮）

参 考 文 献

[1] Baxter TJ. Cysts arising in the renal tubules. A micro-dissection study. Arch Dis Child, 1965, 40(213): 464–473.

[2] Kuppers R, Zhao M, Hausmann ML, et al. Tracing B cell development in human germinal centres by molecular analysis of single cells picked from histological section. EMBO J, 1993, 12(13): 4955–4967.

[3] Shibata D, Hawes D, Li Z, et al. Specific genetic analysis of microscopic tissue after selective ultraviolet radiation fractionation and the polymerase chain reaction. Am J Pathol, 1992, 141(3): 539–543.

[4] Zhuang Z, Bertheau P, Emmert-Buck MR et al. A new microdissection technique for archival DNA analysis of specific cell populations in lesions less than one millimeter in size. Am JPathol, 1995, 146(3): 620–625.

[5] 邓飞, 吕广能, 李甘地, 等. 从组织切片中提取单个细胞 DNA 进行 PCR 的方法. 中华病理学杂志, 1997, 26(1): 52–53.

[6] Podgorny OV, Lazarev VN. Laser microdissection: A promising tool for exploring microorganisms and their interactions with hosts. J Microbiol Methods, 2017, 138: 82–92.

[7] Bevilacqua C, Ducos B. Laser microdissection: A powerful tool for genomics at cell level. Mol Aspects Med, 2018, 59: 5–27.

[8] F Deng, G Lu, G Li, et al. Hodgkin's disease: immunoglobulin heavy chain and light chain gene rearrangements revealed in single Hodgkin/Reed-Stemberg cells. J Clin Pathol: Mol Pathol, 1999, 52(1): 37–41.

[9] 李斌, 李甘地, 刘卫平. 霍奇金病单个 H/R-S 细胞 TCR-γ 基因重排的研究. 中华病理学杂志, 2000, 29(1): 24–26.

[10] 闫庆国, 黄高升, 朱德生, 等. 显微切割技术鉴定病毒核内包涵体. 第四军医大学学报, 2000, 21(1): 6–8.

[11] Wang EH, Dai SD, Qi FJ, et al. Gene expression and clonality analysis of the androgen receptor and phosphoglycerate kinase genes in polygonal cells and cuboidal cells in so-called pulmonary sclerosing hemangioma. Mod Pathol, 2007, 20(11): 1208–1215.

[12] Fend F, Quintanilla-Martinez L, Kumar S, et al. Composite low grade B-cell lymphomas with two immunophenotypically distinct cell populations are true biclonal lymphomas. A molecular analysis using laser capture microdissection. Am J Pathol, 1999, 154(6): 1857–1866.

[13] DiFrancesco LM, Murthy SK, Luider J, et al. Laser capture microdissection-guided fluorescence in situ hybridization and flow cytometric cell cycle analysis of purified nuclei from paraffin sections. Mod Pathol, 2000, 13(6): 705–711.

[14] Lawrie LC, Curran S, McLeod HL, et al. Application of laser capture microdissection and proteomics in colon cancer. Mol Pathol, 2001, 54(4): 253–258.

[15] Specht K, Richter T, Muller U, et al. Quantitative gene expression analysis in microdissected archival formalin-fixed and paraffin-embedded tumor tissue. Am J Pathol, 2001, 158(2): 419–429.

[16] Simone NL, Remaley AT, Charboneau L, et al. Sensitive immunoassay of tissue cell proteins procured by laser capture microdissection. Am J Pathol, 2000, 156(2): 445–452.

[17] Englert CR, Baibakov GV, Emmert-Buck MR. Layered expression scanning: rapid molecular profiling of tumor samples. Cancer Res, 2000, 60(6): 1526–1530.

第八章　组织芯片技术

由组织芯片(tissue chip)、基因芯片(gene chip)和蛋白质阵列(protein array)构成的生物芯片(biochip)技术被誉为医学、生物学领域的一次革命。其中,组织芯片又称为组织微阵列(tissue microarray)是一种将数十个、数百个乃至上千个小的组织片整齐地排列在某一载体上(通常为载玻片)而制成的微缩组织切片。它具有高通量、检测迅速等优点,可被用来同时检测DNA、RNA、蛋白质等的表达,因此自20世纪80年代问世以来已被广泛应用于临床医疗及生命科学研究领域(表8-1)。

表 8-1　组织芯片年代表

年代	人物	事件
1986	Battifora	收集多种肿瘤组织块
1998	Kononen J	首次提出组织芯片概念
2001	Fejzo M	研发出冷冻组织微阵列技术
2005	Ferrer B	研发出细胞系组织芯片技术
2007	Zhou L	优化冷冻组织微阵列技术
2014	Zlobec I	开发出下一代组织芯片

随着组织芯片制作技术的不断完善,组织芯片的种类也在不断地增加。目前,不仅有常规的人类石蜡样本组织芯片,也出现了实验动物、细胞株以及一些病原微生物的芯片。2019年《中华人民共和国人类遗传资源管理条例》的出台及各项规章制度的完善,势必促进组织芯片技术在更多领域的应用,其中包括为基础医学及临床医学服务。本章将就组织芯片技术及其在生命科学研究中的应用、组织芯片应用的局限性等方面进行介绍。

第一节　组织芯片的设计和制作

组织芯片的制作分为手工制作和机械制作两种方式,但它们的基本操作程序是相似的,主要包括以下四个方面。

1. 组织芯片的设计　根据需要设计组织芯片的种类、组织样本的分类、组织片的大小和样本的数量等(图8-1)。

2. 组织定位　对目标样本石蜡块(供体)的HE染色切片进行形态学观察,并核对组织或相关疾病的病理诊断,之后分别在组织切片和相应目标样本石蜡块上标记。

3. 阵列蜡块的制作　先制作出空白石蜡块,根据所需组织片的大小和样本的数量在空白石蜡块上依次打孔,再从已标记的石蜡组织块上钻取组织并转移到空白石蜡块的相应位置,即完成了阵列蜡块的制作(图8-2)。

4. 切片　阵列石蜡切片的制片与常规组织制片基本相同,但应注意捞片的温度,以40℃为宜。温度过高组织片易离散,温度过低难以保证组织片的展开。用于免疫组织化学染色或原位杂交检测的组织片应裱于经防脱片处理(如10% APES的丙酮溶液等)后的载玻片上,56℃烤片3小时后移至37℃恒温箱中过夜。常温保存备用。

一、组织芯片的设计

组织芯片的设计是十分重要的,其设计内容至少应包括两个方面:一是组织芯片的组织种类的选择,二是组织芯片上每一个样本的组织片的大小。在使用组织芯片进行原位组织病理观察或研究时,人们最关心的问题就是组织片的大小对某一器官或组织所存在病变的代表程度如何。一般而言,芯片上组织样本数量越大,组织片的面积越小,细胞数量也越少。在直径为2mm的组织芯片上约有1×10^5个细胞,而在直径为0.6mm的组织片上只有约3×10^4个细胞,故在组织芯片的设计中并不是组织片的数量越多越好。

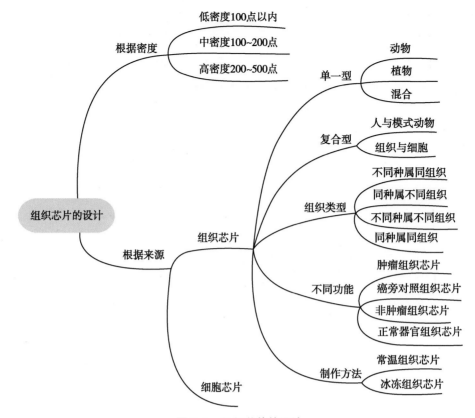

图 8-1 组织芯片的设计

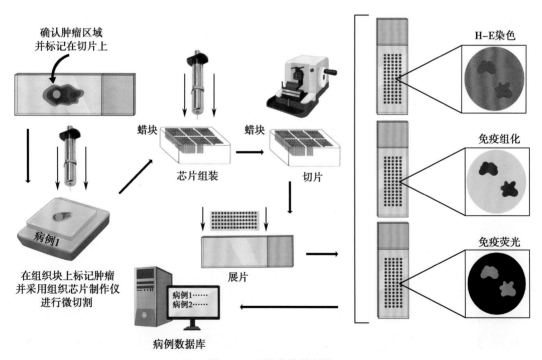

图 8-2 组织芯片的制作

目前,利用组织阵列仪已可以制作出含上千个样本的组织芯片,但最常用的组织芯片的样本含量仍以 60~100 个为主,组织片的直径可为 2mm。这样既可提供相对较大面积的组织进行形态学观察,又可定位和半定量观察免疫组化或原位杂交等的检测信号。Zlobec I 等基于数字病理的理念开发出下一代组织芯片(next-generation tissue microarray,ngTMA)技术。该技术可通过载玻片扫描和数字病理学方法快速、精准以及自动化地构建TMA，而构建好的TMA经染色后，每张切片的数字图像可上传到组织切片网站管理平台进行数据分析。目前的研究显示，ngTMA能够更为精确地捕获目的组织区域或细胞类型，从而有助于对肿瘤微环境中特定细胞类型的蛋白质、DNA、mRNA和微RNA等的研究。

二、石蜡包埋组织芯片的制作

组织芯片的制作包括手工制作和借助于组织阵列仪的机械制作（表8-2）两种方式。手工制作组织芯片的成本较低、所需工具简单，只需购买不同口径（0.6~5mm）的钻头即可。而针对机械制作组织芯片，目前已有商品化的组织阵列仪（表8-3）。组织阵列仪可在目标蜡块上多次钻取组织，且组织片的直径最小可至0.6mm，故一张芯片上的样本数量可达数百或上千个。同时，与手工制作相比，机械制作组织芯片对目标蜡块的损伤更小，制作的速度更快并且制作出的芯片质量更高。

表8-2　手工制作组织芯片与机械制作组织芯片比较

类型	成本	仪器	组织损伤	技术要求	组织点数	点阵直径
手工	低	钻头	大	低	100以内	1mm以上
机械	高	芯片仪	小	高	可100以上	0.6mm以上

表8-3　国内外常用组织芯片仪

仪器名称	型号	生产公司
全自动组织芯片仪	Minicore	英国MITOGEN
组织阵列点样仪	TY4322	Beecher Instrument
半自动组织芯片点样仪	TMArrayer	美国Pathology Devices
手动组织芯片点样仪	TMAjr	美国Pathology Devices
组织芯片仪	Quick-Ray	韩国UNITMA
组织芯片制备仪	TM-1	北京博医康实验仪器有限公司
组织芯片制备仪	TMA600	上海博南生物技术有限公司

冷冻组织芯片的制作流程与石蜡包埋组织芯片基本相似，其不同点主要在于：①冷冻组织芯片的组织样本是未经固定处理的；②冷冻组织芯片的目标组织块和阵列组织块所用的载体材料不是石蜡，而是OCT复合物。由于冷冻组织芯片是在低温条件下制作，故其制作的难度相对较大，但冷冻组织芯片的使用范围更广，可用于DNA、RNA和蛋白质水平的研究和检测。目前，国内研究人员开发出一种高效的组织芯片制作方法，可降低制作成本，值得推广。

三、可能出现的技术问题和对策

组织芯片制作过程中可能出现如下技术问题。

（一）无效组织

所谓无效组织是指非目标组织。产生无效组织的原因是多方面的，目标组织的定位不准确和组织的厚度不理想是最常见的两个原因。因此，避免无效组织的关键在于良好的组织定位和恰当的组织厚度切取。

组织定位应由从事形态学相关工作且具有一定经验的专业人员来完成，而目标组织的厚度一般以3~4mm为佳（若组织切片的厚度为5μm，一个3~4mm厚的组织蜡块可连续切片150~200张）。一般情况下，在人或动物的正常组织芯片制作过程中极少出现无效组织，因为多数组织的形态结构是基本相同的，而在病理样本组织芯片的制作中则相对容易出现无效组织，这主要是因为病变分布的不确定性。在连续切取的数百张组织芯片上，目标组织的形态变化是必然存在的，其中可能会出现无效组织。另外，在对存档的石蜡组织样本块切片时，由于各样本组织的厚度不均，也可出现无效组织。

（二）组织片的移位或脱落

在对阵列蜡块切片时，若使用水漂浮捞片，水温过高就易发生组织片的移位。而使用石蜡切片辅助带移系统（paraffin section aid tape transfer system, PSA）进行烘干捞片及紫外线灯烤片则能有效地避免制片过程中组织片的移位或脱落。

（三）对目标石蜡块（供体）造成损坏

在阵列石蜡块的制作过程中，由于要从目标石蜡块上钻取组织，故会导致不同程度地对目标石蜡块的损坏。所钻取组织的直径越大，钻取组织的次数越多，越易造成前者的损坏，而用组织阵列仪来钻取组织则对目标石蜡块的损伤相对较小。

第二节　组织芯片的特点及其应用

组织芯片的特点主要有：①体积小、信息含量大（高通量），可根据不同需求进行组合设计各种类型的组织芯片；②不仅适用于形态学观察，还能用于免疫组织化学染色、原位杂交和各种原位组织/细胞学的观察和研究，具有高效、快速、低消耗、良好的自身内对照和可比性强等长处；③可批量制作组织芯片及对其实验结果进行计算机分析。

目前，生物芯片信息计算机处理系统（biochips computer processing database, BCPD）已问世，且随着人工智能在医学领域的深入应用，大样本量组织芯片的阅片及数据分析变得更加容易。在医学研究领域中，组织芯片已被应用于基因及其产物表达水平的分析和基因功能的研究中。

一、组织芯片技术的应用

组织芯片技术可用于生命科学研究的多个领域，尤其是在生物学和医学基础研究等领域。由于组织芯片具有高通量、快速和低消耗的特点，因此它可单独使用或与基因芯片配套用于基因及其产物表达水平的分析和基因功能的研究。自组织芯片技术问世以来，国内外已有不少相关的研究报道，主要集中在肿瘤分子病理学研究方面，其涉及的主题多为原癌基因/抑癌基因调控异常在肿瘤发病机制中的作用、肿瘤患者对化疗药物产生耐药性的分子机制研究、肿瘤预后相关因素的分子基础探讨、筛选与肿瘤发生发展相关的基因或遗传标志物等。Bonk S 等（2019）应用组织芯片大样本量分析技术，对 17 747 例前列腺癌组织、3 442 例其他恶性肿瘤组织及 608 例正常前列腺组织进行了 PSA 的表达分析并发现，PSA 仍然是前列腺癌最敏感的分子指标。

组织芯片也常应用于生物技术领域：①可用于生物制剂的研发和筛选中，如抗体的研发、基因探针的筛选等。②可用于原位组织技术实验中，包括常规形态学观察、特殊染色、免疫组化及核酸原位杂交等。③可用于新基因探针的研发、目的基因在细胞及组织中的表达谱分析和鉴定、实验结果的图像分析和定量检测等。

Martinez-Morilla S 等（2019）应用标准化的程序性死亡配体-1（PD-L1）索引组织微阵列（index TMA）客观地评价了 *PD-L1* 基因表达谱与应用定量数字图像分析结果之间的一致性。研究中，Martinez-Morilla 使用了特制的 index TMA（包含一组一式三份的十个同基因细胞系）测试了相同但独立培养的不同批次的等基因细胞，以证明 index TMA 可以大量生产，可以用作标准化工具。Seyed J 等（2018）应用 ngTMA 分析了血管内皮生长因子与黑色素瘤恶性程度之间的相关性，发现只有 *VEGFR2* 是黑色素瘤唯一的独立风险因素。

随着组织芯片的广泛应用，以其为组织基础的实验结果是否具有可信性也曾受到质疑。因此，Schraml 等（1999）对以相同组织为标本的组织芯片和常规组织切片进行了免疫组织化学和原位杂交检测，同时对存档的外检和尸检组织材料也进行了相关检测。结果显示，组织芯片与普通组织切片的免疫组织化学和原位杂交检测结果具有高度的一致性。以波形蛋白（vimentin）的免疫组织化学染色为例，使用组织芯片的阳性率为 50%，使用普通组织切片的阳性率为 53%。另外，用 FISH 技术对存档的外检和尸检组织材料进行了 *CCD1*、*C-MYC*、*ERBB2*（均为癌基因）的检测。结果显示，有 75%~85% 的检测结果可以解释，78%~92% 的外检存档样本、44%~58% 的尸检组织材料可用于组织芯片技术。组织芯片还可作为组织学、病理学实习教材和外科病理微缩图谱，用于医学基础课程的教学和病理医生的培养等。组织芯片也可能用于临床对一些自身免疫病患者体内存在的自身抗体的靶向组织定位检测，有一定的潜在的临床应用价值。

二、组织芯片的局限性

虽然组织芯片技术有较广阔的应用前景，但也有其使用的局限性或不足之处。在用组织芯片技术对有明显异质性的肿瘤或其他疾病进行研究时，芯片组织片的大小对某一肿瘤或某一疾病的代表性是不容忽视的问题，若处理不当，可能会导致完全错误的结果或出现较大的偏差。例如，某些肺癌，在肿瘤的不同区域取材的组织，由于肿瘤分化程度的不同，其形态学表现的差异可能很大；在一些多胚叶来源的肿瘤，如畸胎瘤、恶性中胚叶混合瘤等肿瘤组织也存在着明显的异质性。通常组织芯片上的样本量越大，组织片的面积越小，细胞数量也越少。遇到此类情况，在组织芯片的设计上除了考虑尽可能选择较大面积的组织片外，还应对同一样本进行多点定位和取材，以最大限度地减少由于样本代表性的问题导致的实验误差。

组织芯片使用中还可能出现的问题有：

1. 组织片脱落　这种情况主要发生在用组织芯片行免疫组织化学染色或原位杂交等实验过程中。在组织芯片的制作中事先对载玻片进行防脱片处理可有效地减少或避免组织片的脱落。

2. 假阴性反应　产生假阴性结果的原因是多方面的，有无效组织、探针或抗体的质量，以及检测系统的问题等，除前所述的影响因素外，在用组织芯片进行各种原位组织技术的检测，如免疫组织化学或原位杂交时应适当增加各试剂的用量，可避免在操作过程中假阴性反应的发生。

有些组织不适宜使用组织芯片技术进行形态学观察和原位组织病理技术的研究，如人的腔道组织——胃肠道、呼吸道、皮肤、膀胱和子宫壁的全层形态学观察等。

（金铁峰）

参 考 文 献

［1］ Battifora H. The multitumor（sausage）tissue block：novel method for immunohistochemical antibody testing. Lab Invest, 1986, 55（2）: 244–248.

［2］ Kononen J, Bubendorf L, Kallioniemi A, et al. Tissue microarrays for high-throughput molecular profiling of tumor specimens. Natural Medicine, 1998, 4（7）: 844–847.

［3］ Fejzo M, Slamon D. Frozen tumor tissue microarray technology for analysis of tumor RNA, DNA, and Proteins. Am J Pathol 2001, 59（5）: 1645–1650.

［4］ Ferrer B, Bermudo R, Thomson T, et al. Paraffin-embedded cell line microarray（PECLIMA）: development and validation of a high-throughput method for antigen profiling of cell lines. Pathobiology, 2005, 72（5）: 225–232.

［5］ Zhou L, Hodeib M, Abad JD, et al. New tissue microarray technology for analyses of gene expression in frozen pathological samples. Biotechniques, 2007, 43（1）: 101–105.

［6］ Zlobec I, Suter G, Perren A, et al. A next-generation tissue microarray（ngTMA）protocol for biomarker studies. J Vis Exp, 2014（91）: 51893.

［7］ 何德明. 一种高产组织芯片制作方法的建立、应用与转化. 上海：复旦大学，2013.

［8］ Martinez-Morilla S, McGuire J, Gaule P, et al. Quantitative assessment of PD-L1 as an analyte in immunohistochemistry diagnostic assays using a standardized cell line tissue microarray. Lab Invest, 2020, 100（1）: 4–15.

［9］ Seyed Jafari SM, Wiedmer C, Cazzaniga S, et al. Correlation of Vascular Endothelial Growth Factor subtypes and their receptors with melanoma progression: A next-generation Tissue Microarray（ngTMA）automated analysis. PLoS One, 2018, 13（11）: e0207019.

［10］ Schrmal P, Kononen J, Bubendorf L, et al. Tissue microarray for gene amplification surveys in many different tumor types. Clin Cancer Res, 1999, 5（8）: 1966–1975.

［11］ 郜恒骏, 张小燕. 组织芯片技术应用及展望. 生物产业技术，2010, 5（9）: 73–77.

第九章 常用分子病理检测技术

第一节 聚合酶链式反应技术

聚合酶链式反应（polymerase chain reaction，PCR）是分子生物学的经典技术，1983年由Mullis发明，一经问世便成为一项革命性技术，大大节省了基因研究的财力和时间。

PCR技术是分子生物学研究极其重要的工具，在组织分子病理检测中应用最为广泛。自发明以来，PCR的基本原理一直未变，但随着试剂性能大幅提升以及反应体系和仪器不断创新，PCR的实验方法得以不断改进。传统的PCR方法检测先对目标序列进行扩增，再通过凝胶电泳半定量扩增产物，来检测DNA水平的分子改变。定量PCR在传统PCR的基础上实现了在同一封闭体系内边扩增边定量检测产物，是PCR技术的又一次革新，其中实时定量PCR（real-time quantitative PCR）已在临床广泛应用。逆转录PCR（reverse transcription PCR，RT-PCR）将mRNA逆转录为互补DNA（cDNA），能够检测RNA水平的分子改变。数字PCR（digital PCR）是近年来兴起的更灵敏的绝对定量PCR技术，也被称为第三代PCR。常用的PCR技术还包括原位PCR、多重PCR、甲基化特异性PCR、巢式PCR等。这些PCR技术还可以相互结合应用。例如，定量逆转录PCR（quantitative reverse transcription PCR，RT-qPCR）将逆转录PCR与实时定量PCR技术相结合，先从RNA逆转录得到cDNA，然后再用实时定量PCR进行扩增与分析。在科研与临床实践工作中，应根据样本类型和检测目标选择合适的PCR方法。

一、传统PCR技术的原理与应用

（一）传统PCR技术的原理

PCR的基本原理是在体外经酶促反应对某一特定DNA序列进行特异性扩增。在DNA聚合酶催化下，以母链DNA为模板，以特定引物为延伸起点，以4种脱氧核苷三磷酸（dNTP）为底物，通过变性、退火、延伸等步骤，在体外复制出与母链模板DNA互补的子链DNA，多次反复的扩增使特定DNA序列数量呈指数上升。它可将单一拷贝或低拷贝的待测核酸以指数的形式扩增而达到常规方法可检测的水平。

（二）传统PCR技术的实验程序

1. PCR反应体系 PCR反应体系的成分主要包括：酶、模板、引物、dNTP、Mg^{2+}和缓冲液。

（1）DNA聚合酶：是PCR反应体系的重要组成部分，能够从单链DNA模板合成新的互补链。所有DNA聚合酶都具有$5' \rightarrow 3'$聚合酶活性，即掺入核苷酸并使引物按$5'$至$3'$方向延伸。

早期的PCR通常使用来源于大肠埃希菌的DNA聚合酶Ⅰ上的克列诺片段（Klenow fragment）。然而，这种大肠埃希菌酶对热敏感，易受到变性阶段高温的破坏，从而无法继续进行退火和延伸步骤。因此，需要在全程每个循环的退火步骤中重新补充酶。

热稳定DNA聚合酶的发现是一项重大进步，它实现了长时间的反应稳定性，为PCR方法的改进提供了无限可能。从水生嗜热菌（Thermus aquaticus）中分离出来的Taq DNA聚合酶是最有名的热稳定DNA聚合酶之一，它的发现彻底改变了PCR。Taq DNA聚合酶具有相对较高的热稳定性，能够在75℃以上保持活性，无须手动重新补充酶即可持续循环扩增，实现了工作流程自动化。此外，与大肠埃希菌DNA聚合酶相比，Taq DNA聚合酶能够获得更长的PCR扩增子，并且具有更高的灵敏度、特异性和收率。适用于无特殊要求的常规PCR。Taq DNA聚合酶也存在一些缺点。例如，其在90℃以上的DNA链变性温度中相对不稳定。对于需要更高解离温度的富含GC和/

或具有强二级结构的 DNA 模板而言,这一问题尤为明显。同时,Taq DNA 酶缺乏校正活性,会在扩增期间引入错误核苷酸。对于克隆和测序而言,序列的准确性至关重要,所以不能存在含有错配的 PCR 扩增子。此外,Taq DNA 聚合酶的易错配特性使其通常无法稳定扩增长度大于 5kb 的片段。

对于高 GC 含量 PCR、PCR 克隆、长片段扩增等更为特殊的应用,应该使用性能更高的 DNA 聚合酶。这些酶能够在短时间内从长模板上扩增出 PCR 产物,错误率更低,收率更高,对抑制剂的耐受性更强。

(2)引物:PCR 引物是含有 15~30 个碱基的合成 DNA 寡核苷酸片段,能够与模板 DNA 中待扩增的目标区域的侧翼序列互补结合。在 PCR 反应期间,DNA 聚合酶使引物从其 3' 端开始按 5'→3' 方向延伸。为了确保 PCR 扩增的特异性,引物设计需要注意几个原则:

1)长度:引物的长度一般为 15~30bp,常用的是 18~27bp,最佳为 20~24bp。引物序列的熔解温度(T_m)必须在 55~70℃之间,两种引物的 T_m 相差不超过 5℃。引物过短时会造成 T_m 过低,在酶反应温度时不能与模板很好的配对;引物过长时又会造成 T_m 过高,超过酶反应的最适温度,还会导致其延伸温度大于 74℃,不适于 Taq DNA 聚合酶进行反应。

2)GC 含量与碱基分布:引物的 GC 含量最好控制在 40%~60% 之间。引物中四种碱基的分布最好是随机的,避免连续出现 4 个以上的单一碱基。为了尽量减少非特异性,引物 3' 端最多只能有 3 个 G 或 C 碱基,否则会使引物在 GC 富集序列区错误引发。

3)特异性:引物与待扩增目标片段外其他序列具有最小的同源性(建议同源性不要超过 70% 或有连续 8 个互补碱基同源),以确保目标片段的特异性扩增。引物序列不能具有互补性(尤应避免 3' 端的互补重叠),若正、反向引物互补会容易形成引物二聚体,引物自身互补会形成明显的发夹结构,这些都会影响引物和模板 DNA 的结合从而影响引物效率。有多种软件可用于设计及选择具有指定参数的最佳引物序列。

(3)模板 DNA:用于 PCR 反应的模板 DNA 可以是任何来源,如基因组 DNA(gDNA)、互补 DNA(cDNA)和质粒 DNA。模板 DNA 的纯化程度与起始量是 PCR 反应的关键环节之一。以基因组 DNA 作为模板时,DNA 提取过程中未去除干净的蛋白质、糖类、脂类、酚类及各种离子等杂质,会干扰 PCR 扩增反应,影响 PCR 产物的数量和质量。模板 DNA 起始量的优化很重要,起始量过高会增加发生非特异性扩增的风险,而起始量过低则会降低收率。最佳起始量受到 DNA 的组成或复杂度、所使用的 DNA 聚合酶类型等因素的影响。例如,在起始量为 50μl 的 PCR 反应体系中,只需 0.1~1ng 质粒 DNA,而 gDNA 则需要 5~50ng。

尽管未纯化的 PCR 产物可直接再次用作模板,但是引物、dNTP、盐和副产物等遗留反应成分会对扩增造成不利影响。为了避免这种抑制作用,通常建议在下一轮 PCR 前用水稀释。如需获取最佳结果,应在再次扩增前将 PCR 扩增子进行纯化。

(4)dNTP:由四种基本核苷酸[脱氧腺苷三磷酸(dATP)、脱氧胞苷三磷酸(dCTP)、脱氧鸟苷三磷酸(dGTP)和脱氧胸苷三磷酸(dTTP)]组成,是新 DNA 链的组成元件。这四种核苷酸通常以相等摩尔量加入到 PCR 反应体系中,以实现最佳的碱基引入。但是,在某些情况下,如通过 PCR 方法进行随机突变,偶尔也会使用浓度不等的 dNTP,以促进非校正 DNA 聚合酶产生更多的错误碱基插入。在常见的 PCR 应用中,各种 dNTP 的常用终浓度通常为 0.2mmol/L。

(5)Mg^{2+}:在 PCR 反应中,各种 dNTP 浓度为 0.2mmol/L 时,Mg^{2+} 浓度控制在 1.5~2.0mmol/L 为宜。Mg^{2+} 浓度过高,反应特异性降低,出现非特异扩增,浓度过低会降低 Taq DNA 聚合酶的活性,使反应产物减少。

2. PCR 循环过程 由变性→退火→延伸三个基本反应步骤构成。将这些步骤重复(循环)25~35 次,即可按指数方式获得精确的目标 DNA 拷贝(图 9-1)。

(1)变性:将双链 DNA 模板加热至 90~95℃,使双链之间的氢键断裂,解离成单链。变性需要的温度和时间与模板 DNA 的二级结构的复杂性、G≡C 含量高低等均有关。G≡C 间由三个氢键连接,而 A=T 间只有两个氢键相连,所以 G≡C 含量较高的模板,其解链温度相对较高。变性温度低则变性不完全,DNA 双链会很快复性,因而

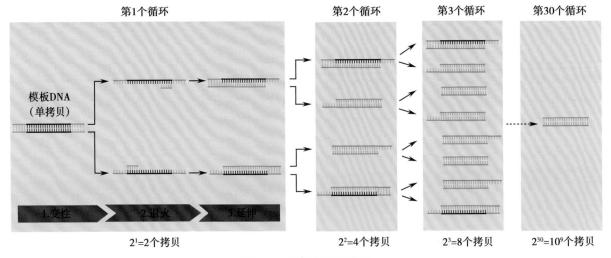

图 9-1　PCR 循环示意图

减少产量。变性温度过高或变性时间过长,会影响 DNA 聚合酶的活力。

(2)退火:当反应混合物温度降低时(37~65℃),特异性引物与模板 DNA 中互补区域(位于目标 DNA 的两侧)结合,形成 DNA 模板-引物复合物。在 PCR 反应体系中引物的浓度大大高于模板 DNA 的浓度,并且引物的长度显著短于模板的长度,因此在退火时,引物与模板中的互补序列的配对速度比模板之间重新配对成双链的速度要快得多。退火时间一般为 1~2 分钟。退火所需要的温度和时间取决于引物与靶序列之间的同源性程度及引物的碱基组成。一般实验中退火温度(annealing temperature, T_a)比扩增引物的解链温度(melting temperature, T_m)低 5℃,可用公式进行计算:$T_a=T_m-5=4(G+C)+2(A+T)-5$,单位是℃。退火温度决定 PCR 产物的特异性与产量。退火温度高,特异性强,但过高则引物不能与模板牢固结合,DNA 扩增效率下降;退火温度低,PCR 产物收率高,但过低可造成引物与模板错配,非特异性产物增加。

(3)延伸:DNA 聚合酶催化引物沿着模板 DNA 按 5′→3′方向进行延伸,合成出与模板 DNA 互补的 DNA 子链。引物延伸温度的选择取决于 DNA 聚合酶的最适温度,一般为 70~75℃。延伸所需要的时间取决于模板 DNA 的长度。一般在 72℃条件下,Taq DNA 聚合酶催化的合成速度大约为 40~60 个碱基/秒,其速度取决于缓冲液的组成、pH 值、盐浓度与 DNA 模板的性质。

(4)PCR 循环次数:为扩增目标 DNA,需多次重复(或"循环")上述变性、退火和延伸步骤。PCR 循环次数一般为 25~40 个,取决于 DNA 起始量和所需要达到的 PCR 产物收率。不建议超过 45 个循环,次数过多会增加非特异性背景,而且副产物的累积和反应组分的消耗会大大降低 PCR 效率,使 PCR 扩增进入平台期。较少的循环数更适合于无偏倚扩增(如下一代测序)以及目标 DNA 的准确复制(如克隆)。然而,循环反应次数太少会导致 PCR 产物收率降低。

反应最终的 DNA 扩增量可用 $Y=(1+X)^n$ 计算。Y 代表 DNA 片段扩增后的拷贝数,X 表示平均每次的扩增效率,n 代表循环次数。平均扩增效率的理论值为 100%。反应初期,目标 DNA 片段的增加呈指数形式,随着 PCR 产物的逐渐积累,被扩增的 DNA 片段不再呈指数增加,而进入线性增长期或静止期,即出现"停滞效应",称平台效应。

PCR 循环过程通常在普通 PCR 仪(热循环仪)中自动完成。有多种进口与国产普通 PCR 仪。仪器的升降温方式有气体加温、水加温及电热块加温等。可根据应用需要设置温度、循环次数及时间等参数。

(三)传统 PCR 技术的产物分析及应用

可以应用多种方法来检测 PCR 产物。常用的方法之一是琼脂糖凝胶电泳法。琼脂糖凝胶电泳通过电泳分离核酸片段,并用溴化乙锭(ethidium bromide, EB)或 SYBR Safe 等嵌入染料对核酸进行染色,继而使用紫外凝胶成像分析系统进行检测。

PCR 技术在临床、科研以及法医鉴定等领域有着广泛的应用。在分子生物学研究中，PCR 技术可用于基因工程、DNA 测序、基因表达分析。在临床应用领域，PCR 可用于感染性疾病检测、遗传性疾病检测、肿瘤分子遗传学检测等。PCR 技术还可应用于亲子鉴定、DNA 指纹。由于 DNA 的高度敏感性，它可以对单个细胞、单根头发、微量血迹等微量样本进行核酸扩增和分析鉴定。

在 PCR 的应用中需要避免假阳性与假阴性结果。假阳性是指不含目标片段的模板经过 PCR 反应产生了扩增产物。PCR 假阳性的主要原因之一是核酸污染。因而，PCR 实验室需要合理布局，实验操作应该严格遵守规范。引物特异性差造成的非特异性扩增也可导致假阳性结果。假阴性是指含目标片段的模板经过 PCR 反应未产生预期的 PCR 产物。模板质量、引物设计、PCR 反应条件、实验操作、产物量过低等均可以导致假阴性结果。为了减少假阳性结果，需要保证模板质量，优化引物设计与 PCR 反应条件（温度、循环数等），规范实验操作。

二、实时定量 PCR 技术的原理与应用

（一）实时定量 PCR 技术的原理

传统 PCR 在扩增结束后需打开反应管分析产物，这种操作易产生气溶胶污染，引起后续扩增的交叉污染。因此研究人员向反应体系中引入荧光基团以达到在一个封闭管内实时检测荧光强度来反映扩增效果的目标，由此诞生了实时定量 PCR 技术，又称实时 PCR（real-time PCR）或定量 PCR（quantitative PCR，qPCR）。实时定量 PCR 技术依据荧光标记的方法可分为两类：荧光探针标记的 PCR 和荧光染料标记的 PCR。前者是基于荧光共振能量转移（FRET）原理，即当一个荧光基团与一个荧光猝灭基团邻近时会发生荧光能量转移，猝灭基团吸收荧光基团能量从而被激发荧光；反之猝灭作用便消失。基于该理论，有 Taqman 荧光探针、双杂交探针、分子信标探针和蝎形探针等标记方法。SYBR Green Ⅰ是应用最为广泛的实时荧光 PCR 染料，可与双链 DNA 小沟非特异性结合，在扩增过程中，随引物延伸形成的双链 DNA 荧光强度不断增加，与不扩增的模板荧光强度存在显著差异。这种方法无须单独设计探针，因此操作简便、成本较低，但需结合溶解曲

线证实无非特异性扩增以保证结果的可靠。溶解曲线中的横坐标是温度，而纵坐标代表荧光信号强度。溶解曲线单峰代表 PCR 产物为单一扩增子（amplicon），说明扩增产物特异性好；如果出现多峰意味着产生了多个 PCR 产物，提示存在非特异性扩增，PCR 实验条件需要进一步优化和调整。

实时定量 PCR 需要使用专门的实时定量 PCR 仪，实时定量 PCR 仪利用反应管/孔中的荧光信号强度来衡量双链核酸含量，相关软件可以根据荧光信号强度与 PCR 循环数获得扩增曲线，对 PCR 进程进行实时检测。循环阈值（cycle threshold，Ct）是实时定量 PCR 中很重要的概念，是指每个反应管内的荧光信号到达设定的荧光阈值时所经历的循环数，具有很好的重复性。荧光阈值是在荧光扩增曲线指数增长期设定的一个荧光强度标准（即 PCR 扩增产物量标准）。荧光阈值可设定在指数扩增阶段任意位置上，但实际应用要结合扩增效率、线性回归系数等参数来综合考虑。PCR 反应的前 15 个循环的荧光信号作为荧光本底信号，荧光阈值的缺省（默认）设置是 3~15 个循环的荧光信号的标准偏差的 10 倍。在 PCR 扩增的指数时期，模板的 Ct 值和该模板的起始拷贝数存在线性关系，所以可以定量。每个模板的 Ct 值与该模板的起始拷贝数的对数存在线性关系。起始拷贝数越多，Ct 值越小。正常情况下，Ct 值的范围应该在 15~35 之间，以在 22~26 之间最为理想。

实时定量 PCR 可以基于已知拷贝数的绝对标准品对未知含量目标序列进行绝对定量。首先利用绝对标准品创建标准曲线；然后将未知含量目标序列与已知拷贝数标准品的标准曲线做比较，得到目标序列的起始拷贝数。质粒 DNA 通常用于制备绝对标准品，根据质粒 DNA 的分子量和浓度（浓度可在 A260 处测量得到）计算出拷贝数，然后倍比稀释用作绝对定量的标准品。标准品的绝对量必须首先通过其他独立的方法获取。一般不使用 DNA 作为 RNA 绝对定量的标准品，因为对于逆转录过程的效率没有对照。相对定量可采用标准曲线法或 Ct 值比较法。如果使用标准曲线法，可以使用绝对标准品，也可以使用相对标准品（比如，未经处理的对照样本）。相对标准品在实验操作上更为简便易行，用于相对定量的标准曲线更容易绘制。可以使用 DNA 标准曲线

进行 RNA 的相对定量,但是需要保证目标序列在所有样本中的逆转录效率应当近似相同。Ct 值法可在单个样本中比较一个目标序列与另一个目标序列(内部参照基因,例如管家基因)的 Ct 值(使用公式: $2^{-\Delta\Delta Ct}$)。为了有效地利用比较 Ct 法,目标序列(基因)和内部参照序列(基因)的扩增效率应当近似相同。对于基因表达定量研究,可采用 β 肌动蛋白、甘油醛 –3– 磷酸脱氢酶(GAPDH)、核糖体 RNA(rRNA)或其他 RNA 作为内部参照。

随着技术的进步,在上述基本方法上衍生出许多更灵敏的检测方法,并应用于临床诊断,包括扩增受阻突变系统(amplification refractory mutation system, ARMS)、片段长度分析、变性高效液相色谱技术、高分辨率熔解曲线分析等。其中 ARMS 法又称为等位基因特异性扩增法(allele specific amplification, ASA),在基因突变检测中应用最为广泛,其主要原理为:利用 TaqDNA 聚合酶缺少 3′ → 5′ 外切酶活性,设计两个 5′ 端引物,分别与野生型 DNA 和突变型 DNA 互补。只有与模板 DNA 完全互补的引物才可延伸并得到 PCR 扩增产物;若发生错配,链延伸反应就会因 3′, 5′– 磷酸二酯键形成障碍而受阻。针对不同的已知突变,设计适当的引物,通过 PCR 方法直接达到区分突变型和野生型基因的目标,并且能在同一系统中同时检测两种或多种等位基因突变位点。

(二)实时定量 PCR 技术的优势及应用

实时定量 PCR 较传统 PCR 有显著的优势。实时定量 PCR 可以实时在封闭的反应管中检测 PCR 产物,无须在 PCR 完成后利用琼脂糖凝胶电泳检测,显著缩短了获得结果的时间,并大幅提升了检测的灵敏度(可以识别出低至 2 倍的 DNA 量差异),可实现绝对或相对定量检测。实时定量 PCR 已被广泛用于基因表达研究(例如,比较经药物处理样本与未处理样本中的特定目标基因的表达水平差异)、病原体检测、转基因研究等诸多领域。

ARMS 方法可以应用于肿瘤组织的单个或数个基因突变检测(如 KRAS, NRAS, EGFR, BRAF 等)(图 9-2),用于靶向治疗指导、耐药检测、预后判断等。近年来,在经典 ARMS 法的基础上还衍生出了一些改良方法,如超级突变扩增阻滞系统(super-ARMS)技术等,灵敏度更高,可达 0.2%。可用于如循环肿瘤 DNA(circulating tumor DNA, ctDNA)中低丰度突变的检测,肿瘤复发、转移或耐药的监测。

三、逆转录 PCR 技术的原理与应用

(一)逆转录 PCR 技术的原理

逆转录(reverse transcription)是指以 RNA 为模板,合成与其互补的互补 DNA(complementary DNA, cDNA)的过程。逆转录 PCR 是将 RNA 的逆转录和 cDNA 的 PCR 反应相结合的技术。逆转录 PCR 的基本原理为:提取组织或细胞中的总 RNA,利用逆转录酶将 RNA 模板逆转录成单链 cDNA 拷贝,再以 cDNA 链为模板进行 PCR 扩增,从而获得大量特定序列的拷贝(图 9-3)。逆

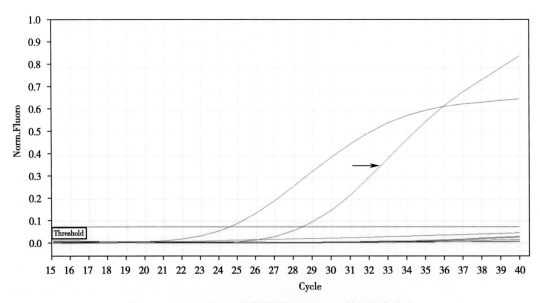

图 9-2　ARMS PCR 技术检测样本 EGFR 基因突变曲线
一条曲线为内参基因(管家基因)扩增曲线,另一条曲线(箭头所示)为 EGFR L858R 点突变扩增曲线。

转录 PCR 的出现将 RNA 检测的灵敏性提高了几个数量级,使一些极微量 RNA 样本的分析成为可能,可检测 mRNA、前信使 RNA(pre-mRNA)或者其他类型 RNA(例如,非编码 RNA)。逆转录引物可以使用寡聚 T 引物、随机六聚体引物或者基因特异性引物。寡聚 T 引物适用于具有多聚 A 尾[poly(A)尾]的 RNA(真核生物的 rRNA 和 tRNA 不具有 poly(A)尾),可以与大多数真核细胞 mRNA 3′ 端的 poly(A)尾杂交,与随机引物相比特异性高;随机引物适用于 rRNA、mRNA、tRNA 等所有 RNA 的逆转录反应,但特异性低;基因特异性引物是与模板序列互补结合的引物,适用于逆转录已知的目标序列。

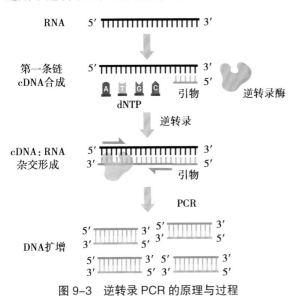

图 9-3　逆转录 PCR 的原理与过程

(二)逆转录 PCR 技术的一步法和两步法

逆转录 PCR(RT-PCR)可以用一步法或两步法的形式进行。两种方法各具优缺点。一步法 RT-PCR 在单个反应管中将第一链 cDNA 合成(RT)和后续 PCR 反应结合在一起顺次进行。该反应设置可简化工作流程、减少结果差异,并将污染的可能性降至最低。一步法 RT-PCR 简化了样本的处理和操作步骤,适用于大量样本的同时检测。一步法 RT-PCR 采用基因特异性引物进行逆转录,有助于最大化目标 cDNA 的收率并最小化扩增背景。但是,由于一步法 RT-PCR 需兼顾逆转录和 PCR 反应条件,在某些情况下灵敏度和效率可能偏低。此外,由于采用了基因特异性引物进行逆转录,一步法 RT-PCR 分析仅局限于个别基因。

两步法 RT-PCR 包含两个独立的步骤,首先进行第一链 cDNA 合成(逆转录),然后在单个反应管中对第一步骤中所得到的 cDNA 进行 PCR 扩增。与一步法 RT-PCR 相比,两步法 RT-PCR 的逆转录和 PCR 反应独立进行,逆转录引物的选择(寡聚 T 引物、随机六聚体引物或基因特异性引物)和 PCR 反应条件的设定更加灵活,可对每个步骤的反应条件进行最大程度的优化,提高检测灵敏度和效率,并可在单个 RNA 样本中检测多个基因。但是,两步法 RT-PCR 延长了工作流程、增加了样本处理操作步骤、提高了污染和结果变异的可能性。

(三)逆转录 PCR 技术的优势及应用

逆转录 PCR 较传统 RNA 检测技术手段优势明显。可以实现极微量 RNA 样品(纳克级别)的检测,并且理论上可以检测任何基因的转录产物。逆转录 PCR 可用于检测基因表达水平、基因不同转录本、RNA 病毒含量等,还可获得特定基因的 cDNA 序列用于基因克隆和测序。

定量逆转录 PCR 是将逆转录 PCR 与实时定量 PCR 技术相结合,先从 RNA 逆转录得到 cDNA,然后再用实时定量 PCR 进行扩增与分析。与传统逆转录 PCR 技术相比较,灵敏度更高,且能实现定量。定量逆转录 PCR 在扩增对数期通过检测荧光信号来测定 cDNA 中目标序列的扩增水平,后者是定量逆转录 PCR 对 RNA 中初始目标进行定量的基础。定量逆转录 PCR 最常见的应用是对细胞和组织不同时间或不同处理后(如药物作用)的实时 mRNA 水平进行定量分析,也常应用于检测研究样本中是否存在逆转录病毒(RNA 病毒)。近年来,还常被应用于肿瘤中特异性融合基因(如 *EML4-ALK*)的检测,用于靶向治疗指导、辅助诊断等。

四、数字 PCR 技术的原理与应用

数字 PCR 属于第三代 PCR 技术,是一种更灵敏的核酸分子绝对定量技术。数字 PCR 同样利用 Taqman 或分子信标探针杂交,其关键在于将待测模板稀释至单分子水平,再通过纳米和微流体技术自动将其分配至数个反应单元中。若分配至芯片微孔中则称为芯片数字 PCR,若以油包水的方式分配为微滴则称为微滴数字 PCR(ddPCR)。在扩增阶段,有荧光信号的反应单元记为 1,无荧光信号则记为 0,统计有或无扩增的反应单元数目,利用泊松分布即能够确定原始模板样

本内待测分子的绝对数量。通过增加 PCR 平行反应单元的总数可实现所需的精度,反应单元的数目越多,数字 PCR 的灵敏度越高,准确度也越高。

与传统定量 PCR 不同,数字 PCR 进行绝对定量时无须使用标准品及标准曲线,不依赖于扩增效率,可以检测到较小倍数变化的差异,因此适用于低丰度突变的检测,尤其适用于仅能提供少量样本的情况,如需多次长期监测肿瘤复发、转移或耐药情况(ctDNA 检测);检测血液系统疾病中传统手段无法观测到的微小残留病变;产前诊断等。

五、原位 PCR 技术的原理与应用

(一)原位 PCR 技术的原理

原位 PCR 技术是将 PCR 技术和原位杂交技术相结合。先将细胞和组织进行处理(固定和酶消化处理等),使细胞通透性适当增高,有利于试剂进入细胞内,又可防止扩增后产物漏出;再滴加 PCR 反应所需的各种试剂于样本上,将载有细胞或组织的玻片放入原位 PCR 仪上进行 PCR 反应。根据在扩增反应中所用的 dNTP 或引物是否标记,原位 PCR 可分为直接法和间接法两类;根据所用标记物的性质和扩增产物检测方法的不同,又分为原位反转录 PCR 和原位再生式序列复制反应。

1. 直接法原位 PCR(direct in situ PCR) 在反应体系中应用标记的三磷酸核苷酸或引物,当样本进行 PCR 扩增时,标记分子就掺入到扩增产物中。扩增产物可直接观察而不需要进行原位杂交。目前常用的标记物有地高辛、生物素等。该方法的优点是使扩增的产物直接携带标记分子,因此操作简便、流程短、省时,但特异性较差、扩增效率较低、易出现假阳性,特别是在组织切片上,假阳性信号主要来自样本中受损 DNA 的修复过程。由于固定、包埋及制片过程中均可造成 DNA 的损伤,受损的 DNA 可利用反应体系中的标记 dNTP 进行修复。这样,标记物就可掺入到非靶序列 DNA 分子中,产生假阳性。另外,引物与模板的错配也可导致假阳性信号的产生。有学者在直接原位 PCR 的基础上建立了 5′-标记引物原位 PCR 方法,虽然该方法也有上述非特异性修复和扩增现象,但由于后者无标记物的掺入,故非特异性产物虽可产生却无法显示,从而避免了假阳性结果。

2. 间接法原位 PCR(indirect in situ PCR) 先将引物、核酸及酶等反应物引入细胞内进行扩增,然后用特异性的标记探针与扩增产物进行原位杂交。再根据标记分子的性质检测扩增信号。该方法能克服由于 DNA 修复或引物错配引起的非特异性染色问题,使扩增效率提高,特异性增强,故是目前应用最为广泛的原位 PCR 技术方法。该方法需在扩增反应后再进行原位杂交,故该方法操作相对复杂,用时长。

3. 原位反转录 PCR(in situ reverse transcription PCR) 将反转录反应和 PCR 相结合,以检测细胞内低拷贝 mRNA 的方法。整个反应分两步进行,第一步以 mRNA 为模板,在逆转录酶催化下合成 cDNA;第二步则以 cDNA 为模板,用 PCR 对靶序列进行扩增。该方法可用于扩增和检测样本中低拷贝的 mRNA。其优点是逆转录扩增后,即可在显微镜下观察信号在组织或细胞上的定位,不需从样本中提取 mRNA。该方法不会因在核酸的分离中造成靶序列的破坏而致信号丢失。与液相 PCR 不同的是,原位 RT-PCR 反应过程在固定的组织或细胞样本上进行,样本需先用 DNA 酶处理,破坏组织细胞中的 DNA,以保证 PCR 扩增的模板是从 mRNA 转录合成的 cDNA,而不是细胞中原有的 DNA。

(二)原位 PCR 技术的应用

原位 PCR 技术能用于低拷贝的内源性基因的检测和定位,在完整的细胞样本上能检测出单一拷贝的 DNA 序列,可用于基因突变、基因重排和染色体易位等的研究和观察;还可用于外源性基因的检测和定位,如对各种感染性疾病病原的基因检测,如 EB 病毒、人乳头状瘤病毒、肝炎病毒、巨细胞病毒和人类免疫缺陷病毒基因组及结核分枝杆菌、麻风杆菌基因的检测等;在临床上还可用于对接受了基因治疗患者体内导入基因的检测等。

从理论上讲,原位 PCR 是一种较完美的技术,兼有较高的敏感性和基因的细胞内定位功能,但目前该技术方法还欠完善,存在特异性不高、技术操作复杂、需要特殊的设备等问题,短时间内还难以推广使用,但有一定的潜在应用前景。

六、其他 PCR 技术的原理与应用

除前面提到的几种 PCR 技术外,我们还会根

据实际需要在临床与科研工作中使用一些其他的PCR技术。

多重PCR（multiplex PCR）也称复合PCR，它是在同一PCR反应体系里加上两对以上引物，同时扩增出多个核酸片段的PCR反应，其反应原理、反应试剂和操作过程与一般PCR相同。利用一次多重PCR反应，可同时检测与鉴别多种病原体；与ARMS PCR结合，可一次检测与鉴别多个基因以及同一基因不同位点的突变；与定量逆转录PCR结合，可一次检测与鉴别肿瘤融合基因的不同变异形式。

甲基化特异性PCR（methylation-specific PCR，MS-PCR）是一种简便且敏感的检测单基因甲基化的技术。MS-PCR的原理是首先用亚硫酸氢钠修饰处理基因组DNA，未发生甲基化的胞嘧啶被转化为尿嘧啶，而甲基化的胞嘧啶则不变，据此针对甲基化和非甲基化序列分别设计一对引物并进行PCR反应，检测基因组DNA中目标区域CpG岛的甲基化水平。在经亚硫酸氢钠修饰处理的基因组DNA样本中，如果用针对甲基化序列的引物能获得扩增产物，则说明目标区域存在甲基化；若用针对非甲基化序列的引物能获得扩增产物，则说明目标区域不存在甲基化。MS-PCR可应用于结直肠癌、子宫内膜癌等肿瘤中的 *MLH1* 基因启动子甲基化状态检测，辅助林奇（Lynch）综合征筛查；也可应用于脑胶质瘤中的 *MGMT* 基因启动子甲基化检测，预测肿瘤化疗效果及预后。

巢式PCR（nested PCR）是指使用两对（而非一对）PCR引物进行两轮PCR扩增，第二轮的扩增产物才是最后需要得到的目标片段。其实验原理为：利用第一对引物（外引物）对原始DNA模板进行第一轮PCR扩增（和普通PCR相似），第一轮扩增结束后将第一轮PCR获得的扩增产物稀释100~1 000倍加入到第二轮扩增体系中作为模板，利用第二对引物（内引物或称巢式引物，结合在第一轮PCR产物的内部）继续进行第二轮PCR反应，第二轮PCR的扩增片段短于第一轮。依次类推，实际操作过程中还可以第二轮PCR的扩增产物稀释后作为第三轮PCR的模板，进行两轮以上的PCR扩增。巢式PCR克服了单次扩增平台期效应的限制，极大地提高了PCR的敏感性；两套引物使得巢式PCR的扩增非常特异，如果第一轮PCR扩增产生了错误的目标片段，内引物与错误片段配对进行第二轮扩增的概率极低。

降落PCR（touchdown PCR，TD PCR）主要是通过逐步降低PCR反应过程中的退火温度来降低非特异性的产物，提高PCR的特异性。

第二节　流式细胞术

流式细胞术的发展可以追溯到1930年，研究者开始关注细胞计数，逐渐形成了以细胞计数为基础的流式细胞仪的雏形。1934年，Moldaven试图用光电仪记录红细胞和红色酵母，由此为流式细胞仪引入细胞染色的概念。1954年，光电粒子记数器诞生；1969年世界上第一台荧光检测细胞计出现，它不仅启用鞘液流动态聚焦原理，同时还使用了氩离子激光器作为光源。1972年，细胞分选器的改进型研制成功，能够检测出经过荧光标记抗体染色的细胞信号，实现了多参数的检测，同时也可以实现细胞分选。1975年，单细胞克隆抗体技术的提出，为流式细胞研究中免疫试剂的应用奠定了基础。

流式细胞术（flow cytometry，FCM）是一种可以快速、准确、客观地检测快速直线流动状态中的单个细胞的多项物理及生物学特性并对其分析定量，同时可以对特定群体加以分选的技术。流式细胞术的定量分析主要通过识别细胞特异性标志物的数量（包括表面受体、抗原及DNA等）以及细胞固有的性质（如光散射等）甄选出目标细胞亚群。之后，可以根据研究需要对目标细胞亚群进行分选，以得到高纯度的细胞，用于细胞培养及其他功能研究分析。

简单地说流式细胞术具有三个特点：

1. 极短时间内可分析大量细胞；
2. 可同时分析单个细胞的多种特征；
3. 定性或定量分析细胞。

一、流式细胞仪的构成及工作原理

（一）流式细胞仪的主要构成

流式细胞仪主要由三部分构成（图9-4）：液流系统、光信号收集系统和电子系统。

1. **液流系统**　利用鞘液和气体压力将样本细胞依次输送到测量区，使细胞逐个通过激光光斑中央，接受检测（图9-5）。

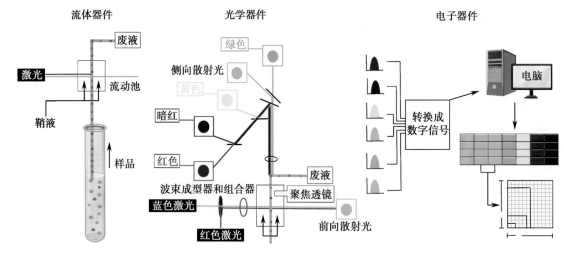

图9-4 流式细胞仪的主要构成及工作原理

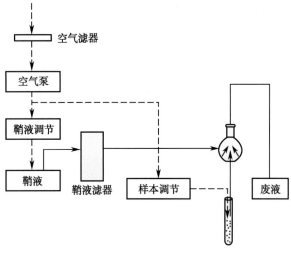

图9-5 流式细胞仪流动室

由于细胞具有聚集的倾向,理论上单一细胞悬液中会含有细胞团,导致多个细胞同时到达测量区。因此,流式细胞仪的液流系统必须使细胞逐个快速通过测量区,同时还要避免液流管道被堵塞。

将细胞或者微粒流喷射入一个直径较宽的快速流动的鞘液流中央,鞘液管入口方向与待测细胞或者微粒流成一定角度,根据流体力学的原理,细胞或微粒在较宽的水流中心自然将被限制在一个狭窄的核心。这样流式细胞仪就能把细胞限制在精确的位置,又不会发生阻塞。换句话说,就是在一条较宽的鞘液流核心中流动的一条细胞的狭窄液流。这个过程的发生地点为流动室。

流动室是石英玻璃制成的透明小室。细胞悬液的速度增加或减少与鞘液流的速度相等,其结果是当维持相同的样品液流体积与流速比值时,核心所包含细胞液流的直径的增加或减少会改变液流速度。因此细胞悬液被注入的比率将会直接影响限制在激光束中央的细胞核心液流的宽度和强度。喷嘴的出口孔径非常小,并且工艺精细,根据待分析的细胞的大小不同,具有不同的规格,一般有70μm、100μm、200μm。最为常用的是70μm的喷嘴,适用于体积较小的血细胞、脾脏和淋巴结的免疫细胞等;而体积较大的细胞如肿瘤细胞、脏器实质细胞等需选用孔径较大的喷嘴。

2. 光路系统 包括一系列光学元件,如透镜、滤光片和小孔等,主要功能是在细胞受激光激发后,产生散射光和荧光等信号,由于流式细胞仪对于细胞的分析是以激光照射细胞后接收的光信号为基础,所以是流式细胞仪的灵魂。

光路系统始于激光器,激光是一种能够提供单波长,高强度及稳定性高的光照,它能沿直线传播,发散角小,因此是流式细胞仪光源的首选。不同的激光器发出的激光照射到细胞后产生的光信号会经过不同的光路系统被不同的通道接收。目前,几乎所有型号的流式细胞仪中均配置一根波长为488nm的氩离子激光器,多种染料,如异硫氰酸荧光素(FITC)、聚乙烯(PE)、叶绿素蛋白(PerCP)等都可以被488nm激光激发。新型的流式细胞仪可以同时使用3根或3根以上的激光器,进行10色以上的多色分析。

光路系统的滤光片根据功能可以分为长通滤片、短通滤片和带通滤片。流式细胞仪就是利用滤光片的不同组合达到分离光信号的目的,其光路系统具有很大的灵活性,因此大幅度增加了流式细胞仪的应用范围。

3. 电子系统 光信号转换为电子信号,分析电子信号,量化电子信号并传递给计算机。

将光信号转变为电子信号的关键元件是光电倍增管（photomultiplier，PMT）。PMT顾名思义除了能将光信号转变为电子信号外，还能按照一定比例将信号放大，是连接光路系统和计算机的桥梁。流式细胞术中"通道"的概念就是和PMT紧密联系在一起的，一个PMT就是一个通道。

另外一些流式细胞仪还配有细胞分选系统，即从样品细胞中分离出目标细胞，回收后可以再培养。

（二）工作原理

流式细胞仪通过给鞘液和样品施加高压，给废液桶施加负压，从而实现可见液流的高速流动。加入荧光染料待测单细胞悬液，在一定的气体压力下被压入流动室，待测细胞在鞘液的包裹下单行排列，逐个通过检测区，细胞自身发出的散射光以及激发出的荧光信号被前向光电二极管和90°方向的光电倍增管检测到。光信号通过波长选择通透性滤片后，经光电倍增管接收，转换为电信号，再经过数/模转换器转换为数字信号，送入计算机进行处理。

流式细胞仪还可以对分析中的目标细胞进行分选提取，这个功能是通过分离含有单细胞的液滴而实现的。在流动室的喷嘴上安装有高速振荡器，进行分选时，鞘液和样品液相互混合，振幅越大，断点位置越高。即液流上段是连续的液滴，下段是独立的液滴，激光照射点位于上段的连续液滴，仪器收集照射后的信号，判断是否需要被分选，在断点处对判断做出处理，如为目的细胞则系统给上段液流施加正相或者负相电流，当其进入下方偏转板电场时，细胞便会在电场的作用下发生偏转，从而进入分选管，电荷式分选就是实现细胞分选的基本原理。

二、流式细胞仪的检测信号

流式细胞仪主要关注散射光信号和荧光信号，前者是细胞在未作任何处理时仪器收集到的固有特性；而激光激发出的荧光信号强弱是则代表目标细胞的表面受体、抗原及DNA等的浓度。

（一）散射光信号

1. 前向散射（forward scatter，FSC）光 又称小角度散射光或者0°角散射光（图9-6），是激光检测区时由硅光二极管探测，正向收集的小角度散射光。一般来说，FSC的强弱与细胞的大小体积有关。但是如果细胞不是球形，如双凹圆盘状红细胞，由于细胞在液流中的空间取向不同，也可以导致对同型细胞检测得到的FSC信号完全不同。

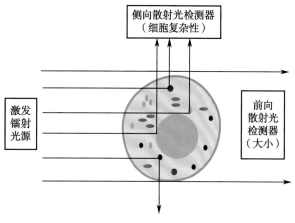

图9-6 前向散射光和侧向散射光

2. 侧向散射光（side scatter，SSC） 亦称90°角散射光，收集的是细胞通过检测区时由光电倍增管探测90°方向的散射光，其波长与激光波长一致。SSC对细胞膜、细胞质及核膜的折射率更为敏感，其强弱与细胞内部的精细结构和颗粒性性质有关。

由于流式细胞仪检测灵敏度高，只要溶液中稍有杂质就容易产生微小的电压信号，因此必须用FSC做阈值以排除杂质，所有细胞颗粒产生的信号必须高于该阈值才能被接收为信号。

（二）荧光信号

荧光染料是一种吸收某种特定颜色的光后激发，并立即退激发，恢复到原有的状态，同时多余的能量就以不同颜色的光的形式辐射出来的化学物质。当然一些细胞有自发荧光，也可以被流式细胞仪检测到，但是在大多数情况下，没有实质性有意义的自发荧光的细胞将会在样品准备的时候被荧光染料染色。

荧光染料可以与抗体耦联结合，这样通过对荧光的检测可以确定抗原的相对数量，进而对细胞亚群的功能进行分析。以DNA敏感的荧光染料对细胞进行染色，就可以区分出多倍体的恶性细胞，结合数学算法可以研究在细胞周期的不同阶段中的细胞比例。有些荧光染料能在子代细胞中均匀分布，可以用来对分裂中的细胞进行染色分析，进而得到细胞发生分裂的相对数量。

流式荧光通道之间需要进行补偿调节,这是因为荧光素在相应的激光激发后期波长并不是完全集中在一个很小的范围。由于发射谱范围的重叠,就会有少量不需要检测的另一种荧光信号也被此通道接收到,所以每一个 PMT 实际检测到的都是两种荧光的和,但是以某一种荧光为主。

三、流式数据的显示

流式数据的显示通常有直方图、散点图、等高线图和密度图等几种。

(一)直方图

细胞的每一个单参数的测量数据可以整理成直方图来显示。在直方图中,一般横坐标表示荧光信号或者散射光信号相对强度的值,其单位是道数,横坐标可以是线性的,也可以是对数的,纵坐标一般是细胞数。直方图一般采用间距门来确定目标细胞。流式直方图本质上就是统计直方图。

(二)散点图

散点图能够同时显示两个通道的信息,也是采取坐标轴的方式,通常横坐标和纵坐标表示两个不同通道的值,而图中的每一点代表一个细胞(图9-7)。

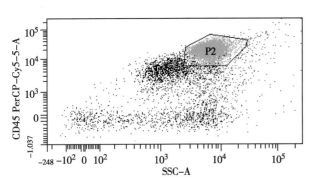

图 9-7　用 CD45 和 SSC 联合设门分析淋巴结

一般流式分析中,先利用 FSC-SSC 物理图根据细胞的大小和颗粒度将细胞进行分群,然后根据目标细胞处于哪个群体,再将该群体细胞设门(set gate),进一步分析该群体中的目标细胞。

门(gate)是流式分析中的一个较为重要的概念,通过设门,流式图只显示所设门内的细胞,其他无关细胞不会被显示。

(三)等高线图

流式等高线图与散点图类似,也可以同时显示两个通道的信息,不同的是,它借助地理等高线的形式。与散点图相比,等高线图能够直观地体

现细胞群的集中点,其中央区域代表一个细胞群。

四、流式细胞技术的应用

流式细胞技术在医学上的应用

1. 在血液学中的应用　近年来白血病/淋巴瘤的免疫分型已经成为诊断血液恶性肿瘤的重要标准之一。目前国内外均主张采用 CD45/SSC 散点图进行白血病的免疫分型。采用流式细胞术有助于白血病亚型的诊断,特别是对于用形态学不能肯定其细胞来源及杂合性白血病。

这里需要应用流式细胞技术的细胞亚群测定和表型测定,细胞亚群测定流式细胞技术最基本的应用。完成细胞亚群的测定首先要明确总体是什么,其次要明确待测细胞亚群的特征性表型是什么,这样就可以利用该抗原的相应荧光素耦联抗体进行测定。先将总体设门,再根据细胞群的特殊表型圈出该群细胞。常见细胞群体的特征性表型如表9-1所示:

表 9-1　常见细胞群体的特征性表型

细胞群体	表型
免疫细胞	CD45
T 淋巴细胞	CD3,CD4(CD4$^+$ T 淋巴细胞),CD8(CD8$^+$ T 淋巴细胞)
B 淋巴细胞	CD19 或 CD20
NK 细胞	CD56
单核细胞	CD14
巨噬细胞	CD11b

表型就是要明确这些抗原分子的表达情况可以从一定程度上判读这群细胞的某些特征,从而判断其功能状态。表型测定也需要明确两个问题:第一要明确待测定细胞群体的表型,明确该细胞的特征表型,并标记该特征表型的荧光素耦联抗体;第二需要明确测定哪个或哪些表型,同时标记需要测定的这些表型的荧光耦联抗体。测定表型时,先根据特征细胞的特征表型设门,将其显示于一个流式图上,流式图的一个轴代表其中一个待测表型的荧光信息,圈出阳性表型的细胞,就可以得出这群细胞或细胞亚群表达该抗原分子的情况。

2. 在肿瘤中的应用　流式细胞术利用实体瘤标本,体液标本或活检标本等对肿瘤细胞 DNA 含量测定,解析细胞周期,通过肿瘤细胞非整倍体

的测定,鉴别肿瘤与正常细胞。

3. 在免疫学中的应用　利用流式细胞术检测荧光标记的血清人类白细胞抗原B27(HLA-B27)和淋巴细胞表面的B27抗原结合,根据通道值的高低判断B27抗原阳性或者阴性,进而诊断强直性脊柱炎。

采用流式细胞术检测外周血中红细胞和中性粒细胞表达的膜糖基磷脂酰连接的补体调节蛋白CD55和CD59是目前诊断阵发性睡眠性血红蛋白尿症(PNH)最可靠最敏感的方法。

4. 其他　流式细胞技术还可用于病毒抗原抗体检测、细菌耐药及精子功能等方面的应用。

总之,凡是能被荧光分子标记的细胞或者微粒均可以采用流式细胞仪进行检测。

第三节　Sanger测序技术

一、Sanger测序法的发展史

第一代DNA测序技术中具有代表性的方法是1975年由桑格(Sanger)和库森(Coulson)开创的"双脱氧法"及1976—1977年由马克萨姆(Maxam)和吉尔伯特(Gilbert)发明的"化学降解法",后续的许多其他方法均在两者基础上发展而来。双脱氧法又称桑格-库森法、Sanger测序法。Sanger测序法是运用最广泛的一代测序技术。1977年,Sanger测定了第一个基因组序列——噬菌体*X174*,全长5 375个碱基。自此,人类开始步入基因组学时代。研究人员在Sanger测序法的多年实践之中不断对其进行改进,2001年人类基因组计划的完成就是以改进了的Sanger测序法为基础。

20世纪90年代初,人们结合荧光标记和毛细管阵列电泳技术来实现第一代DNA测序的自动化,使Sanger测序技术步入了自动化时代。

二、Sanger测序法的基本原理

Sanger测序法的基本原理是:由于双脱氧核苷三磷酸(dideoxyribonucleoside triphosphate, ddNTP)的2′和3′端都不含羟基,其在DNA的合成过程中不能形成磷酸二酯键,因此可以用来中断DNA合成反应。在4个DNA合成反应体系(含dNTP)中加入一定比例带有标记的ddNTP(分为ddATP、ddCTP、ddGTP和ddTTP 4种,每个体系分别加入1种ddNTP),通过凝胶电泳和放射自显影后可以根据电泳带的位置确定待测分子的DNA序列。

在包含DNA测序引物以及4种单脱氧核苷三磷酸(dNTP,包括dATP、dTTP、dCTP和dGTP)的反应体系中,DNA聚合酶催化待测单链DNA模板进行复制。反应分为4个独立体系,每个体系中按照一定比例分别加入1种ddNTP,按照碱基互补原则,每个反应体系中都可合成一系列长短不一的引物延伸链,若掺入dNTP则合成的DNA链可继续延伸,当链延长反应结合到ddNTP时,因为缺少1个形成磷酸二酯键所必需的3′-OH而使DNA链延伸终止。由于新合成的DNA片段具有共同的起始点,但终止在不同位置的核苷酸上,可利用高分辨率的变性聚丙烯酰胺凝胶电泳进行分离,根据添加在dNTP上的放射性^{32}P,放射自显影检测后可将序列片段精确到单个碱基。由于反应分为四个独立体系,DNA链合成起始于共同引物5′端,以各自的双脱氧碱基为3′端形成一系列长度不等的核酸片段,反应终止后,将四个独立体系获得的产物分四个泳道进行凝胶电泳,每个泳道对应一个碱基(根据反应体系中加入的ddNTP类型),由于聚丙烯酰胺凝胶电泳可分辨相差一个碱基的DNA片段,根据终止的双脱氧碱基,便可一次阅读合成片段的碱基顺序。

随着该技术的应用,研究者对Sanger测序技术进行了许多改进使之更合适实际操作。原先,人们使用放射性^{32}P标记dNTP的方法来检测DNA序列,但是放射线带来的辐射会使DNA片段分解,其标记的序列仅能保存1~2天。目前,该方法已被荧光标记ddNTP取代。某公司在Sanger测序的基础进一步开发出荧光标记的双脱氧法测序,同时结合毛细管电泳测序技术进行基因序列测定,4种不同荧光素标记ddNTP,在一个PCR反应体系中完成DNA测序分析,从而使DNA测序工作进一步全自动化。

三、Sanger测序的实验流程

以已知位点突变检测为例,Sanger测序的基本实验流程如下:

1. 设计相应引物　根据检测在突变位点前

后设计相应的引物,该步骤可通过目前已有的引物设计软件完成。

2. 扩增 PCR 反应 在测序反应之前,为了获得更多的模板 DNA 序列放大目标 DNA 序列信号,同时减少其余非目标片段的干扰,需要进行扩增 PCR 反应。

3. 测序 PCR 反应 上述扩增 PCR 反应产物去除多余的引物、dNTP 等杂质后得到纯化后的模板 DNA 片段。引物与模板 DNA 结合后,在 DNA 聚合酶作用下实现链延伸,当延伸链与 ddNTP 形成磷酸二酯键后链延伸终止。反应结束后可得到许多长度不等的双链 DNA,经过变性得到长短不一的单链 DNA,每条单链 DNA 末端均带有不同荧光标记的 ddNTP。

4. 毛细管电泳检测 毛细管电泳技术以其高效、快速、上样量少、灵敏度高等优点目前已取代传统的聚丙烯酰胺平板电泳。带荧光标记的单链 DNA 由于长短不一,电泳的速率不同,毛细管电泳可分辨相差一个碱基的 DNA 片段,根据通过荧光信号检测点的时间差异依次读取相应碱基。

四、Sanger 测序的优缺点与应用

(一)Sanger 测序的优缺点

Sanger 测序读长能达到 800~1 000bp,且测序用时短,只需要几十分钟即可完成一次测序,测序准确度高可高达 99.999%。因而,Sanger 测序目前仍是 DNA 测序的金标准,也是 NGS(下一代测序)结果验证的主要手段。但是,Sanger 测序通量低,在没有明确候选基因或候选基因数量较多的大样本量检测时尤其费时费力,成本较高。Sanger 测序另一个主要局限性是检测灵敏度低,约为 15%~20%。另外,由于一次 Sanger 测序的 PCR 长度在 300~1 000bp,因此限制了其在大片段序列测定的应用,不能检测大片段缺失或拷贝数变异等基因突变类型。

(二)Sanger 测序的应用

作为最经典的测序方法,Sanger 测序在医学领域中具有重要的应用价值。

1. 应用于单基因遗传病、肿瘤等疾病中已知特定基因突变的检测,帮助确诊疾病、监测病程、判断预后和指导治疗等,如应用 Sanger 测序检测 *c-kit* 和 *PDGFRA* 基因特定区域的突变情况,可预测胃肠道间质瘤患者对酪氨酸激酶抑制剂伊马替尼(imatinib)靶向治疗的疗效。

2. 实现各种感染性疾病的病原学诊断。

3. 作为 NGS、ARMS-PCR 等其他测序/突变检测技术的检测结果验证的"金标准"。

第四节 下一代测序技术

下一代测序(next-generation sequencing, NGS),亦有人称之高通量测序(high-throughput sequencing, HTS)、大规模并行测序(massively parallel sequencing, MPS)、第二代测序技术(second generation sequencing techniques)。2005 年后出现的 NGS 技术使得基因组研究进入高通量时代,促进了基因组学科学研究及转化应用,大力推动了医学的发展。

一、NGS 技术的发展史

自 2005 年第一台基于焦磷酸测序的二代测序仪上市后,高通量测序技术经历了十几年的技术发展过程,NGS 测序平台也经历了一系列的收购和合并,最终形成主要三家测序平台,包括 Solexa 平台、Ion Torrent 平台和 Complete Genomics 平台。

Illumina Solexa 是目前应用最广泛的 NGS 平台,已陆续发布了一系列各具特色的测序系统。根据测序通量差异,可分为台式测序系统和大规模测序系统,前者如 iSeq 100 系统、MiniSeq 系统、MiSeq 系列、NextSeq 系列等,后者包括 HiSeq 4000 系统、HiSeq X 系列、NovaSeq 6000 系统等。

二、NGS 技术的基本原理与流程

不同 NGS 测序技术平台的基本原理各不相同,依赖不同的测序模板制备方法(如桥式扩增、油包水乳液 PCR)、序列测定方法(基于可逆终止化学测序、基于连接反应的测序、焦磷酸测序)、基因组比对与组装方法等。下文主要介绍 Illumina Solexa 测序技术与 Ion Torrent 测序技术的基本原理与流程。

(一)Illumina Solexa 测序技术

1. 基本原理 Illumina Solexa 测序技术的原理是基于"可逆终止子"(reversible terminator)的边合成边测序(sequencing by synthesis, SBS)技术。在测序时,引入 DNA 聚合酶、测序引物以及

4 种带有荧光标记的 dNTP,对单链 DNA 模板进行扩增。带荧光标记的 dNTP 是"可逆终止子",其 3′ 端带有可化学切割的阻断基团,每个循环反应只容许延伸一个与模板链正确互补的 dNTP 并发出相应的荧光信号,测序仪通过照相机捕获信号,再利用计算机软件根据四种不同的荧光信号确认 dNTP 种类,转化为序列信息。在读取该次循环的序列信息后,经过化学切割去除 3′ 端阻断基团,恢复 3′-OH 末端,使其恢复连接下一个 dNTP 的能力。经过多个循环后,完整读取序列信息。

2. 基本流程

(1)文库制备:将准备好的基因组 DNA 片段化成几百个碱基对或更短的片段,并在片段两端加上接头(adapter)序列。继而通过缩减循环扩增(reduced cycle amplification)在片段末端引入引物结合序列、标签(index)序列、末端序列(可与测序芯片上的寡核苷酸互补结合)。标签序列用来区分样本来源,可将来源于多个样本(最多 96 个样本)的文库混合后进行上机测序。

(2)桥式扩增(bridge amplification)形成"簇"(cluster):桥式扩增和后续的测序过程是在流通池(flow cell)测序芯片上进行的。流通池是有着 8 个 lane(泳道)的玻璃芯片,每个泳道表面随机布满了两类寡核苷酸(以共价键牢靠锚定在芯片上,能够与文库两端接头分别互补配对)。文库发生变性后产生的初始单链 DNA 片段通过末端序列与锚定在芯片上的寡核苷酸互补结合,以后者为引物合成与初始单链 DNA 片段互补的 DNA 链。洗脱初始单链 DNA 片段,合成的互补 DNA 单链一端依赖寡核苷酸锚定在芯片上,另一端在退火后可随机与附近锚定在芯片上的另一类寡核苷酸互补结合,也被暂时固定在芯片上,形成桥式结构。继而,以另一端互补结合的寡核苷酸作为引物,对 DNA 单链桥进行 PCR 扩增形成双链 DNA。DNA 双链经过变性,形成一端锚定在芯片上的两条互补 DNA 单链,这两条 DNA 单链的另一端在退火后可分别与附近的寡核苷酸互补结合,暂时固定在芯片上,再次形成桥式结构,成为下一轮扩增的模板。在反复 30 轮扩增后,原来的单个分子可扩增 1 000 个拷贝,形成单克隆 DNA "簇"(monoclonal DNA "clusters")。这样的反应可在上千万条 DNA 单分子上同时发生,在整个芯片上形成超过 4 000

万个"簇",进行后续测序反应。

(3)边合成边测序:如原理中所述,在每个测序循环反应中,每一个单克隆 DNA "簇"仅延伸一个正确互补的碱基,并发出一种荧光,测序仪通过照相机捕获大量单克隆 DNA "簇"同时产生的不同荧光信号,利用计算机软件将其转化为序列信息。经过多个循环后,读取所有"簇"的完整核酸序列。在实际应用中,可以根据需要选择合适的索引方式(单索引或双重索引)与测序策略(单端测序或双端测序)。

(4)数据分析:根据实际应用场景,应用多种生物信息学工具,对获得原始测序数据进行质控并组装拼接、比对到已有的基因组序列上,继而进行变异识别、变异注释等分析。

(二)Ion Torrent 测序技术

1. 基本原理 Ion Torrent 测序平台采用的是半导体测序技术,通过半导体芯片将化学信号转换为数字信号(电压信号),用半导体芯片代替了传统的光学测序技术。其基本原理是:在每个检测周期顺次加入 4 种 dNTP 中的一种。在 DNA 聚合酶的作用下,每当有 1 个新的脱氧核糖核苷酸掺入到与模板互补的 DNA 新链时(加入的脱氧核糖核苷酸与待测序的碱基序列相匹配),都会因脱氧核糖上 5′ 端的磷酸基团与 3′ 端的羟基化合而释放 1 个氢离子(H^+),导致局部的 pH 值发生变化,从而被位于半导体芯片底部的离子传感器检测到,将 pH 值转变为电压信号输出,对当次检测周期所加的脱氧核糖核苷酸类型和输出的电压信号幅值进行处理和分析,解读出测得的碱基类型。重复上述过程,即可完成整个测序。待测序列上有几个相同的连续碱基(同聚体,homopolymer)时,这几个相同的碱基会同时参与反应,且检测到的电压信号值和反应碱基的数目成正比。例如,待测 DNA 链含有两个相同的碱基时,检测到双倍的电压信号,因而记录下两个相同的碱基。如果模板上的下个核苷酸与当次加入的核苷酸不匹配,则检测不到电压信号改变,因而也不会记录碱基。

2. 实验流程

(1)文库制备:Ion Torrent 测序通常采用 ampliseq 技术构建文库。ampliseq 技术是一种基于扩增子(amplicon)的富集方法,其核心是应用多重 PCR 方法对待测 DNA 序列上的多个目标区域进行同时扩增,待测 DNA 序列经过 PCR 扩增后的产物称为扩增子。该技术可以在单管内完成数千对 PCR 引物的多重扩增,对 DNA 或 RNA 样本起始量的需求低(可低至 5~10ng)。继而,切除 PCR 扩增产物上的引物序列,并在其两端分别连接 A 或 X 接头(测序起始端)和 P1 接头(连接测序微珠)。

(2)油包水乳液 PCR(water-in-oil emulsion PCR):在文库制备好以后,需要把文库 DNA 模板分子种到测序微珠表面,并进行油包水乳液 PCR 扩增。油包水 PCR 包括油相和水相,其中水相是核心,油相则起到分隔作用。水相中包括了文库 DNA 模板、引物(序列与 A 接头或者 X 接头一致,5' 端生物素标记)酶、反应混合液(master mix)、测序微珠这 5 种 PCR 反应的主要成分。先在水相中把文库、引物、酶、master mix、测序微珠混合好,之后再加入油进行混合,形成乳液。乳液中的油把水相分隔成小水滴。每个小水滴当中都可能含有 0 个到多个文库 DNA 模板分子,还可能包含 0 个到多个的测序微珠。这些测序微珠表面共价连接了许多的 PCR 引物序列(序列正好与 P1 接头互补),可以将文库 DNA 分子连接到测序磁珠上。由于加入的引物、酶和 dNTP 相对于文库分子和测序微珠是过量的,所以几乎每个小水滴中都会有足够量的引物、酶和 dNTP。当小水滴中同时存在文库 DNA 分子和测序微珠时即可发生 PCR 反应,从而实现将文库中的 DNA 分子进行单一分子的 PCR 放大并种植在微珠表面。值得注意的是,需要充分考虑起始的文库 DNA 模板分子与微珠混合时的数量比例。DNA 模板分子数过多将使得一个微珠上可能种植有多个不同的 DNA 模板分子,导致载入芯片微孔的信号不单一,最终出现无效的多克隆信号;DNA 模板分子数量过低会导致最终不能得到足够通量的数据信号。油包水 PCR 完成之后,利用链霉亲和素标记的磁珠回收富集发生了 PCR 反应的测序微珠,洗脱后上机测序。这些测序微珠是接下来测序的核心载体。扩增出来的 DNA 分子通过共价键种植在微珠表面,在后续测序过程中不会被液流冲走,成为稳定的测序模板。将准备好的测序模板和相应试剂混合变性后载入测序芯片。

(3)上机测序:

Ion Torrent 技术采用半导体微孔测序芯片,上面有数以百万、千万计的与微珠尺寸相当的微孔。每个微孔正好可以容纳一个测序微珠,同时又是一个微型的 pH 计。通过测量并记录每个微孔中所发生的 pH 值的变化,完成测序过程。

(4)数据分析:步骤同 Solexa 测序。

3. 优缺点　以往的测序技术多使用荧光标记信号,荧光标记法需要依靠精密复杂的激光激发装置和光学组件以及相对昂贵的图像数据采集系统来实现 DNA 碱基序列的读取,每次单个碱基掺入和连接后要经历多次激光激发和数据采集而消耗较多时间,这一过程使得其在测序时间效率上的提升空间受限。Ion Torrent 测序技术避开了光学数据采集,依靠发展成熟的电子感应元件来收集非图像类数字信号,节省了时间和数据存储空间,具有显著的数据读取效率和相对低的构造 / 运行成本,因而是一种经济、快速、非常适合扩增子测序的革命性技术。

但是,Ion Torrent 测序技术未采用类似 Sanger 测序技术的双脱氧终止法或 Illumina 测序技术的"可逆终止子",使得当待测序列上存在碱基同聚体(如 AAAAAA)时,这几个相同的碱基会同时参与当次检测周期的合成反应,在获得一定的效率优势的同时,也会影响到对碱基同聚体的长度判定的准确性。理论上,碱基同聚体同时参与反应时,在聚合反应过程中释放的氢离子总量应和待测的碱基同聚体数目成正比,因而,检测到的电压信号值也和待测的碱基同聚体数目成正比。但是,这个检测过程受到电子感应元件敏感性的限制,在识别较长的碱基同聚体序列时准确性受限。例如,在对碱基同聚体序列 AAAAAA 进行测序时,测序平台输出的电压信号值应是单个碱基电压信号值的 6 倍,但实际上,输出电压信号值不会正好是单个碱基电压信号值的 6 倍,当得到的电压信号值是单个碱基的 5.5 倍时,很难准确区分待测序列有 6 个 A 还是 5 个 A,造成碱基同聚体序列测序结果不准确。

三、NGS 检测策略

在进行 NGS 检测前,需要综合考虑临床与科研需求、检测成本、敏感性、特异性、结果分析的复杂程度等因素,选择合适的检测内容以及相应的检测策略,包括靶向测序(targeted sequencing)、全外显子组测序(whole exome sequencing, WES)、全基因组测序(whole genome sequencing, WGS)、全转录组测序、全基因组甲基化测序、染色质免疫沉淀测序（chromatin immunoprecipitation sequencing, ChIP-Seq）等。

（一）靶向测序

通过靶向捕获技术将测序范围聚焦于与某种或某类疾病相关的一组基因（gene panel），可覆盖几个到数百个基因。目标基因区域的捕获主要由两种技术来实现：杂交捕获技术与扩增子富集（多重 PCR）技术。杂交捕获技术通过设计与目标基因区域互补的生物素化探针，使其与含目标基因区域的 DNA 片段进行杂交，利用被链霉亲和素标记的磁珠对杂交了生物素探针的片段进行吸附，洗去游离 DNA 后，富集得到含目标基因区域的 DNA 片段。扩增子富集技术设计大量的特异性引物同时对多个感兴趣的目标基因区域进行多重 PCR 扩增，实现目标基因区域的高度富集。前文中所述的 Ion Torrent 平台在文库制备中所采用的 ampliseq 技术便属于扩增子富集技术。

与外显子组测序及全基因组测序相比较，靶向测序可以达到更高的测序深度，增加检测的敏感性与特异性。需要的样本量较少，产生的数据量较小，存贮要求较低，通常应用台式测序仪即可完成检测。更为重要的是，通常纳入检测范围的基因在该疾病中临床意义较明确（已被确认或有文献报道），因而，检测结果的分析与临床意义解读比较简单，易于被病理医师及临床医师理解和掌握。

（二）外显子组测序

测序范围覆盖基因组的全部编码区域（约 30Mb）。在测序前需要采用目标序列捕获技术将基因组编码区域富集后再进行高通量测序。外显子组测序不仅可以检测已知的疾病相关基因的变异，还可以发现基因—疾病之间新的关联。外显子组测序的测序范围和成本介于靶向测序与全基因组测序之间。与靶向测序相比，外显子组测序覆盖深度不均一，有相当一部分已知疾病相关基因的外显子区域覆盖度低，相应区域的变异难以检出，故敏感性较低；另外，由于外显子组测序覆盖深度较低，其特异性亦受到影响。相较于全基因组测序，外显子测序仅需对 1% 的基因组区域进行测序就能发现大部分疾病尤其孟德尔单基因遗传病中外显子区域的基因变异，对研究已知基因的单核苷酸多态性（SNP）、插入缺失（indel）等

具有较大的优势。

（三）全基因组测序

测序范围覆盖基因组的全部编码与非编码区域（约 3Gb）。全基因组测序优势在于其能够检出非编码区的变异，并且更容易检出拷贝数变异（CNV）及结构变异（SV）。另外，在测序前不需要通过杂交或 PCR 技术对目标区域进行富集。全基因组测序已广泛应用于医学相关领域的科学研究工作中，然而，就目前来说，其所需样本量大、成本较昂贵，平均覆盖深度低，敏感性与特异性较差，结果的临床解读比较困难。

（四）全转录组测序

或称全 RNA 测序，检测细胞内的所有编码 RNA（mRNA）和非编码 RNA（tRNA、rRNA、微 RNA 等）。与全外显子测序不同，全转录本测序不仅能得到基因在 RNA 水平的表达情况，还能检测 RNA 水平的结构异常、mRNA 的不同剪接方式、新的转录本等。但是，需要注意的是，机体内的转录组是动态的，具有一定的组织特异性和时相性，它所反映的是某一阶段某种细胞内的 RNA 转录情况。

四、NGS 检测流程中的质量控制

NGS 检测流程复杂，操作步骤多，分为"湿实验（wet bench）"和"干实验（dry bench）"两个阶段。"湿实验"包括样本预处理、核酸提取、文库制备、上机测序等；"干实验"包括测序后的数据质量分析、序列比对、变异识别、变异注释等环节。每个环节都应包括相应的质量控制步骤，设定相应的质量控制指标。

（一）样本预处理

NGS 检测样本类型包括新鲜组织、甲醛固定石蜡包埋组织（FFPET）组织、各种体液及其上清液、体液离心细胞蜡块、血浆/血液样本等。在利用病变组织及细胞进行 NGS 检测时，要求由病理医师评估样本中病变细胞（如肿瘤细胞）的总量和比例是否达到检测要求，并评价样本有无出血、坏死和不利于核酸检测的前处理（例如含 HCl 脱钙液处理），避免由于样本处理方法不当而出现假阴性结果。

（二）核酸提取

针对不同的样本类型，需选用不同的核酸提取方法和试剂。提取的核酸质量是 NGS 检测成功的关键因素，所以核酸质量控制环节不容忽视。

在制备文库前应采用多种方法对核酸质量评估，包括纯度、浓度和片段化程度分析。浓度和纯度测定可采用 Nanodrop 和 Qubit 等仪器。片段化程度评估可采用琼脂糖凝胶电泳等方法。

（三）文库制备

为使测序质量和产量达到最优，需要从 DNA 浓度及片段大小等方面对文库制备过程进行质控。文库定量一般采用 Qubit，也可采用荧光定量 PCR 等方法，片段大小分析可采用 Bioanalyzer 2100 等。确定文库可用后即可进行后续的上机测序。文库制备方法主要有杂交捕获和扩增子建库。

（四）测序数据分析

测序完成后需要对原始数据进行质控，一般参考 Q30 值等。在测序原始数据完成比对之后，需再次进行质控，质控内容包括比对率（mapping rate）、测序深度（最低测序深度、平均测序深度、有效测序深度等）、覆盖度（coverage）、均一度（uniformity）等参数。

五、NGS 的应用与展望

与传统分子及细胞遗传学技术相比，NGS 可在短时间内进行多个基因乃至整个基因组的测序，覆盖多个变异类型，还可以发现未知变异，是对传统技术的革命性创新。近年来，NGS 技术已广泛应用于肿瘤、遗传性疾病、生殖医学、感染性疾病、人类身份鉴定（human identification，HID）、人白细胞抗原（HLA）分型等，带动了相关医学领域的飞速发展。在肿瘤领域，可应用于评估遗传易感性、早期筛查、辅助诊断、预后评估、指导治疗（包括靶向治疗、免疫治疗等）、监测病程（监测复发、评价药物治疗效果、探索耐药机制等）等，大力推动了肿瘤的精准诊疗。随着 NGS 技术的不断改进以及信息技术的快速发展，基因组学、转录组学、蛋白质组学、代谢组学等多组学数据的融合以及这些"生物大数据"与人群健康数据、临床诊疗与预后信息、病理图像、影像图像、实验室检查结果等"医学大数据"的高度整合，是未来 NGS 在医学科研及临床应用中的发展方向。

"三代测序"（third generation sequencing）的提法出现于 2008—2009 年，但目前测序技术代际划分较为模糊。一些学者认为，单分子测序、实时测序以及核心方法有别于已有技术的新型测序技术应是"三代测序"技术的定义性特征。也有学者认为，以 Sanger 技术为参照，新出现的测序技术均可称为 NGS，按照这一观点，所谓"三代测序"仍归入 NGS 范畴。目前，"三代测序"通常是指无须 DNA 扩增的单分子测序技术，以 Heliscope 单分子荧光测序技术、单分子实时测序（single-molecule real-time sequencing，SMRT）技术以及纳米孔单分子技术为代表。其中，Heliscope 技术和 SMRT 技术利用荧光信号进行测序，而纳米孔单分子测序技术利用电信号进行测序。这种技术从原理与特点来看，有其自身优势（如能够获得较长的读长、有望解决单倍体基因组组装和结构变异识别），是测序技术发展的重要方向。单分子测序技术从原理上具备潜力与优势，但是其成熟与完善尚需时日，还需要经过实践检验。

（吴焕文　薛晓伟）

参 考 文 献

［1］Rychlik W, Spencer WJ, Rhoads RE. Optimization of the annealing temperature for DNA amplification in vitro. Nucleic Acids Res, 1990, 18（21）: 6409-6412.

［2］Givan AL. Flow cytometry: an introduction. Methods Mol Biol, 2011（699）: 1-29.

［3］刘艳荣. 实用流式细胞术: 血液病篇. 北京: 北京大学医学出版社, 2010.

［4］Rehm HL, Bale SJ, Bayrak-Toydemir P, et al. ACMG clinical laboratory standards for next-generation sequencing. Genet Med, 2013, 15（9）: 733-734.

［5］Mardis ER. Next-generation DNA sequencing methods. Annu RevGenomics Hum Genet, 2008, 9: 387-402.

［6］Whiteford N, Haslam N, Weber G, et al. An analysis of the feasibility of short read sequencing. Nucleic Acids Research, 2005, 33（19）: e171.

［7］McKinnon KM. Flow Cytometry: An Overview. Curr Protoc Immunol, 2018（120）: 5.1.1-5.1.11.

［8］Radcliff G, Jaroszeski MJ. Basics of flow cytometry. Methods Mol Biol, 1998（91）: 1-24.

第十章　细胞增殖和凋亡的检测

第一节　细胞增殖测定技术

一、核分裂计数

核分裂象是细胞周期中唯一可以用形态学方法识别的时期,在普通光学显微镜下即能够对其进行观察。核分裂计数应同时计数生理和病理性核分裂象,生理性核分裂表现为染色质聚集成染色体,核膜消失,胞浆明显,染色体排列可成菊团、毛毛虫、双排状,出现赤道板状或对称的双极分裂。病理性核分裂象为不对称的双极性、多极性、流产性等。Baak 提出核分裂的识别标准为:核膜消失;在核分裂中央缺乏透明区;核分裂象两侧或外周可见毛发样突起;胞浆嗜碱性。van Diest 等亦提出类似标准,并强调要注意区别核分裂与核固缩及胞浆内随机排列的深染小点状物。

(一)核分裂计数方法

1. **高倍视野法(high power fields,HPF)** 在高倍(×400)下,随机选择多个视野(≥10),分别观察并计数其中的核分裂象,然后计算出每个 HPF 中核分裂象的平均值。由于不同型号的显微镜 HPF 的面积大小可能存在一定差异,且所测细胞的大小不同,单位面积内的细胞数亦不相同,该方法存在结果可比性和重复性较差的问题。

2. **有丝分裂指数(mitotic index,MI)法** 在目镜内放置网格测微尺,在高倍(×400)视野下,随机选择多个视野(≥10),分别观察并计数视野中一定数量的网格内的核分裂象数,并计算出占所测细胞总数的比例,本质上,也是一种生长分数。

(二)注意事项

1. 在细胞周期中,M 期时间最短,该期细胞占细胞总数的百分率最少,所以核分裂计数提供

的信息量有限。

2. **影响核分裂计数的因素较多** 核分裂的识别标准不同,不同的细胞核分裂识别标准,且同一细胞在不同组织中的核分裂的识别标准也不同,会导致因标准不同造成的计数差异。

切片厚度,切片较厚时,通过显微镜微调,可以计数不同平面的核分裂象,与较薄切片相比,增加了计数机会。

组织固定不及时,细胞仍有分裂机会,会增加核分裂计数的可能。

切片过染及欠染均会导致核分裂象辨认困难,影响结果。

二、台盼蓝染色实验

(一)原理

台盼蓝是活性染料,可用来检测细胞膜的完整性。正常的活细胞包膜完整,可以排斥台盼蓝,使台盼蓝不能进入;而细胞膜不完整或者失去活性的细胞,细胞膜通透性增加,台盼蓝可以进入,与 DNA 结合使其着色。严格来说,台盼蓝染色检测的是细胞膜的完整性,通常认为细胞膜丧失完整性,即可认为细胞已经死亡。因此,活细胞不会被染成蓝色,而死细胞会被染成淡蓝色。依据此原理,细胞经台盼蓝染色后,可通过显微镜,直接镜下计数或拍照后计数,实现对细胞存活率比较精确的定量分析。值得注意的是,凋亡小体也有台盼蓝拒染的现象。巨噬细胞可以吞噬台盼蓝,故可用作巨噬细胞的活体染色剂。

(二)实验方法

1. **4% 台盼蓝母液制备** 取 4g 台盼蓝,加少量双蒸水研磨,加双蒸水定容至 1 000ml,滤纸过滤,4℃保存。使用时,PBS 稀释至 0.4%。

2. **细胞悬液的制备** 贴壁细胞用胰酶消化,悬浮细胞可直接收集。收集的细胞 1 000~2 000g

离心 1 分钟,弃上清,用 1ml 或者根据细胞量用适当细胞悬浮液重悬细胞,可对细胞进行计数,最终制备的细胞悬液浓度为 10^6 个 /ml。

3. 细胞染色 细胞悬液与 0.4% 的台盼蓝溶液 9∶1 混合混匀,染色 3~5min

4. 镜下观察并计数 镜下,死细胞被染成蓝色,活细胞呈无色透明,在 3min 中内分别计数活细胞和死细胞。

5. 统计细胞活力 活细胞率(%)= 活细胞总数 /(活细胞总数 + 死细胞总数)× 100%。

(三)注意事项

染色时间不能太长,否则活细胞也会逐渐积累染料而染上颜色,使检测结果偏低。

三、克隆形成实验

细胞克隆,即细胞的无性繁殖,当单个细胞在体外增殖 6 代以上,其后代所组成的细胞群体,称为集落或克隆。一般每个克隆含有 50 个以上的细胞,大小在 0.3~1.0mm 之间。细胞的接种存活率反映接种后细胞贴壁存活的情况,然而贴壁的细胞并不一定具备增殖能力。细胞克隆的形成,表示接种的细胞已经贴壁成活并具备增殖活力,反映了细胞独立生存的能力,克隆形成率反映了细胞群体依赖性和增殖能力两个重要的性质。因此,细胞克隆形成实验成为检测细胞增殖能力、侵袭能力、对杀伤因素敏感性等的重要技术方法。实验方法包括平板克隆形成实验和软琼脂克隆形成实验。由于细胞生物学性状不同,细胞克隆形成率差别也很大,正常细胞克隆形成率弱,肿瘤细胞强;初代细胞克隆形成率弱,传代细胞系强;二倍体细胞克隆形成率弱,转化细胞系强。由于克隆形成率与接种密度有一定关系,做克隆形成率测定时,接种细胞一定要分散成单细胞悬液,持续一周,随时检查,到细胞形成克隆时终止培养。

(一)平板克隆形成实验

1. 根据实验目的对细胞进行分组,并对每组细胞做相应的处理。

2. 用 0.25% 胰蛋白酶将各组细胞消化并吹打成单个细胞,把细胞悬浮于 10% 胎牛血清的培养基中。

3. 对细胞进行计数,取 1 000 细胞接种于 2ml 培养基的 6 孔板中,(以 BGC823 细胞为例)置于 37℃、5% CO_2、饱和湿度的培养箱中培养,当肉眼观察到培养皿中出现克隆时,终止培养。

4. 弃去上清,用 PBS 小心清洗两遍,加 1ml 4% 多聚甲醛固定 15min,去除固定液,加入 1ml 结晶紫,染色 10~15min,回收结晶紫,用流水慢慢洗去染色液,空气干燥。

5. 肉眼计数克隆数,或者在显微镜(低倍镜下)计数克隆数(多于 50 个细胞)。计算克隆形成率:克隆形成率 =(克隆数 / 接种细胞数)× 100%。

(二)软琼脂克隆形成实验

软琼脂克隆实验是利用浓度不同的软琼脂使细胞处于不贴壁以及单细胞的状态,模拟体内细胞处于半固液态的情况。有一些恶性肿瘤,不仅在贴壁状态下能增殖,在悬浮状态下也可以增殖,其在软琼脂中形成克隆的能力也可以反映其恶性程度。

【实验步骤】

1. **下层胶制备** 用蒸馏水与琼脂糖粉分别配制 100ml 1.2% 与 0.7% 的琼脂糖,高压灭菌后,42℃保存。配制 20% 胎牛血清 + 培养基 200ml。铺胶时,计算所需下层胶的量,(六孔板每孔需要 1.5ml)将 1.2% 琼脂糖与 20% 胎牛血清 + 培养基 1∶1 混合,六孔板每孔迅速加入 1.5ml 混合液,常温下凝固作为底层琼脂(加混合液时不能产生气泡),置于 CO_2 温箱中备用。

2. **收集对数生长期的细胞,进行细胞计数** 调整细胞浓度,用 20% 胎牛血清 + 培养基制成浓度大于 100 个 /μl 的细胞悬液,计算所需要的细胞悬液体积(六孔板每孔需加入 10 000 细胞)。

3. **上层胶制备** 计算上层胶的量(六孔板每孔 1ml),将 0.7% 琼脂糖与 20% 胎牛血清 +2 倍培养基 1∶1 混合,置于 42℃水浴锅中备用。然后将细胞悬液加入适量混合液中,混匀后迅速加入六孔板,每孔 1ml(一般设置三个复孔)。待上层琼脂凝固后,置于 5% CO_2,37℃的培养箱中培养 2~3 周。

4. 间隔 2 天补加 200μl 10% 胎牛血清 +1 640 培养基 +1×PBS,以防过于干燥。

5. **计数克隆** 把平皿放置在倒置显微镜下(×100),在镜下随机选择 10 个视野,计数视野中大于 50 个的克隆数(>0.05mm 的克隆)和所有克隆数,克隆形成率 = 大于 50 个克隆数 / 所有克隆数 ×100%。每孔加入 1ml 的 0.005% 结晶紫染色 1 小时以上,镜下拍照。

【注意事项】

1. 实验成功的关键是细胞悬液的制备和接种密度。细胞一定要分散好,不能有细胞团,接种密度不宜过大。

2. 软琼脂克隆的操作相对复杂,在实验过程中一定要注意无菌操作。

3. 在将琼脂于培养基混匀时,要注意琼脂温度,而且动作要迅速,避免局部结块。

四、代谢活性实验

细胞在增殖的过程中一些代谢酶的活性会增加,因此检测细胞群体的代谢活性可以反映细胞增殖的情况。在细胞增殖的过程中脱氢酶能够使外源性的四唑盐或者阿尔马蓝(Alamar blue)还原,其中四唑盐可以被还原成带有颜色的甲䐶(formazane)晶体并沉积在细胞中,而死细胞无此功能。用分光光度计或者酶标仪读取吸光度值,在一定细胞数量范围内,甲䐶结晶形成的量与细胞数成正比,从而反映细胞的代谢活性,因此可用于衡量细胞的增殖情况。几种常见的并应用于实验的四唑盐是:MTT、XTT、MTS、WST-8。

(一)MTT 法

MTT 的英文全称是 3-(4,5-dimethyl-2-thiazolyl)-2,5-diphenyl-2-H-tetrazolium bromide, thiazolyl blue tetrazolium bromide,汉语化学名是 3-(4,5-二甲基噻唑-2)-2,5-二苯基四氮唑溴盐,商品名是噻唑蓝,为一种黄颜色的染料。MTT 法是 1983 年 Mosmann 创立的,其原理为:MTT 作为底物可以被琥珀酸脱氢酶还原为可溶解于二甲基亚砜(DMSO)的甲䐶,在 490nm 波长下检测其吸光度值,从而反映细胞增殖情况。

【操作步骤】

1. 收集处于对数生长期的细胞,96 孔板每孔加入 1 000~10 000 个细胞,补充培养基至 100μl(边缘孔用 PBS 填充防蒸发)。分别种 96 孔板,同时种 0h、24h、48h、72h 和 96h 检测的孔,每个时间点重种 5 个复孔,分别在对应的时间点进行检测。

2. 37℃ 5% CO_2 孵育,至每个时间点进行检测,每孔加 20μl MTT 溶液(5mg/ml,即 0.5% MTT),孵箱孵育 1~4 小时。

3. 去除孔内培养基,每孔加入 150μl 二甲基亚砜,置摇床上低速振荡 10min,使结晶物充分溶解。

4. 用酶标仪检测 490~570nm 处各孔的吸光值。

(二)XTT 法

XTT 英文全称为 XTT sodium salt;XTT(2,3-Bis-(2-methoxy-4-nitro-5-sulfophenyl)-2H-tetrazolium-5-carboxanilide);2,3-bis(2-methoxy-4-nitro-5-sulfophenyl)-5-[(phenylamino)carbonyl]-2H-tetrazolium hydroxide。中文全称为 c;3,3′-[1-(苯氨酰基)-3,4-四氮唑]-二(4-甲氧基-6-硝基)苯磺酸钠。可被线粒体脱氢酶还原成水溶性的橙黄色甲䐶产物。当 XTT 与电子偶合剂吩嗪二甲酯硫酸盐(PMS)联合应用时,其所产生的水溶性的甲䐶产物的吸光度与活细胞的数量成正比。

【操作步骤】

1. 同 MTT 法操作步骤 1。

2. **XTT 和 PMS 的配制** ①60℃预热培养液,将 XTT 加入培养基配制成浓度为 6.6mmol/L,过滤器过滤除菌,现配现用。②PMS:用 PBS 配制成 220mmol/L,4℃避光保存 20 天。③用前 XTT 与 PMS 按 1:1 混合(现用现配)。

3. 去除孔内培养基,每孔加入 20μl XTT 和 PMS 的混合液,混匀后再培养 1~4 小时。

4. 在酶标仪 450nm 处测定光吸光度,参考波长为 655nm。

(三)MTS 法

MTS 的英文全称为[3-(4,5-dimethylthiazol-2-yl)-5-(3-carboxymethoxyphenyl)-2-(4-sulfophenyl)-2H-tetrazolium,中文全称为[3-(4,5-二甲基吡啶-2-基)-5-(3-羧基甲氧基苯基)-2-(4-磺苯基)-2H-四唑]。MTS 为一种四唑氮衍生物,和 MTT 属于同类物质。能被活细胞中线粒体脱氢酶降解并产生棕黄色水溶性的甲䐶,当与电子耦合剂 PMS 联用时,能增加检测的灵敏性。

【操作步骤】

1. 同 MTT 法操作步骤 1。

2. 37℃ 5% CO_2 孵育,至每个时间点进行检测,每孔加 20μl MTS 溶液(5mg/ml,即 0.5% MTS),孵箱孵育 1~4 小时。

3. 检测前摇晃培养板 10 秒,混匀颜色。去除培养板盖子,在酶联检测仪上,于波长 570nm(或 490nm、570nm、690nm)处进行检测。

(四)WST-8 法

WST-8 英文全称为 2-(2-methoxy-4-nitrophenyl)-3-(4-nitrophenyl)-5-(2,4-disulfonic benzene)-2h-tetrazolium monosodium salt,中文全称为 2-(2-甲氧基-4-硝基苯基)-3-(4-硝基苯基)-5-(2,4-二磺酸苯)-2H-四唑单钠盐。WST-1 是一种水溶性四唑盐试剂,CCK-8 试剂盒(cell counting kit-8)中含有 WST-8 并用于细胞增殖能力的检测。通过向四唑盐的苯环中引电荷和羟基而产生水溶性 WST-8,WST-8 是一种 MTT 的类似物,在电子耦合试剂存在的情况下,可以被线粒体内的一些脱氢酶还原生成橙黄色的甲䐶。细胞增殖的越多越快,则颜色越深。

【操作步骤】

1. 同 MTT 法操作步骤 1。

2. 每孔加 10μl CCK-8 溶液,孵箱孵育 1~4 小时。

3. 于 450nm 波长处进行检测。

(五)阿尔马蓝法

阿尔马蓝是一种安全无毒的染料,能根据代谢活性产生吸光度和荧光信号的变化,从而能够作为氧化还原的指示剂,能有效测定细菌、真菌和动物细胞的天然代谢活性。阿尔马蓝在氧化状态下呈现紫蓝色无荧光性,而在还原状态下,转变为呈粉红或红色荧光的还原产物,青蓝变成有荧光的粉红色。受损和无活性细胞具有较低的天然代谢活性,因此对应的信号较低。可以用普通分光光度计或荧光光度计检测,吸光度和荧光强度与活性细胞数成正比。

【操作步骤】

1. 同 MTT 法操作步骤 1。

2. 每孔加入 10μl 检测液,孵箱内孵育 12~24 小时,如果采用荧光分光光度计,则孵育 2~8 小时,培养液颜色由蓝色变为粉红色。

3. 如用酶标仪,检测 570nm(参考波长 600nm)波长处的吸光度值;如果用荧光分光光度法检测,

激发波长在 530~560nm。

(六)各种方法的优缺点

1. MTT 法 优点是灵敏度高,比较经济。缺点是 MTT 经还原所产生的甲䐶产物不溶于水,需被溶解后才能检测。这不仅使工作量增加,也会对实验结果的准确性产生影响,而且溶解甲䐶的有机溶剂对实验者也有害。

2. XTT 法 优点是不用洗涤细胞,检测快速,灵敏度高,可以测定较低的细胞密度,重复性优于 MTT 法。缺点是 XTT 水溶液不稳定,需要低温保存和现用现配。

3. MTS 法 成品直接检测,无须溶解,灵敏度高,无须处理放射性物质,检测板读数后可直接再放回孵箱继续显色,不需要有机溶液继续溶解甲䐶。缺点是试剂价格较高。

4. CCK-8 法 使用方便,检测快速灵敏,可以检测较低细胞密度,对细胞毒性小。缺点是价格较高,颜色和含酚红的培养基相似,容易重复加或漏加。

5. 阿尔马蓝法 优点是采用单一试剂,可以连续、快速地检测细胞的增殖状态。对细胞无毒、无害,不影响细胞的抗体合成与分泌等活性,可对同一批细胞的增生状态进行连续观察和进一步的实验观察,因此有操作简便和几乎不干扰细胞正常代谢的特点。缺点是细胞浓度过高或孵育时间过长,会导致继发性还原反应,产生无色和荧光消失。

五、^3H 标记胸腺嘧啶脱氧核苷掺入标记技术

^3H 标记胸腺嘧啶脱氧核苷掺入标记技术(^3H-thmidine labeling,^3H-TdR)由 Johnson 等人于 1961 年首次建立,是检测 S 期细胞的经典方法,细胞在分裂时需要摄取嘧啶核苷,氚标记的脱氧嘧啶核苷酸(^3H-TdR)作为 DNA 补救合成的前体,可特异地掺入细胞 DNA 中,有 DNA 合成能力的 S 期细胞将摄入 ^3H-TdR 合成新的 DNA。通过放射性自显影技术显示后,可在显微镜下直接计数 S 期细胞,将全部细胞中 S 期细胞的百分率作为胸腺嘧啶脱氧核苷标记指数(thymidine labeling index,TLI)以表示增殖活性。也可通过液体闪烁计数测量方法,以液体闪烁计数器测定的每分钟

脉冲数表示细胞的增殖活性。

（一）操作步骤

1. 将剪碎的无菌新鲜组织或体外培养的细胞加入含有 15% 胎牛血清的培养基，置于 37℃、5% CO_2 培养箱中培养。

2. 根据需要培养一段时间后加入 ^{3}H-TdR，然后相同条件继续培养 2~20 小时。

（1）放射性自显影技术：

1）收集组织和细胞，PBS 清洗三遍，10% 福尔马林固定，常规石蜡包埋切片。

2）将脱蜡水化后的切片进入感光乳胶，然后在 4℃的暗盒内曝光 72 小时。

3）将切片在显影液中显影，然后在定影液中定影。

4）切片经苏木精 - 伊红染色。

5）计数 2 000~5 000 个细胞，计算阳性细胞的百分率，求得 TLI。

（2）闪烁仪计数法：

1）加入 4℃冷盐水终止掺入，用多头细胞收集器将细胞收集在 49 型玻璃纤维滤膜上。

2）生理盐水或培养基洗涤 3 次，5% 三氯醋酸、无水乙醇脱水脱色。

3）取出滤膜，60~80℃烘干。

4）滤膜冷却后置于闪烁液中，避光放置一段时间后，用液闪技术仪测量放射性。

（二）应用

^{3}H-TdR 标记技术自建立以来，已在生物医学领域得到了广泛应用。Ottaviani 等人通过 ^{3}H-TdR 标记技术分析了结直肠腺瘤的细胞动力学，结果表明结直肠腺瘤中的 TLI 可能有助于预测腺瘤的发展。Linden 研究证实高 TLI 与乳腺癌术后早期复发、病理分型及临床亚型有关，与其他预后指标相比，TLI 是最有价值的。利用 ^{3}H-TdR 标记技术检测细胞增殖活性的特点，可以用来研究免疫细胞活性，在植物凝集素作用下的 ^{3}H-TdR 掺入法可以检测淋巴细胞转化率。

（三）存在的问题

TLI 只显示 S 期细胞数量，而未显示 S 期长短，因而可能出现细胞增殖速度慢而 TLI 增高的情况；由于肿瘤生长的异质性，对肿瘤组织取材的代表性不够亦会造成结果偏差；观察者经验、计数细胞的多少、组织的新鲜程度以及放射性

同位素的活性均可影响结果的可靠性；需要新鲜组织及放射性同位素是 TLI 应用受限的主要原因。

六、溴脱氧尿嘧啶核苷标记技术

^{3}H-TdR 标记技术由于需要同位素标记，推广受限。1982 年，Gratzner 等首先利用抗 5-溴脱氧尿嘧啶核苷（5-bromodeoyuridine, Brdu）和抗 5-碘脱氧尿嘧啶核苷（5-iododeoxy-uridine, IudR）单克隆抗体显示 DNA 复制，与用 ^{3}H-TdR 标记法取得一致结果。随后该方法得到广泛应用。

Brdu 是胸腺嘧啶核苷的类似物，可以像胸腺嘧啶脱氧核苷一样掺入到细胞合成的 DNA 中，掺入到细胞 DNA 的 Brdu 可通过抗 5-Brdu 单克隆抗体在组织切片和细胞爬片上显示或通过 FCM 检测 S 期细胞。

【操作步骤】

1. 准备 0.5mm^3 大小的无菌新鲜组织或体外培养细胞，加入含 Brdu 的培养基，于 37℃的 CO_2 培养箱中培养 2 小时；

2. PBS 清洗，70% 乙醇固定，常规石蜡包埋切片；

3. 切片脱蜡水化，3% H_2O_2 阻断内源性过氧化物酶 20min，PBS 清洗；

4. 0.1 mol/L NaCl 于 4℃ 处理 5min，90% 的甲酰胺水溶液 58℃孵育 30min，以变性 DNA；

5. 4℃预冷的 PBS 清洗 2min，停止 DNA 变性；

6. 利用抗 Brdu 抗体，免疫组织化学染色；

7. 苏木精复染；

8. 计数 2 000~5 000 个细胞，计算阳性细胞的百分率，求得标记指数 LI。

Brdu 技术虽然不需要放射性同位素标记，但仍需要新鲜组织；而且组织或细胞的离体时间、Brdu 浓度等因素会严重影响结果的可靠性。

目前，5-乙炔基 -2- 脱氧尿嘧啶核苷（5-ethynyl-2-deoxyuridine, EdU）检测法是 Brdu 方法的革命性突破。EdU 是一种胸腺嘧啶核苷类似物，也能够在 DNA 合成期代替胸腺嘧啶掺入正在复制的 DNA 分子中。通过 EdU 的炔烃基团与荧光染料的特异性反应可快速检测细胞 DNA 复制活性。

与 Brdu 方法相比，EdU 法更简单高效、灵敏

准确。EdU 法无须 DNA 变性,能有效避免变性带来的样品损伤;无须抗原抗体反应,检测染料仅为 Brdu 抗体的 1/500,小分子更容易扩散。EdU 检测法作为一种新型的非放射性同位素检测法,在细胞增殖、细胞分化、生长发育、DNA 损伤修复、病毒复制等多方面的研究中发挥着重要作用。

【操作步骤】

1. EdU 标记细胞

(1)取对数生长期细胞,以每孔 $4 \times 10^3 \sim 1 \times 10^5$ 细胞接种于 96 孔板,可根据需要进行药物处理;

(2)以完全培养基稀释 EdU 储存液至合适工作浓度;每孔加入 100μl 稀释好的 EdU 培养基,根据细胞生长速度孵育合适时间,一般为细胞周期的 1/10~1/5。

2. 细胞固定及促渗

(1)弃培养基,每孔加入 50μl 4% 多聚甲醛固定液,室温孵育 15min,弃固定液;

(2)每孔加入 50μl 2mg/mL 甘氨酸溶液,室温孵育 5min,中和多余的多聚甲醛;

(3)每孔加入 100μl PBS,洗涤细胞;

(4)弃 PBS,加入 100μl 渗透剂(0.5% Triton X-100 的 PBS),室温孵育 10~20min,弃渗透剂,PBS 洗涤。

3. EdU 染色

(1)每孔加入配制的 100μl 染色反应液,室温避光孵育 30min;

(2)弃反应液,PBS 洗涤细胞。

4. DNA 染色

(1)每孔加入 20μl DAPI 染液,室温孵育 5min;

(2)弃染液,PBS 洗涤细胞。

5. 成像及分析

七、免疫组织化学(免疫细胞化学)方法

目前,用于研究细胞增殖状态的实验方法中,免疫组化因其特异性强、灵敏度高、操作简便、技术成熟、可作回顾性研究兼形态学评价,在研究和临床应用中使用广泛。随着细胞生物学和分子生物学的飞速发展,一系列与细增殖相关的核蛋白相继被发现,细胞核相关抗原(nuclear associated antigen,Ki-67),微小染色体维持蛋白(mlrdchromosome maintenance proteins,MCMP),增殖细胞核抗原(proliferating cell nuclear antigen,PCNA),DNA 拓扑异构酶 IIa(DNA topoisomerase IIa)等是目前常见的几种细胞增殖标志物。近年发现的作为调节元件或细胞周期中不同时期的关卡蛋白的周期素(cyclin A、cyclin B、cyclin C、cyclin D、cyclin E)及周期蛋白依赖性激酶(cyclin-dependent kinase,CDK)等,亦可作为细胞增殖的辅助标记。国内外一些研究认为,增殖细胞的数量、增殖程度对肿瘤预后具有预测价值。因此,肿瘤增殖相关蛋白的免疫组化检测在癌症的筛查、诊断、疗效监测、预后评估、复发监测等方面的作用越来越重要。

(一)Ki-67

1983 年,Gerdes 等在研究人霍奇金淋巴瘤 R-S 细胞株 1 428 时,发现了一种能识别存在于增殖细胞核基质内与细胞增殖相关的核蛋白单克隆抗体,并将其命名为 Ki-67。Ki 代表的是德国基尔(Kiel)大学,67 是发现这个抗原时用的单克隆抗体的编号。起初,Ki-67 蛋白只能在新鲜冷冻切片和培养细胞上检测,在一定程度上限制了其应用。1993 年,Key 等利用基因工程技术,将 Ki-67 基因的重复片段转染大肠埃希菌,使其表达后再免疫小鼠,得到新的单克隆抗体 MIB1,可在福尔马林固定石蜡包埋的组织切片上检测 Ki-67 蛋白。现在,用于 Ki-67 蛋白检测的新单克隆抗体还有 Ki-S3、Ki-S5 和 Ki-S11 等。

Ki-67 蛋白基因定位于人 10 号染色体长臂(Wq25),编码 345kDa 和 395kDa 两种非组蛋白。Ki-67 蛋白与 DNA 结合,在调节细胞增殖方面起重要作用。最初,研究人员并不清楚 Ki-67 的具体发挥作用的机制。后来,研究人员发现它的表达与细胞的分裂周期有非常紧密的联系。

众所周知,细胞分裂周期分为 G_1、S、G_2 和 M 期,当细胞处于 M 期时——即有丝分裂期结束后,一部分细胞就会进入静止期 G_0 期。人们发现,Ki-67 在细胞分裂周期的各个阶段都是表达的,然而,当 M 期结束后大约半小时,Ki-67 会快速降解,所以处于 G_0 期和 G_1 早期的细胞是几乎不表达 Ki-67 的。G_1 晚期、S 期和 G_2 期表达逐渐升高至 M 期达到顶峰,其中在 G_1 期主要分布在核仁周围,在 S 期和 G_2 期主要位于核内,M 早期

常位于染色体上。我们利用免疫组织化学（免疫细胞化学）方法检测组织或者细胞中的 Ki-67 的表达，就可以得知在某一个时间点上，处于增殖阶段的细胞情况。因此，Ki-67 就成为了判断肿瘤细胞增殖活跃程度的一个非常重要的指标。尽管发现 Ki-67 抗原已经过去三十多年了，到目前为止这个抗原具体在细胞分裂的过程中的作用机制还尚不清楚。

近年来各种研究表明 Ki-67 主要的功能是调控细胞周期、构成核仁、参与核糖体生成、参与 DNA 复制等。Ki-67 的增殖指数与肿瘤的分化程度、浸润转移情况以及预后状况存在一定关系，Ki-67 表达阳性指示肿瘤细胞的增殖比较活跃，Ki-67 已成为多种肿瘤病情发生发展以及肿瘤细胞活性的一个重要标志，对于多种肿瘤的临床诊断、治疗以及预后评价具有重要的意义。

（二）MCMP

MCMP 家族是一种广泛存在于真核生物中高度保守的蛋白质，是近年来发现的能较好地反映细胞增殖活性的新指标。20 世纪 80 年代，Maine 等在筛选酿酒酵母菌微小染色体缺失突变体的研究中首次发现，随后其被证实在多种哺乳动物细胞中存在并对细胞有丝分裂有重要的调控作用。迄今为止，一共发现 8 种 MCMP 的家族成员，它们共有一个含有 200 个氨基酸残基的高度保守的中央结构域，即 MCM boc，其中包括两个 ATP 酶共有基序（Walk A 和 Walk B）。不同的家族成员之间的共同区域达 30%，相似区域达 50%。真核细胞中 MCMP 通常由 MCM2-7 等份的比例形成的六聚体（MCM2-MCM6-MCM4-MCM7-MCM3-MCM5）发挥作用。在 S 期之前与染色质相连，使双链 DNA 解链，S 期结束后与染色质分离，它们涉及整个 S 期，包括 DNA 复制的启动和延伸。同时可保证一个细胞周期中只出现一次 DNA 合成和延伸。其中，在这个六聚体复合物中，MCM4、MCM6、MCM7 可自发形成的具有 DNA 解旋酶活性三聚体结构，另外的 MCM2、MCM5、MCM3 对该三聚体结构具有一定的调节作用。MCM1 和 MCM10 与 DNA 复制有关，但有学者认为由于其不含 MCM 盒子，所以是否归入 MCM 家族尚有争议。

利用抗 MCM6 蛋白的单克隆抗体 Ki-Mcm6 在冷冻和石蜡切片上检测正常和肿瘤组织中 MCM6 蛋白的表达，MCM 蛋白与 Ki-67 蛋白两者的标记指数具有良好一致性。MCM6 蛋白只在具有增殖潜能的细胞和增殖细胞中表达，特别是在 Ki-67 蛋白表达阴性或弱阳性的人卵泡细胞亦呈强表达。FCM 和激光共聚焦显微术证实 MCM6 蛋白是一种可显示整个细胞周期的标志，G_1、S 和 G_2 期细胞的 MCM6 蛋白弥漫分布于细胞核，核仁阴性或弱阳性；M 期细胞的 MCM6 蛋白定位于胞浆和染色体支架（chromosome scaffold）。

近年来研究已证实，MCMP 家族在 DNA 复制和延长的过程中发挥着重要的作用，并且其对肿瘤增殖的调控作用机制也有一定清晰的认识；此外也有研究证实 MCMP 家族与多种肿瘤的发生发展密切相关，但具体机制尚未明了。但是 MCMP 家族是可靠衡量肿瘤增殖情况的标记物，是临床抗癌药物研究的靶向蛋白，目前 MCMP 家族蛋白的晶体结构也刚被解析出来。未来，关于 MCMP 家族的研究成果将为肿瘤的治疗提供更为有效的手段。

（三）PCNA

PCNA 是定位于 20 号染色体上分子量为 36kDa 的核蛋白，又称为周期素，为 DNA 聚合酶 δ 辅助因子。1978 年，Bliyachi 等在用系统性红斑狼疮患者血清中进行免疫荧光染色时第一次发现。因为 PCNA 主要在增殖期的细胞核中表达，因此又称为增殖细胞核抗原。正常组织中，PCNA 主要表达于淋巴组织的生发中心细胞、增生期子宫内膜上皮和间质细胞、睾丸精原细胞、胃肠隐窝的基底细胞等，绝大多数分化成熟的体细胞阴性；肿瘤组织中 PCNA 表达普遍增高。

在细胞周期的不同时相表达水平不同，其合成与细胞增殖相关。G_1 期其合成迅速增加，G_1/S 期交界达到高峰，S 期维持高水平，G_2 期开始下降，M 期及 G_1 早期表达水平最低。近年来，研究发现 PCNA 的主要功能除了为聚合酶 δ 辅助因子外，还能够参与 DNA 损伤的修复、参与细胞周期的调控、调节 *P21* 的表达等。它已广泛应用于临床病理诊断，已证实在乳腺癌、胃癌、肝癌、肺癌、鼻咽癌等多种肿瘤中。与肿瘤的分化、增殖、迁移浸润、转移、复发和预后有关。

检测 PCNA 的抗体已商品化，能用于冷冻切片和石蜡切片,操作简便,结果稳定,组织细胞形态结构保存好,但实际操作中,某些因素影响结果的可靠性。固定时间过长及固定液(福尔马林)浓度过高将大大降低PCNA的反应性。PCNA是一种核蛋白,免疫组织化学标记为核阳性,由于内脏器官富含内源性生物素,利用链霉菌抗生物素蛋白-过氧化物酶连结(SP)法检测内脏肿瘤,如肝癌、肾癌等的PCNA表达可出现胞浆假阳性,利用亲和素预先封闭内源性生物素或采用二步免疫组化检测法可避免。由于PCNA蛋白的半衰期长达20小时,刚离开细胞周期的细胞可能还带有未降解的PCNA,将导致细胞增殖活性估计过高。Hall等还发现在PCNA明显增高的乳腺及胰腺肿瘤旁的正常组织内PCNA表达增加,认为这可能是肿瘤自分泌或旁分泌生长因子诱导PCNA基因表达之故,在结果分析时均应考虑这些因素的影响。

(四)DNA拓扑异构酶Ⅱa

1979年,Brown等从大肠埃希菌(*Escherichia coli*)中分离出一种DNA促旋酶(DNA gyrase),命名为DNA拓扑异构酶Ⅱ。随后的研究发现DNA拓扑异构酶Ⅱ是一种核酶,包括a和b两种亚型,DNA拓扑异构酶Ⅱa大小为170kDa,定位于染色体17q21-22,参与DNA复制、基因转录、染色体聚集及催化有丝分裂和减数分裂的染色体分离,在细胞增殖中起十分重要的作用,利用免疫组织化学检测DNA拓扑异构酶Ⅱ的表达可作为评价细胞增殖的参考指标。

DNA拓扑异构酶Ⅱa的特异性单克隆抗体为Ki-S40,正常组织中为阴性;炎性增生性疾病(如系膜增生性和快速进行性肾小球肾炎)和肿瘤组织中表达增高。Mu等检测163例恶性黑色素瘤和67例色素痣的DNA拓扑异构酶Ⅱa的表达,发现其表达水平与细胞增殖活性、肿瘤浸润深度、浸润性淋巴细胞减少程度、转移及预后相关;Giaccone等的结果显示正常肺组织中该酶几乎为阴性,而在非小细胞肺癌中稳定表达,与Ki-67标记指数成显著正相关,但与肿瘤的生物学行为和患者的预后无关。

(五)应用前景及存在的问题

肿瘤的发生发展是一个多因素、多阶段和多基因改变的过程,其中细胞增殖失控和细胞周期的改变是肿瘤发生的重要机制。免疫组织化学应用广泛,是当前实验研究和病理临床应用最重要方法之一。近年来,随着免疫组织化学技术的发展和各种商品化特异性抗体的出现,使许多疑难肿瘤得到了明确的诊断。细胞增殖和肿瘤的发生发展密切相关,这已获得共识。肿瘤目前被公认的一种说法是"肿瘤是一类细胞周期性疾病",故肿瘤细胞增殖的研究对于未来癌症的诊断、治疗和预后具有重要的临床应用价值。但是人们对于肿瘤的增殖机制的研究尚浅,很多机制尚未明了,这些亟待人类进一步的探索和发现。

八、嗜银核仁组织区法

核仁组织区(nucleolus organizer region, NOR)是间期细胞核内含核糖体基因和一些对银有高亲和性的酸性蛋白质的区域。人类NOR定位于5对染色体(13、14、15、21和22号染色体)的端部,含有主要rRNA(18S和28S rRNA)基因的一个染色体区段,在控制核糖体RNA的基因转录方面起调节作用。因NOR含有嗜银酸性蛋白,通过银染可显示。1975年,Goodpasture和Bloom发展了两步银染法,1986年由Ploton等改良为一步法。染色的切片在光镜下根据核内嗜银颗粒识别嗜银核仁组织区(AgNOR)并计数。

(一)操作步骤

1. 将一定条件培养的细胞用95%乙醇固定15min;若为活体组织石蜡包埋制作切片,再脱蜡固定。

2. 1%甲酸去离子水溶液(含2%明胶)与50%硝酸银去离子水溶液按1∶2的容积混合制成工作液。

3. 将细胞印片或切片放入工作液,室温孵育30min。

4. 去离子水漂洗数秒,脱水透明,中性树脂封片。

5. 光学显微镜观察核内AgNOR阳性颗粒呈棕黑色,至少计数100个细胞,并计算阳性细胞所占比例。

(二)应用

AgNOR与Ki-67、Brdu、PCNA及FCM测定等均具有很好的相关性,可作为细胞增殖和评估肿瘤预后的指标之一。国内外学者发现,在骨肉瘤中 AgNOR 阳性占比高的肿瘤最大径较大，临床分期晚，预后更差；AgNOR 平均计数较高的乳腺囊肿病患者更易于癌变，发展为乳腺癌；在肾盂癌中，肿瘤分级越高，AgNOR 计数上升依次增多，且术后再发风险也越高。

（三）存在的问题

对技术人员操作要求较高，染色操作不当涂片极易出现大量的沉渣，使结果不易观察。另外 AgNOR 染色技术和计数方法不统一，以及计数区域选择的随机性不够，也会影响结果的判读。

九、DNA 含量和 S 期分数的流式细胞术测定

流式细胞术（flow cytometry，FCM）是对悬液中的单细胞或其他生物粒子，通过检测标记的荧光信号，实现高速、逐一的细胞定量分析和分选的技术。FCM 主要是定量测定细胞 DNA 含量、解析细胞周期及检测细胞凋亡等，对肿瘤的早期诊断和鉴别良恶性有一定的参考价值。

FCM 测定细胞 DNA 含量的原理是使悬浮在液体中分散的荧光素染色的单细胞依次流过直径约 40μm 的小孔，细胞受激光照射后发出散射光和荧光，测量散射光可计算出细胞的体积，测量荧光可计算出细胞 DNA 或 RNA 的含量。DNA 分析时，FCM 能正确分辨细胞 DNA 的二倍体、四倍体、近二倍体及非整倍体。第一峰的荧光信号代表 G_0/G_1 期细胞，染色体为二倍体；第二峰代表 G_2 和 M 期细胞，染色体为四倍体；二峰之间的荧光信号代表 S 期细胞，其荧光强度占受测细胞总荧光强度的百分数为 S 期分数（S-phase fraction，SPF）。恶性肿瘤细胞还可出现非整倍染色体。

目前应用较多的是 DNA 荧光染料定量法，选取对细胞核 DNA 亲和力强的特定荧光染料（PI、EB 等），使其染色，用 FCM 检测荧光强度以测定细胞内的 DNA 含量。

（一）操作步骤

1. 根据需求，在一定条件下培养的细胞用不含 EDTA（乙二胺四乙酸）的胰酶消化，吹悬并离心收集细胞沉渣；离体新鲜组织（去除坏死和其他间质成分），剪碎并制成单细胞悬液，离心收集细胞沉渣。

2. 用预冷的 PBS 洗涤细胞两次，将细胞在 75% 的乙醇中固定，4℃过夜或 –20℃固定两小时。

3. 用预冷的 PBS 洗涤细胞一次，200~500μl 冷 PBS 重悬细胞。

4. 加入 Rnase（核糖核酸酶）溶液，37℃水浴 30min。

5. 加入 PI 染液，轻轻混匀后 4℃避光孵育 30~60min。

6. 400 目筛网过滤，流式细胞仪上机检测结果。

（二）应用

利用 FCM 可获得细胞 DNA 含量，S 期分数及增殖活性（S+G_2/M 期）等多种参数，信息量远大于单纯的 S 期测定，而且 FCM 不但可用于新鲜组织或细胞，亦可用于石蜡包埋的组织，在肿瘤的研究中已得到广泛应用。

（三）不足的问题

FCM 检测的是单细胞，没有组织学背景，不能反映肿瘤的组织学类型，在一定程度上限制了其在病理学上的应用。

第二节　细胞凋亡检测技术

细胞凋亡的概念的提出要追溯到 1971 年，Kerr 等人在肝萎缩的疾病模型中发现肝细胞会呈现出含少量碎裂染色质的小圆形细胞浆碎片状改变，这个发现被认为是一种不同于细胞坏死的特殊细胞死亡形式，当时被称为固缩坏死（shrinkage necrosis）。直到一年之后，这种特殊的细胞死亡形式才被 Kerr、Wyllie 和 Currie 将其正式命名为细胞凋亡（apoptosis）。"apoptosis" 一词源于希腊文，原义为 "falling off"，意指秋天的落叶。

然而当时细胞凋亡这一概念的提出并未引起大家的重视，在之后的 10 年里，涉及细胞凋亡领域的研究并不多，影响力比较大的主要有 1976—1981 年间，放射线诱导的淋巴细胞凋亡具有典型的"梯状"电泳带的发现。1984 年，Wyllie 进一步证实凋亡细胞具有内源性核酸内切酶的激活，但直到 1987 年后，细胞凋亡的生物学意义才被人们所广泛认知。现在一般认为细胞凋亡是机体清除多余、变异或恶化细胞的一种主动、程序化生理过程。该过程的正常与紊乱与机体进行新陈代

谢、保持自身相对稳定以及肿瘤发生等密切相关。

细胞凋亡几乎参与多细胞生物生命活动的各个阶段，在多细胞生物的生长发育过程中起着至关重要的作用。因此，人们对其机制及参与其中的相关分子产生了巨大的兴趣，现如今细胞凋亡已成为生命科学领域最热门的研究课题之一。随着细胞凋亡研究的持续升温，除传统的细胞凋亡观察法外，许多的新技术和新方法也相继问世。我们可以根据检测方法的原理分为形态学、分子生物学、免疫化学和生物化学检测法等。

一、凋亡细胞的形态学观察

目前已证实，细胞凋亡与细胞坏死不但在形态——而且在功能上是两种完全不同的概念。前者是机体清除多余、变异或恶化细胞的一种主动、程序化生理过程。该过程的正常与紊乱与机体进行新陈代谢、保持自身相对稳定以及肿瘤发生等密切相关；后者是组织或细胞因外在的物理、化学或生物因素的急剧作用发生的一种被动性死亡，既无基因的参与，又不具形态学和生化特征性，而且坏死周围组织一般都伴有炎性反应。由于发生凋亡的各种细胞具有相似的形态学改变，而且凋亡细胞均具有典型的形态学特征，所以我们可以在运用多种方法对细胞进行制片和染色后，利用光镜、荧光显微镜或电子显微镜观察识别凋亡细胞的形态学特征。

（一）凋亡细胞的普通光镜检测

1. 苏木精 – 伊红（HE）染色 利用 HE 染色（参照本书"常规组织病理技术"一章）对组织切片、细胞爬片和细胞涂片进行染色，根据凋亡细胞的形态学特征可以在光学显微镜下直接观察到发生凋亡细胞。典型的凋亡细胞的形态学特征有：在组织学切片中，凋亡细胞单个散在分布于视野中，并且体积较正常细胞变小，外形上也呈现比较显著的差异，可见蓝色致密浓染的细胞核，或染色质重新分布于核膜下呈圆形或新月形边界清楚的凋亡小体，在凋亡细胞的周围一般不会发现炎症反应。在细胞爬片上，凋亡细胞变圆变小，可明显发现核固缩核破裂现象，染色质凝集深染呈深蓝色或蓝黑色；细胞膜褶皱增多，可见卷曲，部分可见典型的凋亡小体。在细胞涂片上，凋亡细胞表现为核固缩、细胞骨架解体，细胞碎裂，细胞

核染色变深。

2. 特殊染色 凋亡细胞和坏死细胞中均可出现核固缩、细胞骨架解体等形态学改变，但两者发生机制不同。细胞凋亡是一种主动、程序化死亡过程，通过激活细胞内相关的蛋白酶，使得某些特定的 mRNA 表达增强，从而开启细胞凋亡的过程；而细胞坏死则是一种被动的细胞死亡过程，其主要由于外界环境中的刺激，胞浆内常出现部分 RNA 的缺失。目前常用的观察凋亡细胞的染色方法有甲基绿 – 派洛宁染色、吉姆萨染色及 MTT 染色。甲基绿 – 派洛宁染色应用甲基绿对 DNA 染色的特异性和派洛宁对 RNA 的亲和性，分别使细胞 DNA 和 RNA 着色。光镜下凋亡细胞固缩细胞核呈绿色或绿蓝色，胞浆呈红紫色；坏死细胞只有固缩细胞核着绿色。吉姆萨染色时，发生凋亡的细胞及凋亡小体呈紫蓝色深染，容易在光镜下辨认。

MTT 法是一种检测细胞存活和生长的方法。MTT 为黄色化合物，是一种接受氢离子的染料，可作用于活细胞线粒体中的呼吸链，在琥珀酸脱氢酶和细胞色素 C 的作用下，外源性 MTT 还原为水不溶性的蓝紫色结晶甲䐶（formazan）并沉积在细胞中，而死细胞无此功能。二甲基亚砜（DMSO）能溶解细胞中的甲䐶，用酶联免疫检测仪在 570nm（参比波长 630m）波长处测定其光吸收值，可间接反映活细胞数量。在一定细胞数范围内，MTT 结晶形成的量与活细胞数成正比。该法的操作步骤如下：

（二）贴壁细胞

1. 收集对数期细胞，调整细胞悬液浓度，每孔加入 100μl，铺板使待测细胞调密度至 1 000~10 000/ 孔（边缘孔用无菌 PBS 填充）。

2. 5% CO_2，37℃孵育，至细胞单层铺满孔底（96 孔平底板），加入浓度梯度的药物。原则上，细胞贴壁后即可加药，或两小时，或半天，也有在前一日下午铺板，次日上午加药。一般 5~7 个梯度，每孔 100μl，设 3~5 个复孔，建议设 5 个，否则难以反映真实情况。

3. 5% CO_2，37℃孵育 16~48 小时，倒置显微镜下观察。

4. 每孔加入 20μl MTT 溶液（5mg/ml，即 0.5% MTT），继续培养 4 小时。若药物与 MTT 能够反

应,可先离心后弃去培养液,小心用 PBS 冲 2~3 遍后,再加入含 MTT 的培养液。

5. 终止培养,小心吸去孔内培养液。

6. 每孔加入 150μl 二甲基亚砜,置摇床上低速振荡 10min,使结晶物充分溶解。在酶联免疫检测仪 OD 490nm 处测量各孔的吸光值。

7. 同时设置调零孔(培养基、MTT、二甲基亚砜),对照孔(细胞、相同浓度的药物溶解介质、培养液、MTT、二甲基亚砜)。

(三)悬浮细胞

1. 收集对数期细胞,调节细胞悬液浓度 1×10^6 个 /ml,按次序将①补足的 1 640(无血清)培养基 40μl;②加放线菌素 D(有毒性)10μl,用培养液稀释至 1g/ml,需预试寻找最佳稀释度,1∶20~1∶10;③需检测物 10μl;④细胞悬液 50μl(即 5×10^4/孔),共 100μl 加入到 96 孔板(边缘孔用无菌水填充)。每板设对照(根据上述同样的条件设置对照组)。

2. 置 37℃,5% CO_2 孵育 16~48 小时,倒置显微镜下观察。

(四)凋亡细胞的荧光显微镜检测

利用荧光素可以与凋亡细胞的某些成分中的分子和功能基团发生特异性结合,并在荧光显微镜下通过吸收激发光的光能发出荧光这一特性来检测凋亡细胞。检测凋亡细胞的常用荧光素吖啶橙(acridine orange, AO)、碘化丙啶(propidium iodide, PI)、溴化乙锭(ethidium bromide, EB)、Hoechst 33342、Hoechst 33258、4′,6- 二脒基 -2- 苯基吲哚(4′,6′–diamidine-2-phenylindole, DAPI)和 7- 氨基放线菌素 D(7-aminoactionomycin D, 7-ADD)等。

1. **吖啶橙染色法** 吖啶橙能与 DNA 和 RNA 的碱基对和磷酸盐基团结合,与碱基对结合形成第一复合物,与磷酸盐基团结合在多核苷酸表面形成第二复合物。吖啶橙的荧光随 pH 而变,其正色为绿色,随 pH 下降可变为棕红色。pH 改变影响吖啶橙与 DNA 的结合,但不影响与 RNA 的结合。pH 6.0 时,DNA 结合吖啶橙加速,pH 低于 3.8 时结合受抑,而 RNA 在 pH 6.0 和 3.8 均能结合,使颜色变红。

2. **hoechst33342 和 Hoechst 33258 染色法** Hoechst 33342 和 Hoechst 33258 均为特异性 DNA 染料,与 A=T 键结合。但在酸性环境下(pH 2.0)

优先与 RNA 结合,进行 DNA 染色时应将染液 pH 调至 7.0。此染液对死亡细胞或 70% 乙醇固定的细胞可立即着色,而活细胞的着色为渐进性,10min 内可达饱和。该法操作步骤如下:

(1)称取 Hoechst 33258(或 Hoechst 33342)1mg,用 20ml 蒸馏水溶解,过滤,4℃避光保存。用时用蒸馏水 10 倍稀释成染色液,pH 7.0。配制固定液:4% 多聚甲醛。

(2)将制备好的石蜡切片按常规脱蜡、水化,用 PBS 洗 5min;或冷冻切片用冰丙酮固定 15min,吹干,用 PBS 洗 5min;或细胞涂片或细胞甩片用 0.1% 多聚甲醛固定 30min,用 PBS 洗 5min。

(3)将以上制备好的玻片,浸泡在装有 Hoechst 33258(或 Hoechst 33342)染液的染色缸中,避光作用 10min。

(4)封片。

(5)结果判断:置于荧光显微镜下,选用 340nm 的激发光观察:在荧光显微镜下,活细胞呈弥散均匀荧光,凋亡细胞核或细胞质内可见浓染致密的颗粒块状荧光。如果见到 3 个或 3 个以上的 DNA 荧光碎片被认为是凋亡细胞。亦可先染色再固定:

1)将 Hoechst 33342 或 Hoechst 33258 加入培养的细胞中,其终浓度为 10μg/m,于 37℃孵育 30min;

2)4% 多聚甲醛和培养基按 1∶3 混合,固定细胞 10min;

3)将细胞悬液涂于洁净载玻片,加盖玻片;

4)荧光显微镜观察;

5)结果判断:同上。

(五)凋亡细胞的电镜检测

具有凋亡特征的细胞程序性死亡后,可在扫描或透射电镜下观察到“凋亡小体”,该小体系由细胞膜卷曲、脱落形成的小泡,其内包含有完整的细胞器及核片段。这种小体易被巨噬细胞、上皮细胞等吞噬,借以清除正常发育过程中死亡的细胞。细胞坏死则无此小体形成。但是并非所有发生程序性死亡的细胞皆形成凋亡小体。电子显微镜是观察细胞形态最好的方法,细胞核和细胞器的结构清晰易辨。凋亡细胞染色质固缩而凝结成块,聚集在核膜周边呈新月状或环状小体,细胞浆浓缩,内质网变疏松并与胞膜融合,形成一个个空泡,线粒体结构无明显改变。细胞凋亡的晚期,细胞核裂解为碎块,产生凋亡小体。坏死细胞的染色质稀疏呈细颗粒状,分布无规律,边界不清,细胞浆肿胀,细胞器结构破坏,细胞膜不完整。

凋亡细胞的电镜检测操作步骤如下:

1. 离心收集约 5×10^6 细胞,用 PBS 洗涤两次后,弃上清,加 1ml 2.5% 戊二醛悬浮细胞,移入 1.5ml Ep 管中,室温下 4 000r/min 离心 15min,固定细胞 0.5~1 小时;

2. 在磷酸缓冲液里漂洗 1~2 小时或更长时间,尽量将戊二醛洗净,用 1% 的锇酸固定液固定 30min~1 小时;

3. 固定完毕后加入 50% 乙醇脱水 10min → 70% 乙醇 10min → 90% 乙醇 10min → 90% 丙酮 10min → 100% 丙酮三次各 10min;

4. 丙酮与环氧树脂 1:1 包埋 2 小时,再放入纯包埋剂(环氧树脂包埋全浸透)数小时或过夜;

5. 环氧树脂包埋,62℃烤箱 48 小时,进行超薄切片,用醋酸铅铀双染法进行切片染色;

6. 在透射电子显微镜下观察细胞形态、细胞质及细胞核的变化,照相并记录实验结果。

二、凋亡细胞的原位末端标记法

细胞凋亡的特征之一是细胞内源性核酸内切酶激活导致核染色质 DNA 双链断裂,产生大量的 DNA 断链。凋亡细胞的原位末端标记是将渗入到凋亡细胞中的外源性核苷酸酶[末端脱氧核苷酸转移酶(terminal deoxynucleotidyl transferase, TdT)和 DNA 聚合酶 I 或克列诺(Klenow)片段]的催化下与 DNA 断链结合,借助一定的显色系统显示。具体方法有:①末端脱氧核苷酸转移酶介导的 dUTP 缺口末端标记(terminal deoxynucleotidyl transferase-mediated dUTP-biotin nick end labeling, TUNEL);②DNA 聚合酶 I 或 Klenow 片段介导的原位缺口平移法(in situ nick translation, INST)。两种方法均是通过检测组织或培养细胞中凋亡细胞的核断裂片段,显示凋亡细胞;它们不但可以检测早期的细胞凋亡,且特异性和敏感性均较高,但 TUNEL 的敏感性更高。

在实际操作中,应根据 dUTP 上的不同标记物选择相应的检测系统。生物素标记的 dUTP(biotin-dUTP),其相应的显示系统为亲和素(avidin)或链霉亲和素(streptavidin)标记的过氧化物酶,以 DAB 作显色底物;地高辛标记的 dUTP(digoxigenin-dUTP),其显示系统为过氧化物酶标记的抗地高辛抗体和 DAB;同位素标记的 dUTP 用放射自显影显示;荧光素标记的 dUTP 可在荧光显微镜下直接观察亦可用流式细胞仪检测。必须注意,原位末端标记技术本身不能区别凋亡、坏死和自溶性死亡,一定要结合凋亡细胞的形态学特征和周围的组织和细胞背景加以判断。

(一)末端脱氧核苷酸转移酶介导的 dUTP 缺口末端标记(TUNEL)技术

细胞在发生凋亡时,会激活一些 DNA 内切酶,这些内切酶会切断核小体间的基因组 DNA。细胞凋亡时抽提 DNA 进行电泳检测,可以发现 180~200bp 的 DNA 片段。基因组 DNA 断裂时,暴露的 3'-OH 可以在末端脱氧核苷酸转移酶(TdT)的催化下加上异硫氰酸荧光素(FITC)标记的 dUTP(fluorescein-dUTP),从而可以通过荧光显微镜或流式细胞仪进行检测,这就是 TUNEL 法检测细胞凋亡的原理。

TUNEL 技术显示的凋亡细胞,其核呈棕色或棕褐色,体积较小,形态呈浓缩或碎点状,不规则,大小不一致,周围无炎性反应。而非凋亡细胞和阴性对照片细胞核被苏木精复染成蓝色,核相对较大,形态大小较为一致。

用 TUNEL 试剂盒检测凋亡细胞,只要严格按说明书操作,一般均能获得满意结果,但仍存在以下问题:

1. **出现非特异性荧光标记** 有些细胞或组织,如平滑肌细胞或组织,核酸酶或聚合酶的酶活性水平较高,易导致出现非特异性的荧光标记。解决方法是,取细胞或组织后立即固定并且要充分固定,以阻止这些酶导致假阳性。

2. **荧光背景很高** 红细胞中血红蛋白导致的自发荧光产生严重干扰。此时宜选择其他细胞凋亡检测试剂盒。

3. **标记效率低** 碘化丙啶双染时,如果碘化丙啶染色过深会导致观察到的本试剂盒的 TUNEL 染色效果减弱。碘化丙啶可以接受 fluorescein 激发产生的荧光,从而起到猝灭作用。解决方法是用较低浓度的碘化丙啶染色,如 0.5μg/ml 碘化丙啶。

（二）DNA 聚合酶或 Klenow 片段介导的原位缺口平移法（ISNL）

ISNL 是利用 DNA 聚合酶将带有标记物的外源掺入的核苷酸整合到凋亡细胞内断裂的 DNA 3′-OH 末端，通过合适的显示系统，观察是否有核苷酸掺入到 DNA 的断端。其具体操作步骤如下：

1. 切片常规脱蜡至水化。

2. 放入 2× 柠檬酸钠盐水缓冲液（0.6mol/L NaCl，60mmol/L 柠檬酸钠）中，80℃孵育 20min。

3. 蒸馏水洗后，0.5% 胃蛋白酶（pH 2.0）或 25mg/L 的蛋白酶 K（0.1mol PBS 配制）于 37℃消化 15min；PBS 冲洗。

4. 加缓冲液 A（50mmol Tris-HCl，10mmol $MgCl_2$，10mmol β-巯基乙醇，0.005% BSA，pH 7.5），孵育 5min。

5. 弃去 Buffer A 液，滴加适量标记液（dATP，dCTP 和 dGTP 各 0.005mmol，0.005mmol biotin-dUTP，25U/ml Klenow 片段），加盖片，于 25℃温育 1 小时。

6. PBS 漂洗后 3% H_2O_2 阻断内源性过氧化物酶 20min。

7. PBS 清洗，滴加过氧化物酶标记的链霉抗生物素蛋白，37℃温育 30min。

8. PBS 漂洗后，DAB 显色。

9. 苏木精复染。

三、凋亡细胞的免疫组织化学和亲和细胞化学检测法

（一）活性胱天蛋白酶的免疫组织化学检测

随着细胞凋亡机制研究的逐步深入，许多与细胞凋亡相关的信号转导途径被揭示，对其中一些关键组分均有了进一步的了解。1993 年，袁钧英等发现 Ced-3 基因与哺乳动物细胞白细胞介素 -1β 转化酶（interleukin-1β-converting enzyme，ICE）存在功能和序列相似性，ICE 的高表达可导致啮齿动物成纤维细胞凋亡。随后的研究已发现多个 ICE/Ced-3 家族成员。1996 年，袁钧英等为了避免名称上的混乱，将 ICE/Ced-3 家族成员统一命名为 caspase（cysteine aspartic acid specific protease）。caspase（胱天蛋白酶）在凋亡程序的启动和执行过程中，起着非常重要的作用，直接参与凋亡的早期启动、凋亡信号传递及凋亡晚期事

件，导致细胞皱缩、膜出泡及 DNA 断裂凋亡特征现象。

胱天蛋白酶本质上是一些半胱氨酸蛋白酶，同时具有半胱氨酸和天冬氨酸的裂解位点，它已经被证明在动物的细胞凋亡中起着极其重要的作用，在植物中有可能也存在此类物质。因此，可以把检测胱天蛋白酶的活性作为检测细胞凋亡的辅助手段。

检测胱天蛋白酶可反映细胞凋亡，但必须注意，胱天蛋白酶只有被激活后才能导致细胞凋亡，针对胱天蛋白酶全长的抗体，活性和非活性的胱天蛋白酶均能与之反应，无法区分胱天蛋白酶是否被激活，检测结果对于判断凋亡是否发生没有意义。现在，由某公司研制成功，用于特异性检测活性胱天蛋白酶的系列抗体只识别被剪切后的活性胱天蛋白酶亚基，不识别全长的胱天蛋白酶和非活性亚基，可利用免疫组织化学、免疫细胞化学、免疫印迹及酶联免疫吸附测定（ELISA）等方法检测激活的胱天蛋白酶，测定早期细胞凋亡和晚期细胞凋亡。

（二）细胞外膜磷脂酰丝氨酸的亲和细胞化学检测

细胞凋亡早期磷脂酰丝氨酸（phosphatidylserine，PS）从细胞膜内侧转移到外侧，可作为免疫检测系统的识别标记。annexin V（膜联蛋白 V）是一种钙离子依赖性的磷脂结合蛋白，能专一性地结合暴露在细胞膜外侧的 PS，可作为检测 PS 的敏感探针。生物素偶联的 annexin V 通过相应的酶联显色系统［如链霉菌抗生物素蛋白 - 过氧化物酶（streptavidin-eroxidase）、二氨基联苯胺（DAB）］进行亲和细胞化学可检测早期凋亡细胞。

四、细胞凋亡的琼脂糖凝胶电泳法

凋亡细胞与细胞坏死时 DNA 分解的最大区别在于，坏死细胞 DNA 分解是随机的，产生的 DNA 片段的分子量大小不一，电泳时形成连续的膜状条带。凋亡细胞是激活的 Ca^{2+}、Mg^{2+} 依赖性内源性核酸酶将细胞核染色体从核小体间的连接区切断，产生长度有一定规律的 DNA 片段。典型的凋亡细胞在核内形成长度总是核小体亚单位（核小体 + 连接区）DNA 长度（180~200bp）整

倍数的寡核苷酸片段,在琼脂糖凝胶电泳后呈特征性的"梯状"带。非典型的凋亡细胞,由于核内DNA降解不完全,形成30~50kb或更大的DNA片段,琼脂糖凝胶电泳法正是利用凋亡细胞的这一特性而建立。

(一)常规琼脂糖凝胶电泳法

将凋亡细胞中长度约为180~200bp或其多聚体组成的寡核苷酸片段抽提出来,通过凝胶电泳后在紫外灯下观察,如果出现特征性的"梯状"带,表明被检细胞或组织中存在细胞凋亡。

其具体操作如下:

1. 收集细胞(5×10^6,离心1 000r/min)洗涤5min,去上清。

2. 加500μl细胞核裂解液[10mmol Tris-HCl, 150mmol NaCl, 10mmol EDTA, 100μg/ml 蛋白酶K, 0.4% 十二烷基硫酸钠(SDS), pH 8.0]重悬细胞,于37℃振荡过夜。

3. 500μl 平衡酚抽提, 6 000r/min 离心5min。

4. 取上清,加入50μl的3mol/L乙酸钠和2ml预冷无水乙醇混匀后见絮状白色沉淀物。

5. 2 000r/min 离心10min,去上清,真空干燥。

6. 加50μl TE缓冲液(10mmol Tris-HCl, 5mmol EDTA, pH 8.0)和50~100μg/ml 的无DNA酶的RNA酶5μl, 37℃孵育30min。

7. 取20μl,加入上样缓冲液(0.25%溴酚蓝, 0.25% 二甲苯青, 30% 甘油,蒸馏水配制)上样于含溴化乙锭的1%琼脂糖凝胶。

8. 在电泳缓冲液TAE(1mmol EDTA, 40mmol Tris-乙酸, pH 8.0)中电泳(50V, 1.5~2小时)紫外灯下观察。

9. 结果判断:正常活细胞DNA基因组条带位于加样孔附近;坏死细胞成一连续的膜状条带;凋亡细胞呈"梯状"条带。

(二)大分子片段DNA的反转电场凝胶电泳法

DNA降解成180~200bp或其倍体的核苷酸片段是细胞凋亡的晚期事件,只有在这一阶段抽提DNA作琼脂糖凝胶电泳才能观察到"梯状"条带,并非已发生凋亡的细胞随时检测都会出现。细胞凋亡早期产生的是一些DNA大片段,长度可以是30~50kb、200~300kb甚至更长,随着凋亡的进程,再降解成180~200bp的寡核苷酸小片段,

有时大片段可以不降解。当凋亡细胞只产生大片段DNA时,用常规琼脂糖凝胶电泳无法检测,必须采用反转电场凝胶电泳(field-inversion gel electrophoresis, FIGE)法。利用此法再结合形态学改变,可以检测早期凋亡细胞。

FIGE的基本原理是:电泳时,大于20kDa的线性双链DNA片段,不易通过琼脂糖凝胶的网孔,必须寻找大小适合孔隙,像蛇行样弯曲蜿蜒泳动。普通单向恒定电场不能改变DNA分子的泳动方向,无法有效分离大分子量的DNA片段。FIGE施加在凝胶上至少有两个方向的电场,而且时间和电流大小交替变化,使DNA分子能不断调整泳动方向,以适应凝胶中的孔隙,达到分离大片段线性DNA的目的。

基本操作步骤如下:

1. 收集1×10^7细胞,PBS离心(1 000r/min)洗涤5min。

2. 去上清,用25μl L-缓冲液(0.01mol Tris-HCl, 0.1mol EDTA, 0.02mol NaCl, pH 7.6)重悬细胞,再加入25μl加热的1% 低熔点琼脂糖凝胶,混匀后置冰上10min使其凝固。

3. 将凝胶块置裂解液[1% 肌糖基化物(sarcosylate), 100μg/ml 蛋白酶K, L-缓冲液配制]中, 37℃孵育过夜。

4. 凝胶块移入保存液(0.01mol Tris-HCl, 1mmol EDTA, pH 8.0)洗涤3小时,中间换液数次。

5. 将凝胶切成3mm长的小条,置于含溴化乙锭的1.5%琼脂糖凝胶点样孔内,用低熔点琼脂糖凝胶填满凝胶条周围的空隙,并使其凝固。

6. 在电泳缓冲液TAE中用200V电压于4℃进行FIGE 40小时(前20小时, $T_1=0.5s$, $T_2=10s$;后20小时, $T_1=10s$, $T_2=60s$;向前向后$r=3$);紫外灯下观察。

7. 结果观察:实验组凝胶上显示大小约50~300kb的DNA片段,表明有细胞凋亡;对照组不出现任何条带。

五、细胞凋亡的 ELISA 检测法

细胞凋亡的发生是由于内源性核酸内切酶的激活,这种钙和镁依赖性核酸酶容易进入核小体间区解开双联DNA,产生单/低聚核小体片段,而核小体本身由于DNA与组蛋白 H_1、H_{2A}、H_{2B}、H_3

和 H₄ 形成紧密复合物而不被核酸内切酶裂解。利用双抗体夹心酶免疫法，应用小鼠 DNA 和抗组蛋白的单克隆抗体，与核小体形成夹心片段，可特异性检测细胞溶解物的单/低聚核小体，从而判断细胞是否发生凋亡。

（一）操作步骤

1. 取样品离心后（1 000r/min，10min），吸取 20μl 上清液，加入链霉素包被的培养孔中。

2. 另加入 80μl 免疫反应试剂：含抗-DNA-POD、抗组蛋白-生物素及温育缓冲液（按 1:1:18 混合），室温下孵育 2 小时（置摇床上，250r/min）。

3. 弃上清，用 300μl 孵育液洗涤三次，小心移去洗涤液。

4. 加入 100μl 底物缓冲液，室温下孵育至颜色变化至合适（置平板摇床上）。

（二）结果判断

尽快作比色分析（10~20min）内，用底物缓冲液作空白对照。检测波长 405nm，参考波长 492nm。

聚焦值 = 样品的 $mU_{(诱导凋亡处理的细胞)}$ / 对照的 $mU_{(未经诱导凋亡处理的细胞)}$ × 100

注：mU= 吸收值（10⁻³）= 双孔吸收值的平均 OD 值 - 底物 OD 值，若样品的吸收值超过比色测定范围，应适当稀释后再检测。

六、细胞凋亡的 FCM 检测

FCM 是近些年发展起来的一种新型医学检验技术，其综合了细胞生物学技术以及物理学技术等多种技术，是一种综合性检测技术。其主要是在细胞快速流动条件下对细胞或者细胞内的生物粒子进行检测，如检测凋亡细胞的细胞、亚细胞、分子水平的特征性改变等。

（一）形态学检测

FCM 中检测凋亡细胞是通过检查其光射特征及荧光参数时进行的。细胞穿过流式细胞仪的激光束集点时使荧光发生散射时，分析散射光可以提供细胞大小及结构的信息。散射光包括前散射光和侧散射光两种，前散射光的强度与细胞大小、体积有关，侧散射光的强度与细胞结构的折射性、颗粒性有关。细胞凋亡过程出现的形态改变如细胞皱缩、胞膜起泡、核浓缩和碎裂等可以使光散射特性发生改变。凋亡细胞主要表现为前散射光减弱而侧散射光增强，前者反映细胞皱缩，后者

反映了染色体降解、核碎裂、细胞内颗粒增多。

根据前散射光和侧散射光判断凋亡细胞，其可靠性还与受检细胞的均一性和核质比的大小有关。检测均一性较好的淋巴细胞凋亡，可靠性好；检测异质性较大的肿瘤细胞，可靠性较差。

（二）细胞膜通透性检测法

细胞发生凋亡时，其细胞膜的通透性增加，但其程度介于正常细胞和坏死细胞之间，利用这一特点，被检测细胞悬液用荧光素染色，利用流式细胞仪检测，通过荧光强度来区分正常细胞、坏死细胞和凋亡细胞。利用 Hoechst-PI 染色法，正常细胞对染料有抗拒性，荧光染色很浅，凋亡细胞主要摄取 Hoechst 染料，呈现强蓝色荧光。而坏死细胞主要摄取碘化丙啶（PI）而呈强的红色荧光。

（三）FITC-annexin/PI 双染法

在正常细胞中，磷脂酰丝氨酸只分布在细胞膜脂质双侧的内侧，细胞发生凋亡最早期，膜磷脂酰丝氨酸（PS）由脂膜内侧翻向外侧，这一变化早于细胞皱缩、染色质浓缩、DNA 片段化和细胞膜通透性增加等凋亡现象。

annexin V（膜联蛋白 V）是一种磷脂结合蛋白，与磷脂酰丝氨酸有高度亲和力，故可通过细胞外侧暴露的磷脂酰丝氨酸与凋亡早期细胞的胞膜结合。因此 annexin V 被作为检测细胞早期凋亡的灵敏指标之一。

碘化丙啶（PI）是一种核酸染料，它不能透过完整的细胞膜，但凋亡中晚期的细胞和坏死细胞由于细胞膜通透性的增加，PI 可以透过细胞膜而使细胞核染红。

用流式细胞仪检测，FITC 为绿色荧光，PI 为红色荧光，检测结果显示：正常细胞为 FITC-/PI-，早期凋亡细胞为 FITC+/PI-，晚期凋亡细胞和坏死细胞为 FITC+/PI+。

基本操作步骤如下：

1. 用去离子水将 10× 结合缓冲液（binding buffer）稀释成 1× Binding Buffer。

2. 细胞收集：

（1）悬浮细胞收集：离心 5min；

（2）贴壁细胞：用不含 EDTA 的胰酶消化收集（胰酶消化时间不宜过长，否则会影响细胞膜上磷脂酰丝氨酸与 annexin V-FITC 结合），于室温 2 000r/min 离心 5~10min，收集细胞。

3. 细胞洗涤：用预冷 1×PBS（4℃）重悬细胞一次，2 000r/min 离心 5~10min，洗涤细胞。

4. 加入 300μl 的 1×Binding Buffer 悬浮细胞。

5. annexin V-FITC 标记：加入 5μl 的 annexin V-FITC 混匀后，避光，室温孵育 15min。

6. PI 标记：上机前 5min 再加入 5μl 的 PI 染色。

7. 上机前，补加 200μl 的 1×Binding Buffer。

（四）TUNEL 法

细胞凋亡中，染色体 DNA 双链断裂而产生大量的黏性 3′-OH 末端，可在末端脱氧核苷酸转移酶（TdT）的作用下，将脱氧核糖核苷酸和荧光素、过氧化物酶、碱性磷酸酶或生物素形成的衍生物标记到 DNA 的 3′ 末端，从而进行凋亡细胞的检测，这类方法称为末端脱氧核苷酸转移酶介导的缺口末端标记法。由于正常的或正在增殖的细胞几乎没有 DNA 的断裂，因而没有 3′-OH 的形成，所以很少能被染色。TUNEL 法实际上是分子生物学与形态学相结合的研究方法，对完整的单个凋亡细胞核或凋亡小体进行原位染色，能准确地反映细胞凋亡典型的生物化学和形态特征。

（五）线粒体膜势能的检测

线粒体在细胞凋亡的过程中起着枢纽作用，多种细胞凋亡刺激因子均可诱导不同的细胞发生凋亡，而线粒体跨膜电位 DYmt 的下降，被认为是细胞凋亡级联反应过程中最早发生的事件，它发生在细胞核凋亡特征（染色质浓缩、DNA 断裂）出现之前，一旦线粒体 DYmt 崩溃，则细胞凋亡不可逆转。

线粒体跨膜电位的存在，使一些亲脂性阳离子荧光染料，如罗丹明（rhodamine）123、3，3′-二乙基氧杂羰花青碘［3，3-dihexyloxacarbocyanine iodide，DiOC$_6$（3）］Tetrechloro-tetraethylbenzimidazol carbocyanine iodide［JC-1］、四甲基罗丹明甲酯（tetramethyl rhodamine methyl ester，TMRM）等可结合到线粒体基质，其荧光的增强或减弱说明线粒体内膜电负性的增高或降低。

实验方法如下：

将正常培养的细胞和诱导凋亡的细胞加入使用终浓度分别为 1mmol/L、25nmol/L、1mmol/L 和 100nmol/L 的罗丹明 123、DiOC$_6$、JC-1 和 TMRM，37℃平衡 30min，流式细胞仪检测细胞的荧光强度。

（六）caspase-3 活性的检测

caspase（胱天蛋白酶）家族在介导细胞凋亡的过程中起着非常重要的作用，其中 caspase-3 为关键的执行分子，它在凋亡信号转导的许多途径中发挥功能。caspase-3 正常以酶原（32kDa）的形式存在于胞浆中，在凋亡的早期阶段，它被激活，活化的 caspase-3 由两个大亚基（17kDa）和两个小亚基（12kDa）组成，裂解相应的胞浆胞核底物，最终导致细胞凋亡。但在细胞凋亡的晚期和死亡细胞，caspase-3 的活性明显下降。

实验方法如下：

收获正常细胞或凋亡细胞，PBS 洗涤，加 Ac-DEVD-AMC，37℃反应 1 小时，UV 流式细胞仪分析胱天蛋白酶 3 阳性细胞数和平均荧光强度。

（高 鹏）

参 考 文 献

［1］蔡文琴.现代实用细胞与分子生物学实验技术.北京：人民军医出版社，2003.

［2］韩贻仁.分子细胞生物学.3 版.北京：高等教育出版社，2007.

［3］李萍，沈学彬，周玉燕，等.体外检测肿瘤细胞增殖实验综述报告.科技视界，2019（3）：138-139.

［4］Moniri MR, Young A, Reinheimer K, et al. Dynamic assessment of cell viability, proliferation and migration using real time cell analyzer system（RTCA）. Cytotechnology, 2015, 67（2）：379-386.

［5］Pascua-Maestro R, Corraliza-Gomez M, Diez-Hermano S, et al. The MTT-formazan assay: Complementary technical approaches and, in vivo, validation in, Drosophila, larvae. Acta Histochemica, 2018, 120（3）：179-186.

［6］李经伦，刘长征.3H-TdR 应用研究现状.放射免疫学杂志，2004，17（1）：64-66.

［7］王师，张孟源，童能胜.流式细胞术在临床检验中的应用.检验医学与临床，2017，14（6）：897-898.

［8］盛慧明，孙寒晓.流式细胞术的发展与展望.中华检验医学杂志，2018，41（1）：20-23.

［9］王辉，李万里，张昌菊.医学免疫学实验指导.西安：世界图书出版公司，2008.

第十一章 自动化组织病理学技术

随着科学技术的不断进步,现代医学获得了长足的发展,病理学及组织病理技术也是如此。特别是自20世纪90年代以来,越来越多的现代化、自动化病理技术及设备在病理学教学、临床及科研工作中得到了广泛应用。这些技术和设备的应用不仅大大提高了组织病理技术的工作效率,降低了病理技术人员的工作强度及风险,也改变了传统病理技术的工作流程。现代化、自动化技术及设备的应用在提高了病理技术工作质量的同时,也促进了病理技术标准化程度的提升,减少了人为因素对于病理技术的影响,有利于病理技术质量控制的实施。但由于大量的现代化、自动化技术及设备的应用,降低了传统病理技术的经验性控制,在带来便捷的同时,也为病理技术的发展带来了新的问题和挑战。各种精密仪器的广泛使用对于工作人员的日常操作提出了更高的要求,因此定期的设备校准、保养及维护等显得尤为重要。自动化病理技术的机械工程设计并非本章介绍的重点,我们将以自动化设备为切入点,着重介绍组织病理相关自动化技术的操作流程。

第一节 自动化组织处理技术

一、全自动组织处理器概述

随着病理学教学、临床及科研工作的发展,对于病理组织切片的质量要求越来越高,优良的病理组织切片对于后续的各项工作都起到了至关重要的作用。制备一张优良的病理组织切片涉及组织处理的方方面面。前述章节中已经介绍了常规组织病理技术,包括组织与细胞的取材与固定,组织的脱水、透明、浸蜡和包埋以及组织切片染色等。其中组织脱水、透明和浸蜡是影响组织切片质量的主要环节。

上述环节的传统人工操作费时费力,且在脱水、透明、浸蜡中使用的试剂对人体存在一定毒副作用,并存在一定程度环境污染的风险,同时还存在诸多意外因素,不能充分地保障这些流程顺利完成。自动化组织处理技术和设备可有效解决上述问题。因此,近年来自动组织处理设备正以其卓越的性能与良好的组织处理效果,特别是其稳定、便捷、高效的优点,逐渐被各级各类医院及相关实验室所接受并使用。同时,随着医学科学技术的发展,组织处理设备的传统功能及设计理念也有了很大的改进。

全自动组织处理器是最常见的自动化病理设备之一,目前自动化组织处理设备类型较多,较常见的是封闭式全自动组织处理器。它结合了自定义编程能力以及简便的操作和试剂管理特性。在机器内部同样包括组织固定、脱水、透明、浸蜡等环节,而且由于系统的封闭性,减少了试剂挥发对人体造成的伤害和环境污染。

规范化取材后的样本置于组织盒内,可装入仪器的金属组织篮中,送至密闭的反应空间。当启动组织处理程序后,仪器将根据设定的时间和反应环境自动完成固定、脱水、透明、浸蜡等步骤。在这一系列过程中,设备将依次吸取相应试剂注入反应舱,并进行搅动,以确保各类试剂与样本组织充分接触并发挥作用。各类试剂的选择根据程序的设计由回转阀控制,吸入和排出试剂的动力通过对反应缸抽负压和加正压实现。同时针对各个流程步骤,可以将仪器设置为对反应缸进行加热,并将反应缸置于恒定真空、循环真空或循环加压条件下进行组织的自动化处理。各试剂缸有排气管经过装有活性炭的滤器与外界相通,整个循环气路分别由气泵、真空阀、压力阀、空气阀、冷凝阀、旋转阀、压力传感器、多路集液器、反应缸、蜡缸及多个试剂瓶等组成。在设定好相应程序后,组织样本可以在夜间或白天无人值守的情况下进行自动处理,起到节省人力成本及时间成本的效果。

二、全自动组织处理器的基本构成

全自动组织处理器的结构由硬件和软件两大部分构成。硬件部分主要由负责组织处理及试剂交互的气路和液路构成,同时还有用于人机互动的控制面板;软件部分则是以硬件部分的具体情况为基础进行程序开发。如上所述,硬件主要由气泵、真空阀、压力阀、空气阀、冷凝阀、旋转阀、压力传感器、多路集液器、反应缸、蜡缸及多个试剂瓶等组成,电磁阀(包括真空阀、压力阀、空气阀、冷凝阀、旋转阀)的开闭可以决定气路循环及注入标本反应缸的试剂种类。软件部分可以实时为硬件部分提供服务,在控制面板上能随时查看仪器控制温度、液路部分阀门状态以及正在进行的程序,检测试剂电磁阀、蜡缸电磁阀以及标本缸电磁阀是否正常工作,还可以显示设定程序的运行状况,以及正压、负压气泵是否正常工作。操作人员可根据样本的体积大小自行设定程序,以达到最佳组织处理效果。

三、全自动组织处理器的工作原理

全自动组织处理器的工作目的和人工组织处理一致,也是通过脱水剂把组织中水分脱去,并对其进行清洗固定,有利于组织的透明与浸蜡,使石蜡填充至组织内,保持组织的原始状态并变硬,以便进行后续的包埋及切片,达到组织长久保存或用于切片制备的目的。

全自动组织处理器基本工作原理是将组织置于密闭的反应缸内,根据预先设定的程序流程在不同时间点向密闭的样本反应缸内注入各类试剂,按要求搅拌并浸泡一定时间,模拟人工操作流程,以达到对组织固定、脱水、透明和浸蜡的要求。由程序控制器调节气泵、电磁阀、多向旋转阀等相互配合,以实现各类试剂的注入、浸泡、搅拌和排出。

在进行组织处理工作时,程控器控制旋转阀在设定时间按程序指令旋转到指定位置,试剂瓶出液口通过旋转阀与反应缸底部的进液口相连通,同时气泵启动,电磁阀(真空阀)工作,气泵吸

气口与反应缸上部的进气口连通,反应缸加负压,将各类试剂从试剂瓶中吸入装有样本组织的反应缸内。步骤处理结束后,气泵再次启动,电磁阀(加压阀)工作,真空阀关闭,气泵进气口与反应缸上部的气口连通,正压连入到反应缸,将试剂压回到桶内。此外还有负责放空的电磁阀,在停机、压力转换时启动。同时为了保证组织处理过程中无刺激性气味外泄对环境及人体造成危害,还设置有活性炭过滤器来进行吸收后排出机器外。

为保证组织处理质量,全自动组织处理器还可以提供流体循环和磁力搅拌功能,可以持续、有效地混合试剂,使其与组织充分作用。以上步骤还可选用真空或加压功能,并且在同一步骤这两种功能可以交替进行。同时设备还装有较完备的保护机制,可以进行报警提示,有的设备还可以联网进行远程操作。

四、全自动组织处理器的操作

全自动组织处理器的基本操作包括将样本加载到仪器中、启动和监测程序、启动某个程序后添加其他样本、停止或中止程序、完成程序、在用户定义的条件下运行所选程序、响应质量控制警报和更新处理试剂等。

高级操作包括管理并确保样本处理中所使用的试剂和石蜡的质量、控制样本的处理方式和时间、创建新的程序和冲洗程序、定义在发生特定系统事件或仪器故障时触发的警报、将程序设置保存到优盘等外接可移动设备等。

具体操作步骤可参考选用的全自动组织处理器的相关操作手册,并根据自身实验室的条件进行优化。

五、全自动组织处理器的日常维护及故障处理

全自动组织处理器属于较为精密的病理设备,定期的保养对于有效地使用该设备并延长其使用寿命具有十分重要的作用。要做到专人使用、专人管理,并记录日常工作日志。常规情况下主要注意清洁反应缸、及时更换清洗用试剂、保证处理槽的密封性、定时检查各废液缸及蜡缸液位等。至于故障处理,可按照正常维护、保修工作流程进行。

六、全自动快速微波组织处理仪

除了上述的常规全自动组织处理器外，为了进一步提高病理实验室的工作效率，实现快速检测等目的，现在还有一类基于微波加热快速组织处理的仪器，主要由微波加热单元、双腔、试剂系统和软件控制四部分构成，基本工作原理和工作目的与上述设备类似，主要是基于微波加热后，试剂能够更快地与组织进行反应，从而缩短整体时间，达到快速组织处理、提高工作效率的目的。

第二节　自动化染色技术

一、自动染色设备概述

随着医学技术的快速发展和自动化仪器应用的普及，病理学相关各类染色技术从烦琐的人工流程发展到了全自动染色仪的大量使用。常用自动染色设备包括全自动组织切片染色仪及全自动免疫组化染色仪。此外，全自动免疫组化仪还有用于自动酶组织化学染色的报道。自动切片染色设备是一类能够方便、高效地对大量显微切片进行染色的多功能切片染色设备，标准显微切片装入仪器中的专用切片架或工作台内，启动染色程序后，设备会操纵切片架或工作台自动完成设定的各个染色步骤。这类自动切片染色设备避免了人工染色中的随意性、工作效率低、质量不稳定、人体危害等不利因素的影响，更有利于检测技术的标准化及实验结果判读的标准化，有利于病理技术质量控制水平的提高，逐渐为各大医院病理科及相关实验室所接受并使用。

二、自动染色设备的基本构成

自动化切片染色的基本目的与手工染色相同，简而言之的整体设计思路是由程序控制机械单元来完成人工操作步骤，所以自动化染色设备的结构也由硬件和软件两部分构成。全自动组织切片染色仪的硬件主要是机械臂、装有不同试剂的试剂缸、冲水位、干燥存放台或可选配的加热位构成，机械臂除可以进行横向及纵向运动外，还带有可控的振动抖动功能，使切片在试剂中充分作用，软件程序相对简单，通过控制机械臂按照既定的程度将切片在不同的试剂中进行处理，从而获得高质量的常规 HE 切片。全自动免疫组化染色仪的硬件主要是切片架或切片工作台、试剂架、混合工作单元等构成，软件程序则根据不同的一抗类型和二抗显色系统进行分别调控。

三、自动染色设备的工作原理

自动染色仪的工作目的与前述的人工操作流程一致，基本工作原理是利用机械臂或工作台、传送台、试剂加取器等将切片按照设定好的时间与试剂进行反应，从而减少人为操作的随意性。全自动组织切片染色仪可将染色流程中的所用试剂预先加入试剂缸中，然后将制备完成的组织切片置于专用切片架内，由程序控制的机械臂进行移动，完成在不同试剂间的转换，从而完成烤片—脱蜡—至水—染色—脱水—透明全过程。全自动免疫组化染色仪的工作原理与上述原理类似，也是由程序控制的操作平台移动切片，与相应的试剂反应后达到自动染色的目的，主要有两种工作方式——一种是前处理/染色分体设计，此类设计是首先在独立的脱蜡/抗原修复工作单元中完成组织切片的前处理，然后再进入自动染色工作单元完成染色过程；另一种是前处理/染色一体设计，此类设计操作简单，只需将待染色的组织切片置入自动染色仪中即可完成前处理及染色全过程。全自动免疫组化染色仪除可以进行免疫组织化学染色外，还可以进行原位杂交的全自动染色。此外，还有用于自动酶组织化学染色的报道。

四、自动染色设备的操作

随着医用自动化技术的发展，现有的自动染色仪的操作变得更简单、便捷。主要是通过控制面板进行既定程序或自设程序的设置、编辑、运行等。全自动组织切片染色仪的基本操作包括将切片放入切片架、选择并加载所需的程序组合、程序组合定义可用的染色规程、将试剂装入仪器、启动所需的程序及染色完成后取出切片架。高级操作包括创建自设的染色程序、变更试剂分布、定义新试剂、启用试剂和过滤器使用警报等。

全自动免疫组化染色仪操作流程较为复杂，因为涉及多种一抗类型及设备类型均有一定不同。但一般环节是相似的，需要定义组织切片的具体信息、打印标签（对应的切片信息）、复查切片设置报告、装载试剂、程序设定及运行程序等。

五、自动染色设备的日常维护及故障处理

全自动组织切片染色仪及全自动免疫组化染色仪均属于精密仪器，尤其是后者，虽然操作简单，但是内部结构较为复杂，定期的保养对于有效地使用该设备并延长其使用寿命具有十分重要的作用。同样需要进行专人专机管理，并记录日常工作日志。

全自动组织切片染色仪所用试剂需要及时进行更换，要求专人负责仪器巡查，除每天染色前观察试剂盒中的液面是否正常外（特别环境温度高时，液体挥发速度增快），还要定时更换试剂；如遇到染片数量增多明显时，还需要根据切片染色效果来更换试剂，以免出现试剂量不足的情况。对于全自动免疫组化染色仪而言，运行完成后需要及时清洁切片台和试剂架，并检查所用公用试剂的量是否满足工作需求。

对于上述仪器的故障处理，主要由供应厂商来完成。

第三节　自动化图像处理技术

病理学是一门关注人体器官、组织和细胞形态改变的科学。在进行病理学教学、临床及科研工作中，会遇到大量的病理图像资料，包括肉眼观察图像及镜下观察图像，目前主要是由接受过规范专业化训练的病理从业人员来予以甄别并给出结论。在这一过程中，起决定性作用的主要是病理医生的阅片经验及临床知识的多寡，缺乏明确的量化标准，整个过程容易受到主观因素的影响，会出现不同病理医生对于同一病例的不同解答情况。

近年来，随着计算机图像视觉领域的不断发展和创新，计算机辅助检测技术获得了飞速地发展。在发达国家的医疗机构中，计算机辅助检测应用广泛，尤其是在医学影像方面效果尤为显著，特别是肺结节的筛查，计算机辅助检测技术发挥了重要的作用，在一定程度上减少了影像学医师的主观因素的影响。随着各类计算机辅助检测设备使用量和使用范围的增大，证明了这类设备的确能有效地提高诊断医生的工作效率，减少因工作疲劳和／或经验不足带来的错误诊断。

正因为有了这些成功的经验，结合计算机技术和病理图像分析的方法与理论，并用来进行病理图像的处理和分析，越来越受到信息技术相关专家和病理学专家的广泛关注。但因为病理图像所涉及的分析元素较多，且现有计算机病理分析处理模型缺乏统一标准，故而自动化病理图像处理设备大部分仍处于研究阶段。

现有的自动化病理图像处理研究主要集中于细胞病理图像特征的提取。在细胞图像特征提取技术领域内，最基本的特征有色度特征、形态特征和纹理特征，随着自动化组织处理设备和图像获取设备的高速发展，组织切片质量越来越高，图像质量越来越好，更多的特征可以用在识别领域，包括尺度不变性特征和光密度特征等。色度特征主要观察细胞的颜色，包括细胞的嗜酸性、嗜碱性或者具体的染色结果，转化为不同的 RGB 数值来进行收集整理；形态特征主要观察细胞的外形，用几何指标来对细胞进行具体的界定；光密度特征主要观察吸光度，反映细胞染色的深浅；纹理特征则集中观察细胞核染色质的情况。

在获取了以上这些大量的特征向量后，不是所有特征数据都对识别分类有用，特征选择的好坏也决定了分类的效果。在对特征数据进行分析整理后，将利用计算机平台对于以上数据进行挖掘，主要分为三类：预测建模、关联分析、聚类分析，从而达到深度学习，建立模型并实现全自动病理图像分析的目的。

目前，病理图像分析细胞辅助检测的研究内容主要集中在宫颈癌细胞和肺癌细胞。其中宫颈细胞检查已经有了一定的成果，一般只需要将采样好的细胞涂片经过系统扫描，由计算机模型进行初筛，然后再由病理医生进一步进行识别诊断即可，降低了病理医生的工作强度，提高了工作效率和准确性。但是病理组织切片的质量会极大地影响自动化识别系统的正确率，甚至会出现因切片质量较差而无法正常识别或错误识别的情况。

总之，全自动病理图像处理技术正是一个方兴未艾的研究热点，这个研究领域已经成为信息技术领域和病理技术领域共同关注的问题。虽然

基于数据挖掘和深度学习的全自动病理图像处理领域才刚刚起步，但是已经引起了信息技术专家和病理专家的浓厚兴趣。目前关于全自动病理图像处理还没有形成完整的理论和方法体系，所采用的方法也还远未成熟，但是应用前景十分诱人。不仅有利于病理诊断的标准化、同质化，还有可能参与预测疾病发生、判断患者预后、推动新药研发等。本书下一章将对数字病理技术及人工智能在病理中的应用进行更加深入细致的阐述。

第四节 自动化组织病理学技术的应用与展望

21世纪以来，病理学进入了一个飞速发展的时代，病理学技术的进步也促进了病理学的飞速发展。近十年来，病理技术已经走向以常规 HE 制片技术为基础，加上特殊染色、免疫组织化学、分子病理学、分子遗传学技术和液基细胞学等辅助技术手段的多元化时代，为病理学的发展注入了新的动力，也为病理诊断医生提供了大量可靠和有效的病理研究和诊断依据，使病理学研究和诊断更全面、深入和准确。

国际著名病理学家卡尔·伦纳（Karl Lennert）教授有句名言："技术是病理学之母"，程天民院士指出："病理学的理论和技术被视为一辆车的两个车轮，缺一不可，互为依存，互相促进，两者的结合决定着病理学的发展。"随着越来越多自动化组织病理技术的应用和发展，组织病理技术的标准化和自动化将逐渐得到提高，对病理学教学、临床及科研将起到极大的推进作用，并有利于不同病理实验室间的同质化，提高结果的准确性和可接受程度。这不仅符合组织病理技术发展的趋势及质量控制的需求，而且也更符合国家认证的要求。未来的自动化组织病理技术必将拥有更为精准、便捷、安全的工作流程和工作平台，必将全面提升工作效率和工作质量，推动病理学向更深远的层面进一步发展。

（况 东）

参 考 文 献

［1］王德田，董建强. 实用现代病理学技术. 北京：中国协和医科大学出版社，2012.

［2］陈跃，杨建茹. 图像分析系统及其在生物医学中的应用，生物医学工程学杂志，2003，20（1），167–170。

［3］徐莎，王品. 基于特征分析的细胞显微图像的分类识别. 重庆：重庆医科大学，2018.

［4］余宽，蔡洪斌. 基于机器学习的病理细胞辅助检测方法研究. 成都：电子科技大学，2017.

［5］Miller DD, Brown EW. Artificial Intelligence in Medical Practice：The Question to the Answer？Am J Med，2018.131（2）：129–133.

［6］Maxwell P, Salto-Tellez M. Training in molecular cytopathology testing. Cytopathology，2018.29（1）：5–9.

第十二章　数字病理技术与人工智能

数字病理结合网络与人工智能技术将为病理的科研、教学及医疗工作产生颠覆性的影响,数字病理与人工智能是病理未来的发展趋势。

第一节　数字病理技术

数字化病理是指将计算机和网络技术应用于病理学领域,是一种现代数字系统与传统光学放大装置有机结合的技术。

20世纪90年代,随着电子计算机的快速发展,病理学也进入了数字化时代。数字病理的发展,从技术层面上来说经历了两个阶段。

第一阶段:单视野采集阶段,即在显微镜上配备数码相机,采集单个视野的数字化的病理图像。此种图像视野局限,采集的图像受操作人主观影响较大,单看图像难以反映全部的形态特点。

第二阶段:全切片图像(whole slide image,WSI)阶段。它是通过全自动显微镜或光学放大系统扫描,采集得到连续的多张高分辨数字图像,再应用计算机对得到的图像自动进行高精度无缝隙拼接和处理,获得一张可显示整张切片信息的数字图像(图12-1)。

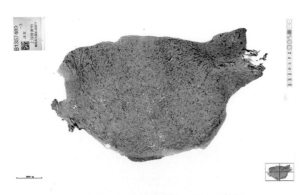

图 12-1　全切片图像(WSI)低倍图

以一张1.5cm见方的HE染色组织切片为例,在400倍下进行扫描,切片的总容量通常大于1Gb,如果进行多层扫描数据量还会成倍增加。随着扫描技术的进步,扫描速度也越来越快,单张切片的扫描2分钟左右就能完成,机器的扫描通量(一次装载到机器的切片数)也越来越高。有厂家正在研发染色扫描一体机,其优势是不改变病理科的工作流程,不需要增加额外的人力就能实现大批量切片的数字化——普通的数字切片扫描仪需要额外的人力去一张张地装载切片,而染色扫描一体机则省去了人工装载切片到扫描仪的步骤。病理切片的大批量高效的数字化为远程诊断及人工智能辅助诊断奠定了基础。

全切片数字扫描图像具有以下优势:

1. **浏览图像的优势**　可任意调整放大倍率;放大观看局部区域时可显示全片预览坐标地图。

2. **便于传输**　数字切片存储于云端服务器,在有网络连接的地方无论是通过电脑、平板电脑或者手机都能随时随地进行浏览,为远程诊断创造了基础条件。

3. **有利于学术交流**　全切片数字图像能够真实客观地反映切片的形态,观看效果接近实体玻璃切片,数字切片配合宽带网络及手机可实现随时随地远程病例讨论。现在各种学术会议及读片会均以数字切片方式通过网络来实现。

4. **有利于教学工作**　传统显微镜下的教学工作需要为每个学生配备一台显微镜,对于病变区域形态特征的理解,教学双方可能并不一致;数字切片不仅节省了大量显微镜,还能够精准地将病变区域展示给学生。通过移动端与网络结合,学生可利用碎片化时间随时随地进行学习。

5. **有利于科研工作**　利用相关图像处理软件,可以对图像进行各种处理,进行不同角度的观察及精确的测量。

6. 数字化更加适合大数据的处理,从大数据发现规律。

7. 数字切片是人工智能病理诊断的基础。

8. 实体切片长期保存后出现褪色问题,数字切片可以长期保存品质不变,尤其是实现了免疫荧光切片的扫描,克服了玻璃荧光切片易褪色不宜长久保存的缺点。

9. 数字切片方便管理及检索。

现阶段,全切片数字扫描图像的缺点:

1. 扫描设备价格较贵,扫描切片并非常规工作流程,数字化的相关应用较少且不是必需项目,医院不能从切片数字化中有所收益,规模小的医院不愿在此投入。

2. 目前的技术条件下,数字切片的显示效果虽然已经能够满足诊断、教学、会诊、科研甚至人工智能诊断的需求,但实际显示效果与显微镜下的图像还有一定差距。未来随着扫描技术的进步有望进一步改善,3D扫描及裸眼3D显示阅片体验有可能超过实体显微镜。

3. 全切片扫描的数据量较大,要求的存储条件较玻璃切片高,数据的存储成本大于传统玻璃切片,但随着存储成本的下降甚至存储技术的革新,成本将会越来越低。

4. 现有医生从学习到工作一直以传统显微镜为工具,在阅片习惯上还未适应数字切片,因此数字切片尚未被病理医生广泛接受。

第二节　远程病理诊断

远程病理诊断是诊断医生不用见到实体标本或切片进行的病理诊断。远程病理诊断能够有效节约患者的时间及精力,使患者不用离开当地就能够获得高水平病理专家的诊断。远程病理诊断的方式依其出现的时间顺序分以下三种:

1. **电子邮件**　基层医院在显微镜下拍摄多张图片,然后以电子邮件的形式发送给专家。由于无法拍摄切片的全部信息,发送给专家的图片只是部分区域,且拍摄视野的选择受拍摄人的主观引导较强,专家看完图片后的想法经常与拍照者一致。因此这种根据有限的局部图像得出的诊断容易出现误诊。

2. **实时传输到专家端**　这种方式对网络的稳定性要求很高,而且要求专家必须与基层医院工作人员同时在线,专家看到的视野同样受控于需求端医生。

3. 病理全切片数字扫描图像远程诊断　随着全切片扫描设备的进步,此种会诊方式成为主流。

全切片扫描会诊具有以下优势:

(1)图像质量能够满足诊断需求;

(2)全部切片都能够展示给诊断医生;

(3)专家阅片更自由,可根据自己的时间来确定阅片时间,阅片时可随意放大、缩小及移动视野,与显微镜下的操作无异;

(4)在目前的4G移动网络下,通过手机端,远程会诊即可随时随地进行,未来5G网络的普及,这种体验将更加顺畅。

切片数字化水平(大批量、高速度、高质量的数字化过程)及移动网络的进步,影响的不仅是远程病理会诊,整个病理诊断的工作模式都可能产生变化。病理医生可能不需要到医院就能通过网络签发报告,医生也不会固定属于某家医院或诊断中心,而是以更灵活的方式服务多家机构及不同地域的患者。切片数字化水平的提高,不仅缩短了空间距离,也为人工智能病理诊断提供了基础。

第三节　人工智能与病理

人工智能(artificial intelligence),简单来说,就是利用机器去完成人类利用智慧才能完成的工作。病理的人工智能是建立在计算机的发展及病理图像的数字化基础上的。由于单张病理图像即含有较大数据量,因此病理的人工智能相对比较困难,出现的也比较晚。

最早期的人工智能模型是1950年前后盛行的专家系统,由专家制定规则,来实现机器的自动化工作。例如,我们要让机器能够识别香蕉,那么专家系统中的规则大概是:

如果:这个物体的颜色为黄色,并且其长宽处于某一特定范围,且具有一定的弯曲弧度。

那么:它是一个香蕉。

可以看到,专家系统严重依赖于专家的经验。而在大部分时候,规则的制定是非常困难的。当系统遇到青香蕉时,识别结果便成为了随机猜测。专家系统最后的结果就是规则越来越复杂,最后无法进行维护。

在 20 世纪 80 年代，人们意识到，我们必须要从数据中进行学习，于是机器学习方法开始流行起来。机器学习是数据驱动的人工智能模型，回到识别香蕉的例子，首先我们定义一些特征，比如颜色、形状、大小等，然后对这些特征进行编码，变成计算机能够识别的数据。随后我们将大量香蕉的样本进行编码，交给机器学习模型进行建模，获得最终的识别系统。由于摆脱了复杂的规则定义，机器学习方法具有更好的推广性。但是，特征定义依然是由专家来完成的，在实践过程中往往依赖于主观选择，且无法穷尽所有的有效特征。

2010 年前后，互联网已经融入到人们的生活中，人类历史上第一次有如此海量的数据被记录下来，人们开始认识到深度学习在大数据下的有效性。深度学习方法不需要建立复杂的规则，也不需要人工特征的定义。在刚才的例子中，人们只需要提供给机器香蕉和非香蕉的图像进行学习，深度学习模型就会自动建立。由此可见，深度学习是更接近于人类思考过程的学习方法，在拥有海量训练数据时，其准确率和推广性远远优于专家系统和机器学习。如今，深度学习正在驱动整个时代的发展，开始融入到人们生活的方方面面。同时，在图像识别、机器翻译、智慧医疗等很多细分领域，深度学习的水平已经达到甚至超过人类。

病理诊断被誉为疾病诊断的"金标准"，但传统的病理诊断具有较多缺陷：

1. 主观性强　对于同一个患者的切片，因认识不同、经验不同甚至性格不同、心境不同都会对诊断结果造成影响。

2. 疲劳、粗心常容易造成漏诊误诊。

3. 核分裂象、细胞异型性、免疫组织化学染色表达情况等结果的输出多数以半定量形式，不利于科研及治疗的精细化需求。

病理诊断的人工智能与其他领域一样，同样经历了最初的专家系统及目前正在兴起的深度学习。

基于专家系统的人工智能用于测量图像中一些参数，从而实现比人分析更加精确的量化。比如，测算某肿瘤免疫组化 Ki-67 染色的阳性细胞比例（图 12-2），即阳性的肿瘤细胞数比上总肿瘤

细胞数。对于人来说，在显微镜下准确数出一个视野的细胞总数都是很困难的，除非将图像拍照打印出来，用笔打点配合计数，这样耗费的时间和精力是难以想象的。对于专家系统：因肿瘤细胞核一般大于正常细胞核，根据图像中肿瘤细胞核与背景细胞核的大小差异确定一个最佳数值，此数值能够涵盖绝大部分肿瘤细胞并排除绝大部分正常细胞。细胞核直径大于该数值的细胞计入总数，小于则丢弃，从而得到肿瘤细胞总数。在数值范围内的肿瘤细胞若出现阳性表达则计入阳性细胞数量。最终以阳性细胞数量比上肿瘤细胞总数得到阳性率。如果肿瘤细胞核与背景细胞核大小相差不大就无法使用此方法，如含有较多淋巴细胞背景的神经内分泌肿瘤，肿瘤细胞与背景细胞大小相差不多，则可以通过双染的免疫组化来确认肿瘤细胞。

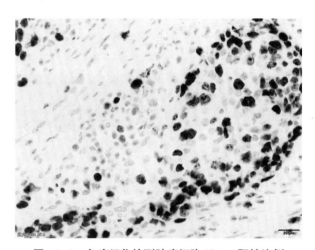

图 12-2　免疫组化检测肿瘤细胞 Ki-67 阳性比例
（棕色信号为阳性细胞）

基于专家系统的人工智能能否进行诊断工作呢？答案是否定的。在实际诊断中，往往需要综合宏观及微观的多种特征去分析，如宏观方面（即肉眼所见或者低倍所见）病变的边界、实性、囊性、颜色、质地等特征，微观方面（显微镜下）除了要考虑病变细胞的形态特点还要考虑细胞的排列特征及背景细胞的类型等因素。就细胞特点来说除了细胞的形态（梭形、圆形、卵圆形、多角形……），还包括细胞核的特点（染色质、核型、核质比、包涵体、核沟、核分裂象的多少……）及细胞质的特点（细胞浆：嗜酸性、嗜碱性、透明、内含物质……），细胞的排列及背景细胞也是千变万化。

诊断一个疾病经常要对以上因素进行综合考

虑。其实在日常诊断中病理医生往往凭感觉很快就能得出结论。在疑难病例上,诊断医生往往凭第一印象能够迅速缩小鉴别诊断范围,将诊断聚焦于少量疾病,然后再仔细寻找支持不同疾病的诊断依据。

由此可见,专家系统与人的诊断思路并不一致,人往往靠"第一感觉"然后再附加一些客观形态特征,这种感觉实质上是包含了多个细微的形态特征,这些特征是对于以往多次见过的该疾病的形态形成的经验性印象,具体是哪些特征我们往往难以逐条列出,这种感觉在大脑中是如何提取到的我们也不清楚,就像通常说的,只可意会不可言传。将这些无法用语言表达的特征提取出来并转化成计算机可识别的可量化的数学问题几乎是不可能的。

深度学习的模式则完全不一样,深度学习又叫深度神经网络,它的理论依据来自脑神经科学,模拟人脑内辅助的神经元组成的神经网络,深度学习依赖的是人工神经元(图 12-3),图中展示的是两层的人工神经元模型,实际应用中层数可能会达到上百层。因此,我们无须再去提取复杂的特征并转化成机器可读的数学模型,仅需建立深度神经网络模型,把不同的数据分类输入模型,让机器去分析不同类型数据之间的区别。

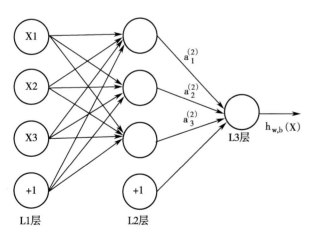

图 12-3 两层人工神经元示意图

对于病理图像来说,有了深度神经网络模型,我们只需将大量标注过的全切片图像交给模型去学习,当然模型还是要根据学习内容及学习效果进行不断的修正优化。例如,想建立一个胃癌的识别系统,首先有深度学习模型,扫描大量涵盖不同形态的胃癌数字切片,然后让病理医生对切片

中的癌与非癌区域进行标注(图 12-4),将标注好的图像分割成大小一致的合适的小图(patch)(图 12-5),根据标注区域,每个小图都会有癌或非癌的标签。将这些带有诊断标签的小图输入模型学习从而获得具有诊断能力的模型。我们可以看出,通过深度学习,我们不需要告诉计算机为什么要诊断癌,只需要告诉它哪些图像诊断癌,哪些图像不是癌就可以了。

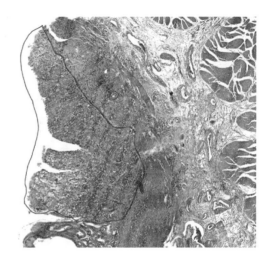

图 12-4 医生标注的病理图像

目前在很多肿瘤的诊断方面都在进行相关研究,如宫颈细胞学、甲状腺细胞学、胃肠黏膜活检、宫颈活检、乳腺癌的诊断、肺癌的诊断、前列腺癌的分级及各种免疫组化结果的辅助判断等。如宫颈细胞学初筛系统能够定位阳性或者可疑阳性的细胞并给诊断者以提示(图 12-6),胃肠黏膜活检初筛系统能够直接呈现病变的热力图,定位到病变区域(图 12-7)。随着系统敏感性的不断提高,由系统筛选出的阴性病例可以不用人工阅片,从而极大地减轻了医生阅片量。

当然,当前的深度神经网络模型只能识别学过的情况,对于没有学过的形态还是无法正确识别。从哲学角度说,世界上没有两片完全相同的树叶,实际工作中没有两个完全相同形态的病例,经常会遇到没见过的形态,那么模型会不会经常出问题呢?其实不然,以胃癌的辅助诊断系统为例,在学习阶段模型学习了大量癌的病例,同时也学习了各种各样正常的组织图像,虽然没有学习过淋巴瘤、间质瘤,但是对于所学过的正常组织而言,淋巴瘤、胃肠道间质瘤都属于异常形态,系统还是认为它的形态与癌更相近,做出是癌的判断。

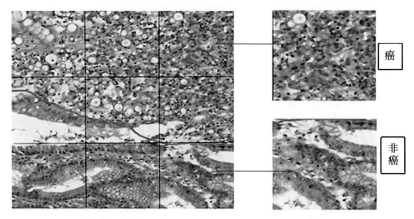

图 12-5 对标注图像进行分割,每个分割后的小图都将获得一个诊断标签

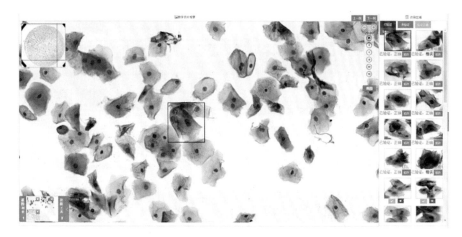

图 12-6 模型对于可疑的细胞按照阳性的概率倒序排列并定位

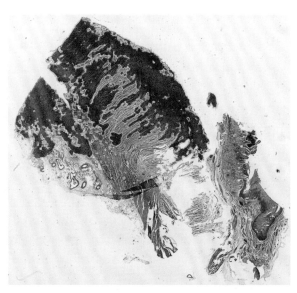

图 12-7 以热力图形式呈现的癌区

由此可见,有大量正常形态学习的模型对于没有学习过的异常形态仍然可以做到极低的漏诊率,这个特点非常适合人们使用基于深度学习的人工智能系统进行肿瘤初筛工作。

人工智能辅助诊断系统具有以下优势:

1. 作为机器,人工智能诊断不知疲倦,能有效缓解病理医生短缺的现状。

2. 机器不会像人一样出现漏看某些区域的问题,因病变小而没看到的漏诊将能够有效减少。对于简单重复的、阴性病例比例高的,或者病变小不容易被发现的情况非常适合作为初筛工具。

3. 人的诊断标准在不同的时间不同的心境下都会有所差异,尤其是在交界形态的识别上,机器则无主观因素,标准掌握恒定。

4. 机器诊断系统学习的病例来源于多人的标注,因此掌握的标准更容易为更多人接受。

5. 人是有机生命体,随着个体生命的终结他的经验也随之终结,其中只有部分经验可以通过教学、写作的形式传给下一代;而人工智能辅助诊断系统随着版本不断更新,水平越来越高,机器不仅是多个病理医生的经验综合还能多代积累。

6. 机器不但能够处理海量数据,更适合归纳总结大数据的规律,机器的视角与人不同,可能发现新的规律。

病理的数字化是未来的趋势,在数字化基础上我们可以进行各种指标的量化及相关的研究工作,方便远程传输进行交流、学习及诊断,方便人工智能辅助诊断工作的开展。虽然深度学习在当前是最优的人工智能方案,但是距离真正的"智能"还有较大距离,疑难病例的解决以及创新性研究都有赖于人类去完成。

（宋志刚）

参 考 文 献

［1］Gurcan MN, Boucheron LE, Can A, et al. Histopathological Image Analysis: A Review. IEEE Reviews in Biomedical Engineering, 2009, 2: 147-171.

［2］邓杨,包骥.数字病理中计算机辅助诊断研究展望.实用医院临床杂志, 2017, 14（5）: 10-12.

［3］陈杰,肖雨.数字病理的现况及展望//中华医学会病理学分会第十七次学术会议暨首届中国病理年会论文集. 2011: 19-28.

［4］李新霞,顾江.远程病理学在病理诊断中的研究进展.中华病理学杂志, 2006, 35（3）: 176-176.

［5］朱晨雁,施华强.远程病理诊断的现状与发展趋势.诊断病理学杂志, 2010, 17（1）: 54-58.

［6］张楠,鲁海珍,应建明,等.人工智能在诊断病理中的应用进展.诊断病理学杂志, 2019, 26（3）: 183-185.

［7］Song Z, Yu C, Zou S, et al. Automatic deep learning-based colorectal adenoma detection system and its similarities with pathologists. BMJ Open, 2020, 10（9）: e036423.

［8］Song Z, Zou S, Zhou W, et al. Clinically applicable histopathological diagnosis system for gastric cancer detection using deep learning. Nat Commun, 2020, 11（1）: 4294.

中英文名词对照索引

E

F

G

H

J

K

48